全国中医药行业高等教育"十三五"创新教材

灾害救治护理与实践

（供护理学专业本科生及研究生用）

主　　编	陈佩仪　全小明
副 主 编	李　春　邓秋迎　林雪梅
编　　委	（按姓氏笔画排序）
	杨湘薇　吴巧媚　林　蔚　林美珍
	林雪梅　倪春燕　彭小苑　谭益冰
学术秘书	林雪梅

中国中医药出版社

·北　京·

图书在版编目（CIP）数据

灾害救治护理与实践/陈佩仪，全小明主编 . —北京：中国中医药出版社，2018. 11
全国中医药行业高等教育"十三五"创新教材
ISBN 978-7-5132-5190-7

Ⅰ.①灾… Ⅱ.①陈… ②全… Ⅲ.①灾害–急救医疗–高等学校–教材②灾害–护理
学–高等学校–教材 Ⅳ.①R459.7②R47

中国版本图书馆 CIP 数据核字（2018）第 210103 号

中国中医药出版社出版

北京市朝阳区北三环东路 28 号易亨大厦 16 层
邮政编码 100013
传真 010-64405750
山东百润本色印刷有限公司印刷
各地新华书店经销

开本 787×1092 1/16 印张 13 字数 288 千字
2018 年 11 月第 1 版 2018 年 11 月第 1 次印刷
书号 ISBN 978-7-5132-5190-7

定价 48.00 元
网址 www.cptcm.com

社 长 热 线 010-64405720
购 书 热 线 010-89535836
维 权 打 假 010-64405753

微信服务号 zgzyycbs
微商城网址 https：//kdt. im/LIdUGr
官 方 微 博 http：//e. weibo. com/cptcm
天猫旗舰店网址 https：//zgzyycbs. tmall. com

如有印装质量问题请与本社出版部联系（010-64405510）
版权专有 侵权必究

编写说明

我国是世界上自然灾害最严重的国家之一，平均每年造成近 2 万人死亡，直接经济损失高达国家财政收入的 1/6～1/4。2003 年 5 月 9 日我国公布实施《突发公共卫生事件应急条例》，体现了中国政府对预防、控制、处理突发的公共卫生事件，保护公众身体健康与生命安全的高度责任心。随着物质和文化水平的提高，人们对生命的价值日趋重视与关注，当面临灾害时，往往要求得到专业人员快速而优质的救护服务。护理人员是灾害救护的主要成员之一，其救护能力的高低将影响灾害救护效果。然而目前，护士缺乏灾害救护专业素质的培养，专业急救护士及从事公共卫生事业的护士亦较缺乏，灾难护理学学科建议存在不足，灾害中的心理护理缺失。因此，大力开展灾害救治护理研究是当前我国护理工作的紧迫任务，具有重要的社会意义和医学意义。基于此，我们组织部分专家，在借鉴国内外灾害护理救援成功经验以及最新研究进展的基础上，编写了《灾害救治护理与实践》一书，以期为广大学生和护理同仁有效开展灾害救治护理工作提供借鉴和参考。

全书共分 10 章，系统介绍了国内外灾害救护的学科理论和实践研究进展、发展趋势，灾害救护的基本技术，灾害条件下常见内外科疾病的救护，心理危机干预，灾害善后处理等；具体阐述了各种常见灾害的救治护理特点、灾害现场救护的组织管理，专业救护措施，灾后卫生防疫等内容。本书在编写中注重融合多学科知识，兼顾理论和实践，具有很强的科学性和可操作性，对各类常见灾害救护实践具有指导意义。

本书编写人员都曾参加过各类灾害救护工作，在一线救护工作中积累了丰富的经验。为了编好本书，全体编写人员查阅了大量的国内外灾害救护研究文献及已经出版的专著，并对书稿进行反复修改，付出了很多心血。期盼本书能有抛砖引玉之效。

虽然各位编委老师付出大量心血，但是不足之处在所难免，恳请使用本书的师生和广大读者提出建议，以便修订提高。

《灾害救治护理与实践》编委会
2018 年 5 月

目 录

第一章　绪　论　▷▷▷▷

　　人类历史上的灾害包括地震、火山爆发、海啸、飓风、传染病大爆发等，均造成人员严重伤亡及经济损失。中国国土面积辽阔，有着丰富多样的地貌特征。从历史记载来看，我国是自然灾害和事故灾害多发国家之一，中医学在急救和灾害救治方面为后人留下了诸多的经验和教训。

　　在辨证与预后方面，《素问·至真要大论》中"病机十九条"用病机统诸急，最为重要。以病机统诸急的方法，使六淫病邪属性、致病特点和五脏生理功能、病理变化与急症的临床表现密切结合，浑然一体。不但起到提纲挈领、由博反约的作用，而且有助于判明急症的病因、病机，确定病性和病位，预测急症的预后。

　　在技能急救方面，《金匮要略·杂疗方》中详细记载了类似体外心脏按压、人工呼吸之急救技术，用于抢救溺水、自缢者。例如，对于自缢者，应："徐徐抱解，不得截绳，上下安被卧之；一人以脚踏其两肩，手少挽其发，常弦弦勿纵之；一人以手按据胸上，数动之；一人摩捋臂胫，屈伸之，若已僵，但渐渐强屈之，并按其腹。如此一炊顷，气从口出，呼吸眼开，而犹引按莫置，亦勿苦劳之。"这是世界上最早的关于胸外心脏按压等复苏抢救技术最清晰、准确、详细的记载，其时间早于西方1000多年（西方最早对成人施行口对口人工呼吸，Tossach，1771）。

　　在急救用药方面，《金匮要略·杂疗方》中有："尸厥脉动而无气，气闭不通，故静而死也。治方：菖蒲屑，内鼻两孔中吹之，令人以桂屑着舌下。"后在《医宗金鉴》注曰："桂着舌下，是通心神启阳气也。"所谓"以桂屑着舌下"即取肉桂末置于病人的舌下，利用肉桂辛温芳香走窜之性，开心窍，通心阳，从而使尸厥得以复苏。

　　在创面处理方面，葛洪的《肘后备急方》记载了对外伤出血病人采用压迫止血，或烧灼止血，或外敷及内服药物止血止痛等，指出这时的病人"又忌嗔怒大言笑，思想阴阳，行动作劳，勿多食酸咸，饮酒羹臛辈，皆使疮痛肿发，甚者即死"。明确指出了外伤大出血者，应禁食水及刺激性食物，病人宜安静，避免活动和情绪波动；对遇有蜂螫或蛇咬伤，多次提到对创口的清洗，如葛根煎汁药洗及盐水洗法等，反映出清洗伤口已成为当时创伤治疗的一种常规处理。

　　2003年5月9日，我国公布实施《突发公共卫生事件应急条例》，体现了中国政府对预防、控制、处理突发的公共卫生事件，保护公众身体健康与生命安全的高度责任心。医护人员在任何灾害救治中扮演着重要的角色。当然中国政府在处理突发性灾害事件过程中坚持群众路线的时代功能，调动群众，发挥群众的力量。随着人们物质和文化水平的提高，人们对生命的价值日趋重视与关注，当面临灾害时，往往要求得到专业人员快速而优质的救护服务。护理人员是灾害救护的主要成员之一，其灾害救护能力的高低将影响灾害救护效果，但目前护士缺乏灾害救护专业素质的培养。首先是灾难护理教育体系不完善和专业急救护士缺乏，其次是公共卫生护士紧缺，再次是心理护理环节缺失。因此，当前大力发展灾害救治护理是我国医护工作者的紧迫任务，具有重要的社会意义和医学意义。

第一节　灾害救治护理相关概念

一、灾害

（一）灾害的概念

世界卫生组织对灾害（disaster）的定义是：任何引起设施破坏、经济严重受损、人员伤亡、健康状况及卫生服务条件恶化的事件，如其规模已超出事件发生社区的承受能力而不得不向社区外部寻求专门援助，就可称其为灾害。灾害的形成有两要素，一是造成客观的生态、环境破坏；二是破坏强度和损失超出发生地区自身承受能力。

（二）灾害的分类

灾害主要来自天体、地球、生物圈，以及人类本身的行为失误。其成因是错综复杂的。灾害有数百种之多，但一般可概括为两大类，即自然灾害（natural disaster）和人为灾害（man－made disaster）。自然灾害又大致可分为与地球物理有关的灾害（geophysical disaster）和与气候有关的灾害（weather-related disaster）。

1. 自然灾害

（1）天文灾害　陨石灾害、星球撞击、磁暴灾害、电离层扰动、极光灾害等。

（2）气象灾害　水灾、旱灾、台风、龙卷风、暴风、冰冻灾害、雹灾、雷电、沙尘暴等。

（3）地质灾害　地震、火山爆发等。

（4）地貌（表）灾害　滑坡、泥石流、崩塌等。

（5）水文灾害　海啸、厄尔尼诺现象等。

（6）生物灾害　病害、虫害、草害、鼠害等。

（7）环境灾害　水污染、大气污染、海洋污染、噪声污染、农药污染等。

2. 人为灾害

（1）火灾　城市火灾、工矿火灾、农村火灾、森林火灾等。

（2）爆炸灾害　火药爆炸、石油化工制品爆炸、工业粉尘爆炸等。

（3）交通事故灾害　公、铁路交通事故，民航事故，海事事故等。

（4）建筑物事故灾害　房屋倒塌、桥梁断裂、隧道崩塌等。

（5）工伤事故灾害　电伤、烧伤、跌伤、撞伤等。

（6）卫生灾害　医学事故、中毒事故、职业病、地方病、传染病、其他疫病（呼吸系统病等）。

（7）矿山灾害　矿井崩塌、瓦斯爆炸等。

（8）科技事故灾害　航天事故、核事故、生物工程事故等。

（9）其他　战争及恐怖爆炸灾害等。

有些灾害如泥石流、洪水、山体滑坡等，虽然是天灾，但实际上与森林砍伐、生态环境破坏及社会不稳定等"人祸"是密不可分的。如近年来不断增多的沙尘暴，就是由于人类对环境的严重破坏造成的。如何将灾害减少到最低限度，如何对灾害采取积极的应对措施和知识准备，是目前灾害医学研究的重大课题。

二、灾害护理学

（一）　灾害护理学的概念

灾害护理学（disaster nursing）是研究在各种自然灾害和人为事故所造成的灾害性损伤条件下实施紧急护理救援、疾病防护和卫生保障的一门科学，是为受灾伤病员提供预防、救治护理、康复等卫生服务的科学，是介于灾害学、临床医学与护理学之间的学科。它既需要多学科介入，也需要相关学科在灾害护理学方面的融合与应用。灾害护理学作为医学领域中一门独立的新兴学科而崛起，越来越受到世界各国的重视。

（二）　灾害护理学的特点

1. 灾害护理学是一门实践性很强的新兴交叉综合性学科。灾害护理学涉及各个方面的社会系统工程，是需要全社会投入的一门实践性很强的新兴交叉综合性学科。灾害造成社会多方面损害，所以，灾害救护不单纯是医学意义上的救护，还是一项复杂的社会系统工程。灾害护理学是灾害学、医学与护理学相互渗透、相互交叉而产生的新兴交叉学科、边缘学科和综合学科，内容广泛，涉及灾害学、临床医学、临床护理学、野战护理学、预防医学、心理学、管理学、社会学、护理美学、伦理学、医学人类学等学科。

2. 灾害护理学和护理学的其他分支有着密切的联系。首先，灾害救护需要医学机构的支持，从事临床实践的医院是整个灾害救护系统中不可缺少的一个环节。灾害对个体的伤害涉及多个系统与器官，因而灾害护理学与临床护理学各科都有关系。其次，灾害护理与预防医学和心理学有密切的关系，无论是传染病造成的灾害还是灾害带来的精神心理疾病，都离不开预防医学与心理学的支持。再次，灾害、灾害救护的管理，大部分是在灾害现场进行的，其在现场救护方面与野战护理学有相似之处，但其工作策略、方式和方法又与野战护理学有所不同。

3. 灾害护理学不同于急救护理学，也不同于院内急诊科、ICU、急救中心的护理工作。灾害护理学内涵非常广泛，包括了灾害现场大规模伤员的搜索、分类、救护，危重伤员的运输，移动医院的建立和运作，当地医院的恢复和重建，灾后的防疫等。重大灾害具有突发性、群体性、复杂性等特点，常常在人们意想不到的情况下发生，瞬间造成大量伤亡。伤病员处在恶劣的环境下，如有的被埋在废墟内，有的被挤压在破毁的车辆、飞机残骸中，施行卫生救援非常困难。灾害护理学救援的实施不仅应着眼于当前紧急救护，还应在当地政府的领导下，在救援指挥中心的指导下开展工作，建立强有力的组织指挥系统和科学的应急救援网络，动员一切可以借助的护理力量，密切依靠消防、警察、军队等救援人员，共同完成救援任务。

（三）灾害护理学的主要任务

1. 研究各类灾害致伤的规律　各类灾害造成的伤害不同，因此，要深入研究各类灾害造成伤害的规律，从而为制订有针对性的现场应急预案和预防继发性伤害（如灾后传染性疾病的流行等）的方案打好基础，并做好急救技术培训、演练和基本物资准备。

2. 制订各类灾害事故救护预案　应急预案要全面、可操作性强，急救人员及急救器材要落实，常备不懈。参与并组织院前及院内急救的联合演习，密切配合，不断改进应急反应能力及护理学救护水平。

3. 研究灾害事故现场抢救指挥艺术　研究主管灾害护理学救援的护理行政领导人应该接受哪些必要的专业培训，如何根据所管辖区内的卫生资源，各类不同灾害的致伤特点和规律，不同性质、不同规模的灾害，相对合理地调度卫生资源及有效指挥现场急救，并如何与交通、公安、武警、消防、军队有关部门等建立特殊联系，建立一条灾害急救高速网络。

4. 建设灾害护理学的急救系统　包括院前急救及院内急救系统的建设，包括现代通讯、交通工具、急救器材、急救专业护理人员等。目的在于提高急救护理反应能力。

5. 赴灾区进行现场抢救　在地震、飓风等灾害突然发生的数分钟内，只能依靠自救、互救和第一目击者的救助。这些救助的操作虽然非常简单（如从倒塌物掩埋或挤压中解救出来，压迫止血，脱离险境等），但十分有效。灾害发生后数分钟至数小时或1~2天，本地尚存的医护人员和开始进入灾区的少数急救人员对伤员实施基本创伤生命支持（basic trauma life support，BTLS），如止血、清理呼吸道、胸部按压等。此后，大批外来医学救援人员进入灾区，开始有组织地对伤员进行高级创伤生命支持（advanced trauma life support，ATLS）。此时由专业人员对重伤员进行胸腔引流、通气、供氧、止痛、除颤等抢救措施。重伤员经抢救，病情稳定后，及时送至固定机构。在出现大批伤员的情况下，要把主要力量放在大多数伤员的救治上，而不要把个别极重度伤员作为救护重点。

三、急救护理学

（一）急救护理学的概念

急救护理学是急救医学重要的组成部分，它以院前急救护理、院内急诊护理及重症监护病人的护理为主要内容，是研究各类急性病、急性创伤、慢性疾病急性发作及危重病人的抢救与护理的一门学科。急救护理学是一种系统的实践活动，包括护理程序、决策制定、分析、科学的思考与探索及施救。急救护理实践的范围涉及评估、诊断、计划和实施评价预感到的、实际的或潜在的、突然的或紧急的、身体的或心理社会方面的健康问题反应，这些问题主要是急性发作的，可以发生在任何环境中。这些问题可能只需要很少的护理措施，也可能需要紧急的生命支持措施，或者需要对病人进行教育或宣教。

（二） 急救护理学的研究内容

急救护理学的研究内容主要是论述急救实践的必要性、所发生的环境和急救护理的病人及其相应的护理措施。急救护理可以发生在医院急救室、院前或战地环境、门诊部、健康保健机构。急救科工作范围跨度大，内容涉及多学科，实践性很强。急救病人可以是所有年龄段的病人，也可以是有明确医学诊断的或尚未做出明确诊断的病人。

危重病救护是指受过专门培训的医护人员在加强监护病房（ICU）对急危重症病人进行全面监护、抢救治疗和护理，从而使病人能度过危险期，为康复奠定基础，提高危重病人的抢救成功率和治愈率。危重病救护的研究范围为：①危重病人的监护与治疗。②ICU人员、设备的配备与管理。③ICU的技术。

院前急救是指急、危、重症伤病员进入医院前的医学救护。院前急救的环节包括现场对医学救护的呼救、现场救护、途中监护和运送。院前急救的原则为：①立即使病人脱离险区。②先救命后治病。③争分夺秒，就地取材。④保留离断的肢体或器官。⑤加强途中监护并详细记录。

战地救护是研究在野外情况下，对大批伤员实施紧急救护的组织措施和工作方法，如通气、止血、包扎、固定、转运等。

抢险救灾的工作程序包括：①寻找并救护伤病员。②伤员分类，根据不同伤情给予不同处理。③现场急救。④运输和疏散伤病员。

（三） 急救护理学的主要病种

1. 危重病例 急救护理学主要是各种急性病和危重病人的护理，主要病种有：呼吸心搏骤停、各种原因引起的休克、多发创伤、心血管系统急症、呼吸系统急症、消化系统急症、神经系统急症、内分泌系统急症、多系统器官衰竭、昏迷、口服或吸入所造成的各种急性中毒等。

2. 一般急诊 是指一般并非危重病例，如发热、心绞痛、眩晕、恶心、呕吐、腹泻、哮喘、鼻出血等，也需紧急处理和护理。

四、灾害护理学和急救护理学的关系

灾害护理学是护理学的分支学科，既具有护理学的共性又具有其明显的特殊性。灾害护理学是由急救护理学分化并进一步发展而来，故和急救护理学密不可分。但急救护理学并不是灾害护理学的全部，更不能代替灾害护理学。

1. 灾害护理学侧重于院前救护与管理；工作大部分是在灾害现场进行，不具备医院急诊部门的大型设备和高级的救护条件，故其工作策略、方式和方法与急救护理学有所不同。

2. 灾害护理学包含许多公共卫生学和预防医学的内容，无论是原发性疫病的灾害还是灾后的传染病预防与控制，都离不开公共卫生学和预防医学。这一特点在临床急救护理学则不明显。

3. 灾害护理学面临的不仅是突发性灾害的医护问题，而且也包括了渐变灾害，如环境污染、臭氧层破坏等所造成的慢性健康危害和远期效应。而急救护理学则不研究后者。

4. 灾害护理学的对象往往是大规模的人群，所要解决的问题除医学问题外，还包含社会学、心理学、管理学等方面的内容。

目前，急救护理学的含义已较原先的概念有所扩展，并与灾害护理学密不可分。灾害护理学充实了急救护理学的内容，促进了急救护理学的发展。展望未来，灾害护理学和急救护理学将会更快地发展，相互补充，彼此渗透，形成新型的综合性的现代急救护理学。

第二节　灾害救治护理中的伦理问题

灾害瞬间导致大批伤员出现，常规临床护理实践已难以适应，救护行为势必呈现出非常规化的特点。救援是医护人员在一个临时的、非常艰苦的、缺少设备和药品甚至是冒着生命危险的环境中对大批伤病员进行的紧急救护活动。要获得最佳的救护效果，必然要科学地处理种种矛盾，包括救护行为本身和救护过程中所结成的种种关系在非常态下引发的伦理问题。如何认识、辨别、明确灾害救护行为以及在救灾过程中所结成的种种关系，解决由此而引发的伦理问题，对于引导护理人员树立正确的伦理观念，规范护理人员的救治行为，提高灾害救治效率具有重要的意义。

一、灾害救治护理中的人际关系

护理人际关系是护理伦理学研究的基本问题。临床护理实践中，人与人之间的关系主要包括护患关系和护际关系。护患关系是护理活动中人际关系的核心。护际关系是指护理活动中主体内在的关系，主要包括医生、护士、医技人员、行政管理人员和后勤人员之间的相互关系，且主要局限在同一医学机构之内。

灾害救治护理的特殊性决定了其中的人际关系较之平常临床护理实践有明显的不同。灾害救治护理的人际关系不仅从常见的护患关系、护际关系一直延伸到患际关系，而且其时空界限和人员范围也较临床护理活动的人际关系更宽泛、更复杂。

（一）护患关系

临床活动中的护患关系相较而言，灾害救援活动中的护患关系有其自身的特点。

1. 护患比例严重失调 灾害发生，在瞬间便可能造成大量伤员同时出现。灾害可能同时摧毁医学机构，且伤员以多发伤为主，伤情复杂，危重伤员居多，致使医学资源严重不足，护患比例严重失调。

2. 护患关系多变，缺乏稳定性 灾害救援中医护人员对大量伤员进行检伤分类、实施初救后便被分送到各级医院，在伤员被抢救直至恢复健康的过程中，病人面对的不仅仅是医务工作者，还将面对各级救灾部门的工作人员。所以，灾区救护活动中护患关系多变，缺乏稳定性。

3. 护理人员自主性增强，病人自主性相对淡化 在灾害救护过程中，特定的环境使伤病员自主选择的空间极度缩小，而护理人员的自主权和特殊干涉权得到强化，护理人员道德责任感增强，充分行使自主权，最大限度地对灾民实施救护。然而，在救护过程中也容易忽略伤病员的自主愿望和自主选择，给长远疗效和生命质量埋下隐患。因此，参与救灾的护理人员对此应有清醒的认识，对伤病员的自主权要予以尊重。

（二） 护际关系

灾害救援中的护际关系复杂，具有以下特点。

1. 护际关系泛化 在灾害救援中，护际关系可以包括国际救援组织及志愿救援者，国家、地区政府各救援部门的救援人员，群众救援组织的人员乃至自发救援人员，以及来自各医学机构的医护人员之间的相互关系。护际关系宽泛复杂。

2. 护际关系临时性 灾害救援中的护际关系是在灾害发生后，为抢救灾区的伤病灾民而临时由来自各个地方和部门的救护人员组成的。一旦灾害抢救工作结束，灾害紧急救援中所结成的护际关系也随之而解除。

3. 目的统一性 灾害救援中的护际关系追求的目标是统一的，都是为了抢救受灾伤员的生命并促使其恢复健康。

4. 运作协同性 灾害救援中需要各部门与有关机构的密切配合，统一指挥，协同作战，需要真诚合作和广泛协调的精神。

（三） 患际关系

灾害救援中的患际关系是指灾区伤病员之间的相互关系，其特点如下。

1. 患际关系竞争性 灾害造成大批伤病员同时出现，医学资源明显不足，护患比例严重失调；受灾伤员都希望能得到最先救治，体现出患际关系的竞争性一面。

2. 患际关系合作性 特定的、艰险的、痛苦的环境下，伤员之间相互关怀、支持、互帮互助，患际关系的合作性是抗灾自救的重要力量。

二、灾害救治护理中的伦理矛盾

1. 人人享有平等的救护权与救护中伤员分类、确定优先救助对象的矛盾。

人人享有平等的救护权利是病人权利的主要内容之一。人类的生存权利是平等的，当人们的生命受到威胁时，有要求得到治疗、获取继续生存的权利。在灾害救援中，伤员分类是最基本的救治措施。检伤的目的一是要优先处理危及生命的或正在发展成危及生命的疾病或损伤，将那些有生命危险但迅速治疗还可抢救的伤病员区分出来；二是在危及生命的损伤已被鉴别出来之后，鉴别伤病员可能存在的其他较不重要的损伤，根据检查中获得的资料，对伤病员进行适当的分类并选择适宜的后送方式。伤病员分类指的是伤病员的伤情分类和救治的先后顺序的确定。在有大量伤病员的灾害中，决定哪些伤员应最先获得处理是最大限度地降低死亡率的一个关键。但这一做法却难免与人人享有平等的救护权相矛盾。

2. 灾害救护中人道主义原则与放弃无效救护的矛盾。

人道主义原则是医学道德的基本原则之一。它要求医务人员必须重视病人的生命价值，尊重病人的人格尊严，自觉地维护病人的权利，坚持在救护面前人人平等。然而一旦发生大规模灾害，履行这一原则就会变得十分困难。组织救护的原则应该是：在最适当的时间和地点对为数最多的伤员施行最好的救护。在这种情况下，有时不得不放下对个别极重伤员的处理。面对两难的处境，这就要求组织者应保持头脑清醒、指挥得当。

3. 知情同意原则与紧急救护的矛盾。

知情同意是指在医学实践中，医护人员为病人提供做决定所需要的足够信息，病人在权衡利弊后，做出肯定或否定的决定。知情同意是病人权利的重要组成部分，体现了对病人在治疗中自主权利的尊重，保护了病人的合法权利。灾害救援的特殊性、条件的艰苦性、环境的危险性、灾区伤残人员的悲惨景象、工作的超负荷无一不是对医护人员的严峻考验。灾害救治人员不仅要调整自己的心理状态，倾其所能全力抢救伤病人员，而且要对平常的伦理观做出必要的调整。面对众多的伤病员，在时间就是生命的紧急状态下，正确的选择只能是本着生命第一的信念，以简洁、高效、科学、严谨的态度去实施抢救工作，尽可能多地抢救生命，减少伤残。

4. 挽救生命与改善生命质量的矛盾。

在灾害救护中，面临的伤情可能极其复杂。在大量伤病员面临死亡威胁的情况下，医护人员最迫切的责任和义务就是尽最大的努力把伤病员从死亡的边缘抢救回来。由于灾区救护条件的限制及其他各种因素的制约，往往不可避免地造成挽救生命与改善生命质量之间的矛盾。

三、灾害救治护理的原则

1. 公益性无偿救护原则　灾害的发生，实施紧急医学救护是整个救灾工作的中心环节。所谓公益性无偿救护，一是灾害救援为社会公益活动；二是不能向受灾者索取报酬；三是尽量使受灾人员获得可能得到的益处。坚持公益性无偿救治原则主要体现在：第一，护理人员要发扬无私奉献的精神，全身心投入到救护工作之中。第二，医学救灾机构在上级统一组织下，除了派出强有力的人员之外，还要及时配备相应的器材与救护物资，使医护人员一到达现场立即就能主动地投入到救治活动中去。第三，包括医药物品在内的救灾物资，必须保证质量，有效、迅速地组织分发到灾区，落实到受灾人员身上。

2. 获得最大健康效益原则　坚持获得最大健康效益原则，要求救护工作必须从全局出发，从救灾的全过程进行统筹，加强信息沟通，科学地组织安排，使救援的人、财、物动态地合理配置，充分发挥效能，尤其是要充分发挥每个护理人员的主观能动性，创造性地工作，化不利条件为有利条件。坚持获得最大健康效益原则，要求护理人员在救护工作中把对病人的责任与对社会、对他人、对后代的责任统一起来。面对大量的伤病员，护理人员应该具备群体性观念，维护最大多数伤员的利益。在医疗资源相对不足的情况之下，通过合理的分配资源，力争平等地对待每一个受灾人员。

3. 主动适应特殊环境原则　救灾时护理人员要主动适应灾区的特殊环境，因地、因时制宜，尽可能地建立适宜的工作环境、工作条件。为此，要求护理人员必须具有：第一，顽强的斗志和特别能忍耐的精神。第二，良好的应变能力和适应能力。第三，开展创造性工作的精神。第四，良好的自控能力和自我调节能力。

4. 强化组织与协调原则　实施与完成灾害救护任务的过程，是一项社会系统工程，必须要遵循强化组织与协调的原则。救灾过程中，政府机构、消防队、急救医学服务系统、医院、卫生防疫部门、警察、军队、志愿组织、新闻机构、通讯交通、机场、车站、港口等组织或机构之间，既要各负其责，又需服从统一指挥。作为护理人员，在救灾中既要积极主动地展开抢救工作，又必须服从统一指挥，互相配合，以提高抢救效率。

第三节　灾害事故的医学反应

一、灾害医学救援的三个阶段

灾害医学救援的过程一般按照灾后时间，划分为 3 个阶段。

1. 第一阶段——早期或应急期　这一阶段是指灾后 1 周以内的这段时间。这一阶段因创伤人员占伤员的绝大多数，故以抢救生命为首要目标，亦即以搜救和基本创伤生命支持（BTLS）为救援的主要目标。这一阶段是救援的关键时期，救援人员应尽快尽早地到达灾区，越早便越有利于抢救更多的生命。

2. 第二阶段——中期或亚急期　这一阶段指灾后 7~30 天这段时间。这一阶段各类疾病多有较高的发生率，需要大量医疗资源，实施以高级生命支持（ACLS）和高级创伤生命支持（ATLS）为主要手段的救援。应尽量设法降低病人的死亡率和致残率，并注意防治上呼吸道感染，搞好卫生防疫，预防传染病。一定要做到大灾之后无大疫。

3. 第三阶段——晚期或恢复期　这一阶段指灾后 1~3 个月。在这一阶段应主要致力于当地常见病、多发病的防治，也要严密监控疫情，防止传染病。这一阶段应以当地自救为主，应建立相对固定、功能较为完善的各级医疗卫生机构。这一阶段也是恢复各项工作和重建的阶段。

二、灾害医学救援的特点

灾害伤病员救护与平时护理实践有很大的不同，护理人员只有充分了解灾害医学救援的特点及其要求，才能做到高效率、高质量地抢险救人。灾害发生时，特别是重大的自然灾害，不仅造成人员的极大伤亡、财产的巨大损失，而且也会对灾区的生命线工程造成极大的破坏，使灾区的供水、供电、燃料、通讯、医疗及交通等设施受到严重的破坏；食物、衣被等生活必需品极度缺乏或完全缺乏；空气及水源受到严重污染。受灾人员的生存条件非常恶劣，生活水平急速下降；身体和健康状况明显不良，全身抵抗力、免疫力降低，各种传染病、流行病乘虚而入；一些地方的社会治安状况恶化，顷刻间的亲人伤亡及财产损毁，给人们造成严重的精神创伤。因此，灾害医学救援有以下特点。

1. 灾害救援组织机构的随机性 由于灾害发生的突然性，通常是灾害发生时才集中各方力量，根据灾害发生的特点，随机组织高效率的临时机构，而且要在最短时间内完成集结，奔赴灾区，迅速开展工作。一般要求在 12 小时以内到达指定地点，通常在灾后 2~4 天急救任务最为紧张，10 天后基本完成任务。当完成了救灾任务后（作为医学卫生部门则在完成了伤员的抢救、治疗、后送及灾区卫生防疫等工作后），救护人员又回到原来的工作岗位。

2. 灾害救援现场的危险性 灾害救援不具备医院的大型设备和优越的救护条件，救护工作须在现场进行，加重了救护工作的危险性。

3. 灾害伤情救护的复杂性 灾害突然发生后，短时间造成人员大量伤亡，且危重伤员居多，大批伤员需在同一时间进行急救与复苏；且救治与防疫需同时并举，传统的内、外、妇、儿等分科也不得不打破。这必然导致医患比例严重失调，医学资源相对匮乏，救治工作极度紧张，高强度、超负荷运转势在必行。

4. 灾害救护活动的阶段性 当灾区的医疗机构不足以甚至不能同时处理全部的灾区伤员时，对伤员进行分类、阶梯治疗是唯一有效降低死亡率和伤残率的方法，即把每个伤员的救治过程按照医学原则分解，进行分级救护，由从前到后配置的几个救治单位分工完成。一般可分为现场急救、早期救护、专科救护三级。

5. 灾害救护活动的社会性 灾害救护的对象往往是大规模的人群，灾害救护工作侧重于院前救护与管理，所要解决的问题除医疗护理之外，还包含社会学、心理学、管理学等方面的内容。

三、灾害医学救援的体制

灾害医学救援的体制以分级救护为宜，即把担负灾害伤病员救护的医疗机构，按技术的高低和措施的复杂程度分成等级，并按照从低级到高级的梯次配置，把伤病员的整个救护过程从时间、距离上分开。伤病员在转送过程中，通过这些救护机构得到逐步救治。这种救护与转送结合的分级救护过程是灾害伤病员救护的基本组织形式。

（一） 分级救护的形式

灾害伤病员救护一般可分为三级：第一级现场急救，第二级早期救护，第三级专科救护。

1. 第一级现场急救 由军队或地方医疗机构派出的医护人员与战士、民兵、公安与消防人员、担架员、挖捞人员等共同组成抢救小组，在灾区现场对伤病员实施初步急救措施。首先将伤病员从各种灾难环境中抢救出来，然后进行包扎、止血、固定、心肺复苏和其他急救措施，再把经过急救的伤病员设点集中起来，填好伤票（检伤分类标志，我国传统称为"伤票"），转送到早期治疗机构中去。

2. 第二级早期救护 由灾区原有的医学机构或外援的医学队单独设立，也可由两者合作共同组织实施。其基本任务是：对经过现场抢救小组处理或未经抢救而直接来的伤病员进行伤员分类、登记、填写或补填伤票和简要病历；实行紧急治疗护理；留治传染病员、轻伤病员或暂不宜转送的危重伤员；将需要专科治疗或需较长时间恢复的伤病员转送到灾区附近或较远的指定医院。

3. 第三级专科救护 由指定的设置在安全地带的地方和军队医院担任。其主要任务是收容灾区医学站、医院转送来的伤病员，进行确定性治疗护理，直到痊愈出院。

从伤病员总体救护过程来说可分为三级救护，但并不是每一个伤病员都要经过三级救护。重伤病员或需专科救护的伤病员最终治疗机构是第三级。2～3周能治愈的伤病员或濒危伤员则为两级，不少轻伤病员只经过现场处理后给予门诊或巡诊救护，不需要送到早期救护机构去。

（二） 分级救护的意义

灾害伤病员多，伤情复杂严重，迫切需要完善的救护，但灾区的医疗机构被破坏，失去了救护能力，而外援医学队携带的医疗装备和药品器材数量有限，灾区又无条件收容大量伤病员。因此，灾害伤病员必须经过现场抢救后转送至第二级或第三级治疗。这样，就把平时由一个医院完成的救护全过程从时间上、距离上分开，由三级（或两级）救护机构分工实施。

（三） 分级救护的要求

1. 迅速及时 时间就是生命，及时救治可最大限度地提高治愈率和减少残废率。灾害伤病员的救护最首要的是"快"。为此，首先是做好现场抢救，迅速帮助伤员脱离险境，对危急伤员采取果断措施，保住生命。其次，救护机构要尽可能靠近现场，缩短转送距离。第三，要使用快速转送工具。第四，要加强救护机构的管理，提高工作效率。

2. 前后衔接 为了保证分级救护质量，各级救护措施要前后衔接，既不中断，又不重复。前一级要为后一级救护做好准备，创造条件，争取时间；后一级要在前一级救护的基础上，补充其未完成的措施，并进行新的救护措施，使救护措施前后衔接紧密，逐步扩大、完善。

3. 转送与救护结合　在转送过程中，进行必要的、不间断的伤情观察和医学护理，确保伤病员迅速安全地到达接收医学机构。

四、灾害现场救援的组织

灾害出现的大批量伤病员需在现场立即实施初步急救，并把重伤员送往医院救治，在运送途中救护应同样引起重视。现场急救包括伤员的自救互救和外援力量组织的现场急救，基本要求是挽救生命、进行生命的基本支持。在运送伤员至医院前，必须合理处理各种创伤和危重情况，如出血、休克、窒息、中毒等。现场急救是早期处理伤员最有意义的一项工作，需要有一套强有力的组织指挥系统。

（一）现场救援指挥机构的组成

现场救援指挥部可分为以下办事机构组织施救。

1. 清理搜寻组　不同的灾害条件下，伤员所处困境也各种各样，需要组织专业的搜寻人员清理灾害现场，寻找被困人员。

2. 排险组　从倒塌物内救出伤员，要排除险情，避免倒塌物体再次砸伤伤员。

3. 心理救护组　多用安慰语言解除恐惧，使惊慌忙乱人群安静下来，稳定情绪，维持安定状态。

4. 伤员分类组　要争取时间边检伤，边抢救，边运送，把伤员分成轻、中、重三组。

5. 救护组　实施紧急救护措施，可分片分组抢救。在组织和技术方面要有统一指挥布置及配合协调。

6. 搬运后送组　近距离可用担架、门板等简单工具，远距离可用救护车、客车或火车、轮船。搬运伤员动作勿粗暴，要轻抬轻放，以免增加伤病员痛苦。在后送途中要做好救护并负责途中伤员的饮食和休息。

7. 交通运输组　为快速运送伤员，要控制现场，疏导交通，准备大量救护车，有条件可用直升机运输，以提高效率。

8. 后勤保障组　包括准备和调遣排险用具和器械，甚至用起重机把变形重物或坍塌物吊开来解救遇难人员，后勤组还要自备炊具，供指挥人员用餐。

9. 药品器械供应组　应备体积小、重量轻、便于携带的医学设备及必需的急救药品。

10 通讯联络组　主要负责信息的上传下达及对外联系事宜。

11. 卫生防疫组　负责灾后的卫生防疫及灾民临时避难点的防护消毒，避免灾后传染病的流行等。

12. 安全保卫组　负责伤员和急救人员以及灾民临时避难点的安全，注意防火防盗等。

（二） 自救互救组织

现场急救早期一般应立即进行自救互救，必须通过多种途径宣传自救互救的重要性和自救互救的基本方法。根据不同的灾害情况，主要进行以下自救互救工作：①挖掘被掩埋的伤员。②灭火和使伤员脱离火灾区。③简易止血。④简易包扎和遮盖创面、伤口。⑤简易固定骨折。⑥清除口鼻内泥沙，对昏迷伤员将舌拉出以防窒息。⑦在有害气体环境中，尽快用湿毛巾遮掩口鼻防止吸入性损伤，并撤离现场。⑧在有毒制剂染毒的情况下，尽快脱去外衣，擦去皮肤上的液滴，遮掩口鼻。⑨在有放射性物质沾染的情况下，做简易除沾染处理。⑩护送、背出、抬出伤员等。

五、灾害医学救援的常见注意事项

1. 设置指挥机构 指定专门的指挥员负责协调，统一指挥。指挥员可以调动现场所有救援人员。如搜救范围大，可设置小组长，并通知到各个成员。

2. 评估搜救区域 关闭所有水、电、燃气等基本设施，确认并标示高危地带，确定营救区域；清除无关人员，封锁现场，制定并遵守人员出入救援地点的规定，避免围观群众受伤，避免围观群众行为危及救援人员和救援行动；安排场地进行器械装备等；迅速、安全地转移地面幸存者。危险材料专家应当协助搜救队鉴定危险物品及进行后续的再次评估。

3. 对施救位置的安全进行评估 评估建筑结构稳定性，确定二次倒塌的可能性；评估水、电、燃气设施状况，并关闭设施以确保安全，鉴定危险品，仔细排查现场残留的危险品，对煤气罐等做相应处理；评估建筑物周围和内部空气状况；制定搜索路线、方法；使用特殊工具和技术，对救援现场进行支撑加固，创造安全通道。

4. 决定搜救优先级 要充分考虑搜救人员的安全、搜救难度、花费时间、被困者生存可能性，如同时发现两个幸存者，先救容易救的，先救对搜救人员来说危险小的区域内的幸存者；只能救一位幸存者的情况，要让位于能同时救多名幸存者的情况。

5. 保障现场各成员间联络通畅 使各成员能及时了解灾害情况，躲避次生灾害。保证重型搬运机等设备操作员和救援人员之间有联络人员，以便保持良好的沟通。

6. 严格遵守规章制度 所有参与救援人员要明确了解规定的警示信号和撤退流程，反对冒进和无理智的英雄主义行为。

六、大批伤员的现场处理程序

灾害和群体伤亡事件（mass casualty incident，MCI）是指伤亡事件的规模超出了现场急救、转运或医院的抢救能力（MCI＝医疗需求＞医疗资源）。"灾害（或事件）"常常导致 MCI 的发生，此时出现的大量伤亡病例（包括疾病、外伤、失踪、死亡）常常造成现有医疗资源的不足。

MCI 处理可遵循 D–I–S–A–S–T–E–R 流程（DISASTER 流程），它是标准的现场或医疗机构对病人组织和管理方法。

1. 事件觉察（detect）　报告事件是否是群体伤亡事件，医疗需求是否大于资源，引发的原因是什么。急诊医生要警惕核、生物化学恐怖事件的发生，一旦发现可疑病人，立即启动应急预案，发出警报。

2. 事件指挥系统（incident command system，ICS）　群体伤亡事件处理，建立 ICS 是十分有效的。ICS 必须职责明确、结构统一、指挥系统和通信系统畅通。在急诊科，必须建立灾害应急预案，明确 ICS 结构和成员；在现场，一般由强力部门或消防队组织成立 ICS。

3. 安全保证（safety and security）　必须要考虑到现场的各种安全问题，如地形地貌、风向、火势等，否则会造成更多的危害。

4. 危险性评价（assess）　例如，MCI 发生后，可能有哪些危险（化学生物危害、毒气泄漏、火灾、爆炸、暴力、暴动、不稳定建筑物、不利的风向、异常天气等），是否需要进一步评价（如放射性毒物评价）。在现场可能有多种危险因素存在，不管何种因素导致的 MCI，个人防护很重要，须应用不同的个人防护装备。

5. 支持（support）　MCI 的急救需要多方支持，人员方面需要警察、消防员、院前急救人员、医院工作人员、医生、工程师、拆弹专家、核物理学家、地震专家、气象学家、流行病学专家、社会工作者等。简易病房需要准备指挥中心、病人集中区、病人处置室、家属等候区、工作人员休息室、淋浴室、食物准备室等。

6. 分诊和治疗（triage and treatment）　MCI 的病人数量多，不可能马上处理，需要系统的分诊和治疗，利用有限的资源挽救更多的生命。可依据病情严重程度和存活的可能性对病人进行排序。MCI 分诊方法有很多，如标签法、分类法、颜色标记法、符号法等。

7. 疏散和转运（evacuation）　实施急救者需要知道如何疏散受害者，这是 MCI 处理的短期目标。各医院和高楼大厦都要有疏散预案，建筑物内要有多条疏散通道。发生 MCI 后，要按 MASS 分诊或 START 分诊模式尽快疏散和转运受害者（包括受害者家属、群众）。要注意在疏散前对沾染放射性物质、生物化学危险品的受害者去污染，否则会污染救护车、医院、公共场合。如果转运受害者的交通工具不足，可以考虑在运送"红标"病人（需要紧急处理的病人）的同时，在同一辆救护车上增加转运 1 个或多个绿标病人，采取灵活的方式尽快疏散病人。

8. 恢复（recovery）　急救人员需要明确存在哪些恢复相关问题，这是 MCI 处理的长期目标，最小化灾害对个体和国家的影响。MCI 发生后，需要恢复的不仅是事件受害者，还包括其家属、救护人员、公众，甚至包括整个国家地区经济和自然资源的恢复。但 MCI 后的恢复对整个国家和个体来说都是非常困难的。同时，受害者在灾害事件后应激问题（如物质滥用、睡眠障碍、食欲改变、过度警觉等）也很严重，要进行恰当干预，使 MCI 对受害者的影响最小化。

第四节　灾害事故的公共卫生反应

一、快速需求评估

医务工作者必须了解灾害对公共卫生和医疗基础设施的影响，以便做出有效和充分的医疗反应。因此，灾难救援者不仅要快速评估受灾区域内的卫生保健基础设施有哪些组成部分遭到破坏，而且还要评估破坏程度的大小。与此任务相关的挑战有以下两个方面：第一，快速需求评估必须与急救卫生服务同步进行；第二，救护计划将建立在有限的快速需求评估信息基础上。

（一）　快速需求评估的核心问题

快速需求评估（rapid needs assessment，RAN）的核心问题包括以下几点。

1. 灾害事件造成的卫生和医疗后果是什么。

2. 对目前和将来的基础设施问题是否有影响，主要包括：①卫生和医疗方面：即刻危及生命的损伤或疾病；流行性和感染性疾病；被破坏或毁损的服务设施。②饮用水的质量和数量。③食品的质量和数量。④避难场所。⑤卫生设施。

3. 当地社区是否具备反应能力。

4. 社区通信设施如何。

5. 是否需要外部援助。

6. 是否得到了适当的援助。

（二）　快速需求评估的内容

有些灾害会对受灾地区公共卫生和医疗基础设施造成影响，RAN 要对这种影响做出及时的评估。

1. 灾害大小的评估　到达灾害现场之前，可通过新闻报道和通讯方式获得许多有关灾害影响的信息。到达现场后，向救援工作人员及其他人员询问有关事件严重程度及受影响最严重地区的详细情况。实地考察时，空中视觉评估通常是首选方法，即采用坐标方格方式，飞行员能飞越灾区上空，并在地图上标绘出各地区受害的严重程度。

2. 生命线服务状况的评估　评估生命线服务（包括可饮用水供应、卫生设施容量、食品供应、避难场所及电力）受破坏程度对救援工作非常关键。

生命线服务是指最低限度生活需求，主要包括以下几个方面。

（1）水　饮用水每人每天 2.5~3L；清洁用水每人每天 15L。

（2）食品　成人每人每天 7980kcal，孕妇和哺乳期妇女应适当增加。

（3）紧急/临时避难场所　每人 3.5m²。

3. 当地对灾害反应能力的评估　当地公共卫生和医疗部门对灾害的反应程度直接关系着外部医疗资源的配置。其评估包括以下内容：急救医疗服务系统（the emergency medical services system，EMS)、医院系统、药房系统、公共卫生诊所状况、长时间持续医疗救护的能力、卫生状况指标、其他能够提供当地救护信息的卫生和医疗指标。其中灾前公共卫生状况是快速需求评估的重要内容之一，如评估本社区 EMS 转运、医院救治能力、急诊科出诊能力等。

（三） 快速需求评估的实施

RAN 应从以下几个方面展开。

1. 灾难事件的性质　①受灾地区。②损害严重性。③估计的死亡数。④存在的危险。⑤目前天气状况。

2. 受灾社区的大小　受灾人群的安置。

3. 受灾前的社区资源　①社区资源和基础设施。②公共运输情况。③收音机/电视机等设备。

4. 对医疗保健的影响　①损伤/患病的人数。②医院设施、供应物资的受损情况及医务人员情况。③EMS 的受破坏情况。④诊所/药房受损情况。⑤公共卫生设施（监测、免疫）受损情况。

5. 水　①目前水供应的状况。②目前水配送系统的状况。③可饮用水的来源。④水测试系统状况。⑤卫生设施系统的状况或问题。

6. 食品　①是否有充足的食品供应。②易腐食品的储存情况。③食品的种类。④是否有潜在的营养不良危险。

7. 避难场所　①居民住宅区的受损严重情况。②临时避难场所的需求程度。③现存安全的、有良好建筑结构的避难场所的情况。④未来 7 天的天气预告。⑤是否有显著的电力短缺情况。

（四） 快速需求评估的监督

社区内原有的尚起作用的监测系统被推荐为用于获得社区基础信息和最初的流行病学资料。监测系统还应当用来评估具体的问题，如灾后卫生后果影响的范围、易感人群、突发疾病及干预措施。

（五） 快速需求评估实施中面临的挑战

准确的需求评估必须获得必要的信息，但这往往存在一定的困难和挑战，主要包括受灾区人口阻塞或通行受限制；救护者的生命安全受威胁；所得的基础信息不准确；基本数据缺乏，如灾后受灾人群的变化；疾病或外伤报告不全；监测报告或报告形式不标准。

（六） 快速需求评估结果的报告

RAN 的结果必须向当地社区有关的救护组织者报告。RAN 报告必须以简要的形式书写。报告陈述内容包括所使用信息的来源、已评估的基础设施部门、已发现的问题、对需求情况提出的处理意见，以及辨别即将出现的问题所必需的程序。RAN 也能够用于监控救护工作的进程及确定不再需要援助的时间。

二、各种灾害可能引起的防疫问题

1. 灾前在灾害的多发地区应建立应急突发事件的管理机制，做到居安思危，有备无患。做好组织、技术及物资准备工作。

2. 灾害一旦发生应及时做好抗灾防疫计划，大力贯彻执行，控制疫情上升。

3. 建立健全灾区疫情监测系统，强化传染病报告制度，及时提供抗灾防病领导机构制定的防病措施参考。

4. 大规模、有针对性地实施预防接种。

5. 迅速解决饮水卫生问题，因地制宜地开展饮水消毒或采取打井供水的措施。

6. 抓好饮食卫生问题。灾害发生初期由于食品和粮食供应系统被破坏，使供应中断，随之而来的是饥饿的危害。即使紧急支援，也往往存在着供不应求和食品污染问题。灾害发生之初由于家庭烹饪条件破坏，多集中制作。为了防止食品污染和发生食物中毒，必须把好食品制作、运货和分发这"三关"。此外，灾害发生时，死畜、死禽增多，灾民食用此类肉食亦将增多，也应注意由之而发生的食物中毒。

7. 开展消毒、杀虫及灭鼠工作。由于灾害导致生态破坏及灾民密集，人畜粪便、垃圾不能及时处理，为昆虫繁殖提供良好环境；同时鼠类栖息地被破坏，使鼠类大批迁移。这时应大力开展消毒、杀虫及灭鼠工作，以控制肠道、虫媒及动物病的流行。

第二章　灾害现场救援的急救技能 ▷▷▷▷

第一节　现场救护基本原则

一、强调整体观念

灾害事故现场救护首先要强调整体观念。为抢救尽量多的伤患，护理应急救援应以整体救护为原则，实施全面救护与重点救护相结合的救援模式。"快"是救治伤患的首要要求，但在快的同时也要抢救得法，强调反应时间与救治效率相结合，通过实施从灾害现场到医院的每一个环节中检伤，确保重伤患的优先救治。要采取及时有效的急救措施，最大限度地减少伤病员的疾苦，降低致残率，减少死亡率，为医院抢救打好基础。

灾害现场救援的主要内容有：救出幸存者、伤员分类、现场医学服务、设立现场急救所并转运伤患、对心理问题的处理及健康需求评估等。

1. 临时组织现场救护小组快速组织现场救护，统一指挥，加强灾害事故现场一线救治，这是保证抢救成功的关键措施之一。

2. 灾害事故发生时，应尽快拨打120呼叫救护车。呼叫言语简明清晰，使急救人员了解大概伤情，最重要的是要告知伤员的详细地址。有条件时应开通安全有效的绿色抢救通道。

3. 坚持先救命后治伤，先重伤后轻伤的原则。不要被轻伤者喊叫所迷惑，延误危重伤员的抢救。遇到呼吸停止又有骨折的伤员，要"先复后固"，应首先用口对口呼吸和胸外按压等技术进行心肺复苏，直至心跳呼吸恢复后，再固定骨折。遇有大出血又有创伤时，要"先止后包"，首先立即用指压、止血带、药物等手段止血，然后再消毒包扎伤口。

4. 先抢后救，抢中有救，尽快脱离事故现场，特别是飞机失火时，以免发生爆炸或有害气体中毒。

5. 先分类再后送，以往的教训告诉我们，对于大出血、严重撕裂伤、内脏损伤、颅脑重伤伤患，未经伤员分类或任何医学急救处置就直接后送，会造成不应发生的死亡。

6. 医护人员以救为主，其他人员以抢为主，各负其责，相互配合，以免延误抢救时机。通常先到现场的医护人员应该担负现场抢救的组织指挥。

医学救援人员在到达现场后，应派出人员对紧急医学需求进行评估，内容包括伤员数目、伤害种类、特殊医学需求、危害物质种类及可能造成的伤害，以便及时根据现场的需要调集医学资源。

二、现场护理体检

为提高现场急救的速度和质量，现场护理体检工作程序化至关重要。可按 Freelend 倡导的 CRASHPLAN 程序进行，即首先检查心脏（C）、呼吸（R）等主要生命体征，对可能造成死亡的伤情立即抢救，然后逐项检查腹部（A）、脊柱脊髓（S）、头部（H）、骨盆（P）、四肢（L）、脉管（A）、神经（N）。在检查中遇到伤员情况突然恶化，重点考虑未发现的持续性出血和呼吸并发症，并给予紧急处理。

1. 心脏 根据大动脉有无搏动要求在 5 ~ 10 秒内做出心搏骤停的诊断。原来清醒的伤员突然昏迷、大动脉搏动消失即可诊断为心搏骤停。诊断方法是：救护者一手放在伤员前额，使其头保持后仰，另一手的示指、中指放在颈外侧气管和胸锁乳突肌之间的沟内，即可感知颈总动脉搏动。

2. 呼吸 首先确定伤员有无呼吸，可采用一看、二听、三感觉的方法：一看就是看胸部、腹部有无起伏，二听是听有无呼吸气流通过，三感觉是用面颊贴近伤员的口鼻部，感觉有无呼吸气流的吹拂感。

3. 腹部 伤员清醒，可检查腹部有无疼痛、压痛、反跳痛、肌紧张。

4. 脊柱脊髓 清醒伤员可诉说脊柱疼痛部位，如伤员颈部或腰背疼痛，伴肢体麻木、刺痛或感觉消失，肌力减弱甚至瘫痪，表示脊柱脊髓损伤。腰骶部触摸，发现压痛部位，棘突间隙增宽，有后凸畸形，均按脊柱骨折处理。

5. 头部 如果眼眶血肿、鼻腔及外耳道有血及脑脊液流出，表示颅底损伤。要从伤后意识状态、生命体征变化、肢体有无麻痹和知觉反射功能来估计颅脑损伤轻重。能快速估计并显示意识水平的方法是格拉斯哥昏迷记分法（GCS），包括睁眼反应、语言行为和肢体运动反应 3 种不同功能状态。可用得分多少来概括，最低分值和最高分值的幅度为 3 ~ 15 分之间，正常者为 15 分，分值小于 8 分定为昏迷，毫无反应的深昏迷为 3 分。头颌面外伤，不要忽视可能伴有的颈椎损伤，应保持颈中立位，以免造成或加重脊髓损伤（表 2–1）。

表 2–1 格拉斯哥昏迷评分表

指征	评分					
	6	5	4	3	2	1
睁眼	—	—	主动睁眼	呼唤睁眼	刺痛睁眼	不睁眼
语言	—	对答切题	不切题	胡言乱语	单音	不发音
运动	按嘱动作	刺痛定位	刺痛躲避	刺痛屈曲	刺痛伸展	不能运动

6. 骨盆 骨盆骨折可有 2000 ~ 8000mL 失血量，造成生命威胁。骨盆骨折后常可发生泌尿生殖系统和肠道损伤。尿道口流血是下泌尿道损伤的重要症状。

7. 四肢 稳定伤员的生命体征，应兼顾肢体伤情：查看伤口大小、深度、所处部位，肢体有无异常活动及功能丧失，检查伤员的双上肢或双下肢，两侧对照，观察有无变形、肿胀，但不应抬起伤员肢体。

8. 神经系统 对肌张力和肌力以及感觉、反射快速评定。

一旦伤员其他部位致命伤得到控制，要尽快检查肢体远端动脉（如足背动脉、胫后动脉、桡动脉）搏动和毛细血管循环，以便早期诊断并处理大血管损伤。

三、伤员去污处理

去污处理是指将暴露在伤员身上的颗粒、气体和液体物质从其身上安全地清除，而不进一步污染其他伤员、救援人员或环境的过程。在医学设施环境中实施去污处理主要有两个目的：一是保护设施环境和相关人员不被污染，避免导致更多伤亡；二是尽快完成对已污染病人的治疗和分类。

（一） 去污处理步骤

1. 初步整体去污 脱去伤员外层衣物可以减少85%以上的污染。可以用软水管和喷雾剂对伤员进行全身冲洗以去除干燥的颗粒物质。

2. 全面去污 组织伤员进行全面去污处理时，应考虑两个因素，即现场伤员医学分类的原则和污染的严重程度。全面去污通常在"温区"污染区（热区）和安全区（冷区）之间的区域通道内进行。

（二） 去污技术

在温区，伤员可以用带肥皂水的软毛刷或者以0.5%的次氯酸盐溶液洗刷，继以清水冲洗来去污。

1. 用淡水或湖水清除开放性伤口的污染，并从伤口的中心向外冲洗。

2. 通知可能被污染物体刺伤伤员的接收机构，因为这些物体可能导致去污处理不完全。

3. 对每个伤员的有效去污需用20分钟。

（三） 对核、生物和化学污染去污的特殊要求

对核、生物和化学（NBC）污染的去污类似于对有害物质污染的去污，但也有一些不同之处。

1. 对核（放射的）污染的去污处理必须用肥皂和水彻底淋浴，并且需注意以下事项。

（1）清洗时避免已污染区的液体进入口、眼睛、耳朵或开放性伤口。

（2）救助者可能需要交换作业，并且站的位置要尽量远离病人，只要刷子能够接触到病人做去污处理即可。这样可使救助者接触污染的危险性降到最低限度。

（3）有足够的呼吸罩或防毒面具及防护服、手套、护目镜。

（4）绝不能因要清除放射污染而延误对主要创伤的救护。

（5）排除污染必须始终在上风口和上坡处进行，以减少潜在污染的发生。

2. 生物污染的去污处理通常很简单，只需要用肥皂和水彻底淋浴，然后更换衣服。一个呼吸罩或防毒面具，再配上防护服、手套、护目镜足以为救援人员提供防护。

3. 化学污染的处理方法与有害物质突发事件处置相似。

四、现场急救

（一）快速有序地检查伤员

现场急救是在特定环境中诊断和治疗的可能性均受到限制的情况下，在受伤现场实施的重症救护。抢救者来到伤员身旁的最初 2 分钟内要完成快速检查伤情，同时还要注意伤员的紧急治疗需要，应搜寻可逆的危重症，如心脏骤停、开放性气胸、出血性休克等，优先处理。在排除或救治威胁生命的病症后，进行系统检查，必须防止漏诊或在搬运途中加重损伤。

（二）现场基本的创伤救治

现场多数急救原则是救命，稳定病情及迅速转运。救治技术主要包括心肺复苏（CPR）、保证气道通畅、提供有效呼吸、维持循环功能、控制外出血、保护受威胁，获得并维持伤员生命体征稳定，快速安全转运，降低伤后死亡率和伤残率。

现场创伤救治常用 VIPCIT 救治程序。

1. V（ventilation） 是指呼吸支持，维持通畅的呼吸道，保证正常通气和充分给氧。气道有异物阻塞者予以紧急处理。有部分气道异物阻塞而通气良好者，应鼓励其反复用力咳嗽，以排出异物；但在气道完全阻塞时，伤员或昏迷，或表情痛苦而不能说话、咳嗽并用手抓压颈部，昏迷者可采取膈下腹部猛压手法，即一手的掌根抵住伤员腹部，位置在正中线脐部稍上远离剑突尖下，第二只手直接放在第一只手上，以快速向上冲击的动作压向伤员的腹内，每次猛压都应是一次独立的、明确的动作，每次猛压的目的都是要解除气道阻塞。为清除气道阻塞，可能需重复猛压 6～10 次。伤员神志尚清醒，能站住，可采用海氏手法：救助者站在伤员后方，用双臂围抱伤员的腰，一手握拳，拇指一侧朝向伤员腹中线（脐稍上剑突以下的中线部位），另一手握住拳头，并突然向上猛推压伤员腹部 6～10 次，直到气道异物被排出。

2. I（infusion） 是指迅速建立有效静脉通道，扩充血容量，补充功能性细胞外液，以防止休克的发生和病情恶化。据报道，多数现场救护人员建立一条静脉通道输液所需时间约为 11 分钟，而有些技术熟练者可在现场 11 分钟内完成气管插管、静脉输液和应用抗休克裤，这对稳定伤员血流动力学，提高成活率有明显效果。

3. P（pulsation） 是指心脏循环功能支持，心泵功能的维护与监测。入院前的最佳救治措施是及早心包穿刺、输液、扩容和迅速转运。如发现张力性气胸，应胸穿抽气或放置胸腔闭式引流管，否则也影响心泵功能。

4. C（control bleeding） 是指紧急控制出血。现场控制外出血，紧急措施是加压于出血点、抬高受伤部位肢体，或在伤口处覆盖敷料加压包扎，常可起止血作用，而很少使用止血带。

5. I（immobilization） 即可靠制动。现场对骨折和关节严重损伤进行临时固定，是控制休克、减少伤员痛苦、防止骨折断端移位造成继发性损伤、便于后送的一项重要措施。对于开放性骨折，应先止血包扎，然后固定。

6. T（translation） 即安全转运，是指将伤员从负伤地点或危险环境中解脱出来，防止再次受伤并立即转移到安全之处或向后转送的过程。在搬运中必须考虑伤员紧急治疗的需要，及时给予心肺复苏。

第二节 检伤分类

在大量伤员事件的处理中，主要可以分为四个阶段：搜寻与救援、检伤分类、后送、确定的救护。灾害发生时，鉴于资源不足，高质量的灾害医疗必须依靠恰当的检伤分类来分配有限的灾害救援资源。

检伤分类的基本观念就是在有限资源下对大多数伤员给予最好的治疗，要让尽可能多数的伤员获得最佳的治疗效果，除了治疗的优先级，更重要的是要考虑如何让医疗资源得到最佳的利用，如何使伤病员合理地分配到各医疗院所或医疗设施（如野战医院、医疗站）中。因此，后送的优先级和合理地安排伤病员接受治疗的医疗处所（包括接诊的急诊室）也是检伤分类的重要工作。

检伤分类"triage"，源自法语动词"trier"，是"去选择、分类"的意思，最早开始用于农夫对咖啡豆的挑选与分类。法国拿破仑时代，一个名叫拉雷德的军医发现，在战场上伤员非常多，而医疗资源很有限。于是，他开始发明一种"技术"来决定这些伤员医疗处置的优先级，而不是看军衔和地位高低。用"trier"这个词来形容这种技术，就是现代大量伤员检伤分类的基础。除做分类之外，他们同时也在战场上给予简单的救命治疗。过去，直到战役结束后才开始处理被留在战场上的伤员，伤员常因延误治疗而死亡。通过检伤分类，有效地提高了伤员的存活率，减少了后遗症的发生率。

近年来，中国急诊界也渐渐接受从战场开设野战医院逐渐转到适当检伤分类，迅速后送到合适医疗单位的观念。在"5·12"汶川地震医疗救援中，已经有部分单位开始实践和使用各种检伤分类方法。

一、检伤分类的原则

检伤分类的目的是以有限的人力资源在最短的时间救治最多的伤患。医务人员或经过专门训练的急救人员通过看、问、听及简单的体格检查将危重者筛选出来，争取在最短时间内准确估计伤情，使其得到及时有效的救治。检伤分类时，医护人员的注意力要集中在对伤情的评估上。一般只对极紧急的情况进行简单处理，如解除呼吸道的堵塞及对大出血的紧急止血等。

检伤分类系统的指导思想是在医学资源有限的情况下，最大限度地提高伤患救治的成活率。现场急救处理的原则是先救治危重伤、重伤，然后是轻伤。伤员分类的原则主要有以下几点。

1. 优先救治病情危重但是有存活希望的伤员，对没有存活希望的伤病员放弃治疗。

2. 分类时只做简单可稳定伤情的急救处理，不做过多消耗人力的处置。不要在单个伤病员身上停留过长时间，一般不超过 30 ~ 60 秒。

3. 有明显感染征象的伤病员要及时隔离。

4. 伤情分类后要加强巡视工作，对经短时间复苏救治无效、出现严重并发症的危重伤员或出现病情恶化的重伤员，都要及时给予二次评估分类。

二、检伤分类的基本要求

现场检伤应做到快速、准确、无误。分类标准有两种：一种是以现场救援时间顺序为标准的分类；另一种是以伤病员病情严重程度为标准的分类。两种分类方法既有区别又有联系，使用时要有机结合。具体要求如下。

1. 专人承担分类 分类工作应由经过训练、经验丰富、有组织能力的高年资医师承担。

2. 边抢救边分类 分类工作是在特殊而紧急情况下进行的，不能耽误抢救。

3. 分类先后有序 分类应遵循先危后重、再轻后小（伤势小）的原则。

三、检伤分类的标准及标志

较完善的现场检伤分类工作需按 3 个层次展开：现场分类、医学分类、伤员疏散。

（一）现场分类 （第一层次）

根据伤员伤势严重程度及所需的护理不同，将伤员进行分类。第一批到达灾害现场的人员是当地居民和急救人员。在灾害突发初期，首批营救人员以及现场首批专业人员能做出积极的医学反应，但这种反应不可能为所有伤员提供足够的医护服务。只能在现场将伤员分为"急性"与"非急性"两类。如果条件许可的话，可用简单的颜色标记：急性：红色，非急性：绿色。

（二）医学分类 （第二层次）

在伤病区，由资深的医护人员将伤员按受伤程度进行分类，以确定需要哪一级的救治。进行伤员分类和优先次序排序，可使营救、治疗护理和疏散工作及时、有序地进行，并在灾害事故现场优化配置医学、护理和急救人员及可利用的后勤支援人员与装备，以达到"尽最大努力抢救最多数量的伤员"之目的。在医学分类中，掌握不同损伤造成的医学后果是至关重要的（如烧伤，爆震性损伤，挤压伤或是与化学、生化或核武器接触造成的损伤）。

根据灾害现场危害生命的程度及优先救治的程度将伤员分为 4 类。伤患的分类以标志醒目的卡片表示，通常采用红、黄、绿（蓝）、黑四色系统。

1. 红色 极危险，第一优先。伤情威胁生命且已休克，立即送医院抢救存活的概率很高。如呼吸停止或呼吸道阻塞、被目击的心脏停止、动脉截断或无法阻止的出血、稳定性的颈部受伤、严重的头部受伤且意识昏迷及开放性胸部或腹部伤害，这些伤患需要立即给予生命支持，并在 1 小时内紧急运送到医院治疗。

2. 黄色 危险，第二优先。生命体征稳定的严重损伤，有潜在危险，但尚未休克。如背部受伤（不论是否有脊柱受伤）、中度的流血（少于 2 处）、严重烫伤、开放性或多处骨折、稳定的腹部伤害、眼部伤害及稳定性的药物中毒，这些伤患应急救后优先运送，使他们在被发现后 4~6 小时内得到治疗。

3. 绿（蓝）色 轻伤，第三优先。不会立即危及生命，可以延后救治。如小型的挫伤或软组织伤害、小型或简单型骨折、肌肉扭伤。

4. 黑色 已死亡的伤患。如没有脉搏超过 20 分钟（除了冷水溺水或极度低体温者）、躯干分离、高度落下且具有多处的受伤与骨折、没有呼吸、内脏外脱者。

（三） 伤员疏散 （第三层次）

首要任务是把伤员运送到有医学设备的地方。目的是按照伤员伤势的严重性及现有的设备合理运送伤员（陆、空通道）。医护人员的任务同第二层次。在某些重大灾害事故中，伤员数量太大，这会迫使医护人员把许多伤员归类到延缓性治疗（黄色），不能完全实现伤员疏散工作。

1. 伤员疏散的指征

（1）为灾害现场减压：危重伤员需要消耗大量的医学资源、护理空间以及医护人员过多的精力，因此，将危重伤员疏散后，可将现有的医学资源用于大量伤势较轻的伤员。

（2）改善最危重伤员的医治条件：将危重伤员转移到医学资源相对丰富的地方，能够改善危重伤员的医治条件，并最大限度地减少对病情不稳定伤员的资源分配。

（3）为特殊伤员（如烧伤和挤压伤的伤员）提供专门的救治条件。

2. 延迟伤员疏散的情况

（1）伤员被污染。

（2）伤员伴有传染性疾病。

（3）伤员的病情不稳定。

（4）飞机起飞未经同意或没有得到起飞的外交许可。

为了使伤员得到及时治疗，第一层次和第二层次的医学分类点需靠近灾害现场，但又要相对远离现场以确保安全。医学分类点位置选择的要点有：①靠近灾害现场。②选择远离危险源和污染源的上风向安全场所。③选择免受气候条件影响的地方。④选择伤员容易看到的地方。⑤有便于陆地和空中疏散的通道。

四、检伤分类的策略

在有大量伤员的场所，检伤人员要面临与平时不同的环境及任务，病人的数量可能超过预期，而工作人员与器材设备的数量可能少得可怜。根据美军在波斯湾战争的经验，成功的检伤分类的策略如表 2-2 所示。

表 2-2　成功的灾害检伤策略

绝对不能往与人群疏散相反的方向移动伤员
绝对不能将重伤病员留在身边做进一步的治疗
挽救生命的考虑优先于挽救肢体
检伤人员不要停下检伤的工作而去治疗伤病员
检伤之前不要移动伤病员，除非有以下情形：
恶劣气候造成的危险
日落天黑，或是快要日落了
现场还有明显的危险或伤害
检伤人员立刻就可到达
因为战术的考虑，必须要移动

一般而言，检伤工作包括 5 个方面，可用一个简单的口诀"BASIC"，就把检伤分类工作的要诀表示得非常清楚：B 是控制出血（bleeding），A 是畅通呼吸道（airway），S 是预防休克（shock），I 是脊椎固定（immobilization），C 是分类（classification）。

在我国，检伤识别卡的使用除了演习之外并不常用，需要时往往因为找不到检伤识别卡而错失良机。事实上，只要紧急应变者彼此清楚地知道哪些伤员是属于哪一级就可以了。一般随时可行而比较有效的方法是以地点来区分，如现场分为重伤、中伤、轻伤区来分别摆放伤员，就有检伤的效果；或者用有色笔做记号也可以达到同样的效果，并非没有检伤识别卡就无法进行检伤。

五、灾害现场常用的检伤分类方法

伤员分类是一个以伤病员的迫切需要或从医学中最大获益可能性作为依据，根据伤情进行分类的过程。理想的伤员分类系统应该具有简单、无须特殊器材和技能、快速（每人不超过 1 分钟）、无须特别的诊断、可稳定伤患及容易教和学的特点。

伤员分类的目的是迅速确定伤患的需求，并立即给予治疗，判断并决定将哪个伤患转送到哪个诊疗部门或医院。

常用的伤员分类方法有以下几种。

1. START　是 simple triage and rapid treatment 的缩写，是最常使用的伤员分类法。比较适合这种方法的场合是一个比较小的范围内有大量的伤患（如大车祸、火灾等）。START 分类主要是根据通气状况（ventilation）、循环状况（circulation）及意识状况（mentality）对伤患进行评估。用此法评估每一个伤患的时间不超过 60 秒。

（1）START 检伤判断的流程

1）通气状况

死亡：评估下一位伤员。

呼吸次数大于 30 次/分：立即处理（第一优先）。

呼吸次数小于 30 次/分：延迟处理，评估下一项。

2）循环状况

颜色恢复大于 2 秒：立即处理（第一优先）。

颜色恢复小于 2 秒：延迟处理，评估下一项。

3）意识状况

不能听指令：立即处理（第一优先）。

能听指令：延迟处理，评估下一位伤员。

（2）START 分类的简要标准（表2-3）

表2-3 START 分类简要标准

项目	绿（蓝）	黄	红	黑
心跳	有	有	无	无
呼吸	<30 次/分	<30 次/分	>30 次/分	无
反应	可走	可听令	不能听令	不能听令

（3）START 分类的流程（图2-1）

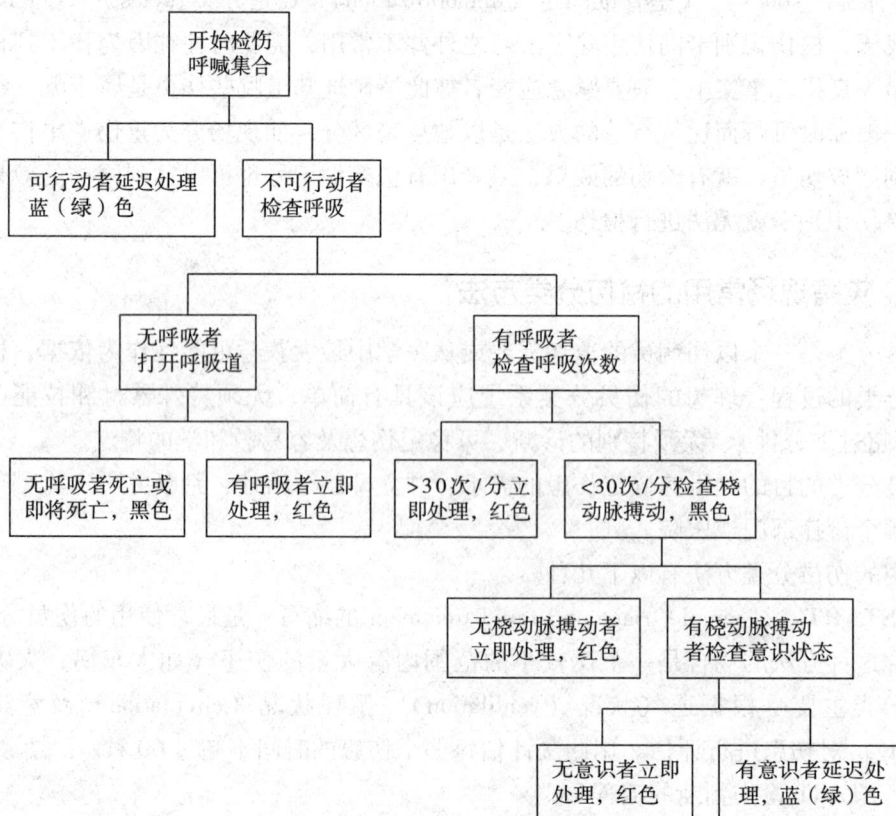

图2-1 START 分类流程

2. SAVE　SAVE 是 secondary assessment of victim endpoint 的缩写，用在伤病患很多、分布范围很广、医疗资源严重不足且持续时间很长的严重大灾害中。它主要将伤患分为以下几类。

（1）病患不管怎么治疗都不太可能存活。

（2）不管有没有治疗病患都会活。

（3）有治疗就会活，没有治疗就会死。

以分类来配置医学资源，这种检伤方式对于重大灾害、后送资源很有限且许多病患被迫留在灾区很久的情形下是相当实用的，这套系统也可以配合 START 原则一起使用。

3. CESIRA　是由意大利灾害医学会所制定的检伤流程，主要供给第一线救灾人员使用。由于预设的使用者不是医师，所以它避开了判定"死亡"（黑色）的部分，以免在法律上有疑义。其 CESIRA 是一大串意大利文的缩写，大致上相对于英文 consciousness（意识），external profuse bleeding（外出血），shock（休克），insufficiency of respiration（通气不足），rupture of bones（骨折），another pathology（其他症状）。

4. 心理问题的伤员分类

（1）正常反应　表现为不安、寒战、恶心、呕吐，可执行简单命令。

（2）外伤性抑郁　呆坐或呆站的状态。如同"正常反应"，可参与简单的救助活动。

（3）惊吓　丧失判断力，有可能引发"群体恐惧心"，最好采取隔离措施。

（4）过度反应　表现为讲恐惧故事、不适当的幽默表达、到处乱窜等过分反应。需要尽快与现场隔离。

（5）转换反应　出现听力障碍、视力障碍、癔症性昏迷、麻痹等躯体症状。需要立刻治疗。

第三节　常用救护技术

一、心肺复苏

灾害现场一旦发生心搏骤停，死亡率极高。国外的统计表明，院外发生的心搏骤停经 CPR（心肺复苏），有 10%～20% 的病人能恢复自主循环，存活出院者仅占 6%。国内资料表明，院外心搏骤停经 CPR，成功率为 2.58%，1 周存活率仅 0.72%。心搏骤停抢救的第一时间即要及时发现和甄别哪些病人或病情将导致心搏骤停，而做出是否需要 CPR 的决定。一旦确定心搏骤停，应该马上进行心肺脑复苏，速度是成功的关键。心肺脑复苏的过程大体划分为 3 期，即第 1 期基本生命支持（BIS），第 2 期高级生命支持（ACLS），第 3 期持续生命支持（PLS）。

（一）基本生命支持

基本生命支持（basic life support，BLS）又称初期复苏处理或现场急救。其主要目的是采取措施，从外部支持病人的血液循环和通气，向心、脑及全身重要器官供氧，延长机体耐受临床死亡时间。BLS 是 CPR 简单而最重要的核心，要求快速、有效，无论对急救专业人员，还是参加救灾的普通公众，标准是一致的。

1. A（airway）——畅通气道 病人仰卧，松开衣领、胸罩及裤带，取出口腔异物、义齿、呕吐物等，然后采用以下方法开放气道。

（1）托下颌法 术者用双手将病人左右下颌角托起，使其头后仰，同时将下颌骨前移。

（2）仰面抬颈法 术者一手托起病人颈部，另一手以小鱼际肌侧下按病人前额，使头后仰，颈部抬起。但对疑有头、颈部外伤者禁用此法，以避免进一步损伤脊髓。

（3）仰头抬颏法 术者一手置于病人的前额，手掌用力向后压使头后翘，另一只手的手指放在靠近颏部的下颌骨下方，将颏部上抬。

2. B（breathing）——人工呼吸 是指用人工方法借外力来推动肺、膈肌或胸廓的活动，使气体被动进入或排出肺脏，以保证机体氧的供给和二氧化碳的排出。口对口人工呼吸为呼吸复苏中最简单、及时、有效的方法，术者深吸气后呼出的气体含氧量可达 18%，潮气量 >400mL，连续口对口呼吸 4~5 次，可使病人肺中氧浓度接近正常水平。

（1）方法 ①可选用仰头抬颏法开放病人气道。②用放于前额之上的拇指、示指捏紧病人的鼻孔。③术者深吸一口气后，双唇紧贴病人口部，用力吹气，使胸廓扩张。④放松捏鼻孔的手指，气体自病人肺中排出，隆起的胸廓复原。⑤重复以上步骤。吹气频率：成人 12~12 次/分，儿童 18~20 次/分，婴幼儿 30~40 次/分。

（2）注意事项 ①吹气要有足够的气量，以使胸廓抬起，但一般不超过 1200mL。吹气时防止过猛过大，以免引起胃胀气。②吹气时间宜短，约占一次呼吸周期的 1/3。③操作前特别要清理好病人的口腔异物、义齿、呕吐物等，以免影响人工呼吸效果；遇舌后坠的病人，可用舌钳将舌拉出口腔外。④如病人牙关紧闭，可行口对鼻人工呼吸，操作方法基本同上。对鼻孔吹气时，应将病人口唇闭紧，并且吹气时要用力，时间要长，以克服鼻腔阻力。⑤对婴幼儿，口鼻同时吹气更易施行。⑥为防止交叉感染，可用纱布单层覆盖在病人口或鼻上。⑦有条件者建议使用口咽吹气管。将"S"形口咽吹气管从病人舌上方插至会咽部将舌根引向前，同时可防止牙唇部紧闭阻塞呼吸道，又可直接面罩给氧或接简易呼吸器挤压球囊辅助呼吸。

（3）有效标志 ①病人胸廓有起伏。②吹气后，病人气道内有气体逸出。

3. C（circulation）——人工循环 通过胸外心脏按压来建立人工循环。

（1）方法 ①病人仰卧于硬板床或地上，如为软床，背部应垫木板。头后仰，解开上衣。②术者紧靠病人右侧，为确保按压力垂直作用于病人胸骨，术者应根据个人身高及病人位置高低，采用脚踏凳或跪式等不同体位。③取胸骨上 2/3 与下 1/3 交界点作为按压点（或两乳头连线中点）。④以一手掌根部置于按压点，使手掌之长轴位于胸骨长轴上，手指不接触胸部皮肤，另一只手压在该手上，双肘关节伸直、固定，以两肩垂直冲击力压向胸骨。⑤使用足够的力量压低胸骨 5~6cm（至少 5cm），然后突然松弛

（手掌不能离开胸骨），让胸廓自行复位。如此有节奏地反复进行，按压与放松时间大致相等，频率为至少100～120次/分。

（2）注意事项 ①按压部位要准确。②按压姿势要正确。③按压不应片刻中断。④按压动作要稳健有力，均匀规则，重力应在手掌根部，着力仅在胸骨处。⑤按压力要根据胸骨下陷深度来控制，避免用力过猛造成肋骨骨折；特别是对小儿，为防止用力过度，可用单掌按压法。⑥心脏按压的同时必须配合人工呼吸。人工呼吸与胸外按压频率之比成人为2∶30；儿童单人操作为2∶30，双人操作为2∶15。

（3）有效标志 ①扪及大动脉搏动。②肱动脉收缩压≥60mmHg（8kPa）。③瞳孔缩小，心电图改善。

（二） 高级生命支持

高级生命支持（advanced cardiac life support，ACLS）主要是在BLS的基础上应用辅助设备及特殊技术，建立和维持有效的通气和血液循环，识别及治疗心律失常，建立有效的静脉通路，改善心肺功能及治疗原发病。

1. D（drug）——药物

（1）用药目的 ①增加心肌血液灌注量和脑血流量。②减轻酸血症，使其他血管活性药物更能发挥效应。③增加心肌收缩力，以免发生异位心律。

（2）给药途径

1）静脉给药：为首选途径，优选上腔静脉系统。护士应在3分钟内迅速开放两条静脉通道，穿刺部位首选手肘前窝静脉，此处血管粗大，易于穿刺成功且不影响CPR的进行，药物到达心内路径短、发挥作用快。

2）气管内给药：一般将常用药物以常规剂量溶解于10mL注射用水中，直接注入气管导管，然后行加压呼吸，促使药物在肺内扩散和吸收。目前，肾上腺素、异丙肾上腺素、阿托品及利多卡因等由气管内给药已列为常规给药途径之一。

3）心内注射：常在开胸心内挤压的可见条件下应用。由于心内注射并发症多，效果不确切，不宜作为常规首选途径。

（3）常用药物 ①肾上腺素：通过兴奋β受体，使心肌收缩力加强，心率增快，并可调节冠状血流，故在心肺复苏中占有重要位置。目前主张早期、大剂量（5～10mg静滴）、连续使用。②碳酸氢钠：用以纠正酸血症，利于复苏成功，但剂量宜小，要根据血气分析结果加以调节。③阿托品：抑制迷走神经，加快窦房结激发冲动的速率和改善房室传导。④其他：如利多卡因、甘露醇、多巴胺等，要根据具体病情选择性应用。

2. E（electrocardiogram）——心电图 尽可能迅速地进行心电监护，可以进一步了解心脏情况，以利于复苏的进行，最大限度地提高复苏的成功率。

3. F（fibrillation treatment）——除颤 迅速恢复有效心律是复苏成功的关键一步。除颤的早晚是能否存活的主要决定因素，故早期除颤极为重要。

（三） 持续生命支持

持续生命支持（prolonged life support，PLS）是在对心肺复苏评估的基础上，积极地进行脑复苏治疗，同时严密监测各系统、器官的功能，以维持复苏成果，使复苏成功率达到最大。

1. G（gauging）——估价　复苏的成功与否取决于复苏的速度、原心脏功能的状态、心跳停止时间和始终如一的抢救意志。如呼吸、心跳停止达 10～15 分钟，深昏迷，无自主呼吸，脑干反射消失，瞳孔散大固定达 15～30 分钟，预后极差。

2. H（human mentation）——智能　即维持脑功能。进行心肺复苏的根本目的在于脑复苏，仅有心跳和呼吸而无脑功能的人称为"植物人"，实际上已无生存价值。心跳呼吸停止后 2～4 分钟，脑内葡萄糖和糖原耗尽，4～5 分钟则 ATP 耗尽，细胞膜的钠泵运转失灵，细胞内钠堆积，水分进入细胞内导致细胞肿胀。缺氧导致毛细血管通透性增加，间质水肿，肿胀和水肿导致颅内压增高，血循环发生障碍，加重缺氧，进一步出现脑组织变性、坏死。因此，衡量复苏的结果还要看脑功能恢复的情况。

脑复苏的措施有下几点。

（1）降温　①作用机制：兴奋性氨基酸（EAA）特别是谷氨酸（Gin）是脑内最主要的兴奋性神经递质，而且是多种中枢神经系统疾病、神经元损伤和死亡的共同损害因子。脑缺血后，葡萄糖在突触间隙积聚，使其相应受体的闸门开放，钙离子、钠离子等大量进入神经元而造成损害。而低温可抑制 EAA 的释放，减少 EAA 的摄取，阻断钙离子、钠离子的细胞内流，从而保护脑组织。②降温深度：体温每下降 $1^{\circ}C$，脑细胞代谢下降 6%～7%，颅内压下降 5.5%。而脑温以 $28^{\circ}C$ 为最佳，颅内压可降至原来的 70% 左右。③降温时间：一般需 3～5 天，严重者可 1 周以上。④降温方法：以冰帽最好，也可在大血管处放置冰袋，冰水擦身。

（2）止痉　脑损伤者常出现躁动，可增加氧耗量，影响呼吸功能及降温效果。常用地西泮 10～30mg 或苯妥英钠 0.25mg，肌注或静注。

（3）脱水　在维持血压平稳和肾功能良好的基础上，宜及早应用脱水剂，消除脑水肿，降低颅内压。常用 20% 甘露醇 125～250mL 静滴，每 8 小时 1 次，如果在间隔中加用 50% 的葡萄糖 50mL 静脉注射，效果更好，但要注意电解质紊乱的调整和肾功能的保护。

（4）激素治疗　有稳定细胞溶酶体、减少毛细血管通透性、维护血脑屏障的完整、减少脑脊液形成、增强利尿作用等功能，因而能减轻脑水肿，降低颅内压。常用地塞米松，首次 1mg/kg，然后 0.2mg/kg，每 6 小时 1 次，使用 3～5 天。

（5）冬眠药物　主要是为了消除低温引起的寒战，解除低温时的血管痉挛，改善微循环灌注和辅助物理降温。常用冬眠 I 号（哌替啶 100mg，异丙嗪 50mg，氯丙嗪 50mg）分次肌注或静滴。

（6）促进脑细胞代谢　由于葡萄糖是脑获得能量的主要来源，ATP 可供应脑细胞能量，恢复钠泵功能，减轻脑水肿，辅酶 A、细胞色素 C 可加强脑代谢。因此，应用这一组能量合剂可促进脑细胞代谢，维护脑细胞功能。

（7）高压氧治疗　高压氧能提高氧含量，增加血氧张力，对脑水肿时脑细胞的供氧十分有利，对受损脑组织的局部供血有利。

（8）其他措施 强调稳定颅外器官的功能，特别是呼吸和血压的管理。

3. I（intensive care）——加强监护 病人复苏成功后病情尚未稳定，必须加强对重要脏器的监护和处理，如稍有疏忽，就有心跳、呼吸再度停止而死亡的危险。

（1）循环功能监护 ①心电监护：复苏后的心律是不稳定的，必须密切观察心电变化，随时对症处理。②脉搏、心率、血压的监测：15分钟1次，至平稳。③中心静脉压的测定：可进一步了解低血压的原因，决定输液量，指导用药。④末梢循环的观察：以补充了解循环功能的好坏。

（2）呼吸功能监护 ①保持呼吸道通畅：加强呼吸道管理，注意呼吸道湿化和清除呼吸道分泌物。②呼吸机管理：注意吸入气的湿化，控制吸氧浓度及氧流量，调整好潮气量和呼吸频率。③气管切开护理：及时更换敷料，观察有无导管堵塞、松脱，是否有通气过度或不足的现象。

（3）脑功能监测 ①自主呼吸开始出现时间：如在20分钟内恢复，不超过40分钟，预后较好。②脑干反射：瞳孔对光反射在12分钟内恢复，咳嗽、吞咽反射在23分钟内恢复，则脑功能恢复良好。③意识变化：如昏迷小于3天，预后佳。④脑电图、脑血流及颅内压的测定。

（4）肾功能监护 ①主要是通过留置导尿管，记录每小时尿量。②监测：如每小时尿量少于30mL，可试用20%甘露醇125mL快速静滴，若用药后1小时尿量仍在30mL以下，可再用呋塞米（速尿）40～200mg静注。若注射后尿量仍未增加，则提示急性肾衰竭。③处置：此时应严格限制入水量、防治高血钾，必要时透析治疗。

（5）防治感染 ①保持治疗环境清洁卫生。②注意口腔、五官护理，预防溃疡和炎症的发生。③严格无菌操作和器械物品的消毒。④根据病情，勤翻身拍背，防止压疮和继发感染。⑤每天更换气管切开处敷料，注意内套管的消毒。⑥常规应用抗生素。

（四）心肺复苏的注意事项

1. 防治并发症 在复苏过程中，医护人员必须操作规范，用药正确；同时还应严密观察病人的病情变化，加强生命体征监测；对可能发生的并发症做到心中有数，并能够随时做出准确的判断，进行及时的处理。

2. 操作的持续性 尽早尽快、持续彻底地进行复苏是抢救成功的关键。只有一个人时，强调坚持CPR持续进行，求救或打电话应由他人完成，防止延误时机；胸外心脏按压与人工呼吸必须同时进行，防止前者代替后者，或只行胸部按压而不做人工呼吸，此常为CPR失败的原因；检查复苏效果，不能使复苏抢救中断时间超过5秒。

3. 操作的灵活性 复苏的3期9步法，实际上是一种人为的划分方法，强调的是条理性和完整性，操作时应灵活进行。

4. 注意全身状况 在复苏的过程中，特别要强调对水、电解质紊乱和酸碱平衡的监测和治疗，同时注意营养的摄入和补充。

二、通气

气道阻塞在短时间内即可影响伤员的预后。气道阻塞后，在数分钟内伤员即会因窒息、缺氧而死亡，抢救时必须争分夺秒地去解除各种阻塞原因，畅通气道。

（一） 气道阻塞的判断

有受伤史，可见头、面、颈部处有损伤。面色及唇因缺氧致青紫，呼吸困难，频率加快，有痰鸣，吸气时出现三凹征。伤员呈现痛苦貌，烦躁不安，或口腔有创伤所致的血液、血凝块、组织碎屑填塞等，脉快而弱。重型颅脑损伤者，呈深度昏迷，呼吸受阻而有鼾声。

（二） 通气方法

灾害现场急救人员对气道阻塞的伤员必须果断地做出决定，以最简单、最迅速的方式解除梗阻，予以通气，挽救伤员生命。常用的通气方法有以下几种。

1. 手指掏出法　适用于口腔内气道阻塞。

2. 托下颌角法　适用于颅脑损伤深昏迷或舌后坠者。

3. 人工呼吸法　适用于所有呼吸、心搏骤停而尚未做气管插管的伤员和暂时无急救设备的情况。

4. 口咽通气管通气　口咽通气管是一种 S 形状的白色塑料管，它的两端开口相反。对昏迷伤员急救时，将导管的一端插入口咽部，以畅通气道。

5. 膈下上腹部推压法（海姆立克法）　此法是排除气道异物梗阻的首选方法。

6. 环甲膜穿刺和环甲膜切开　为气管切开和挽救生命赢得时间。

三、止血

正常成人全身血量占体重的 7%～8%。体重 60kg 的人，血量为 4200～4800mL。若失血量 10%（约 400mL），可能有轻度的头晕、交感神经兴奋症状或无任何反应；失血量达 20% 左右（约 800mL），会出现失血性休克的症状，如血压下降、脉搏细速、肢端厥冷、意识模糊等；失血量 ≥30%，伤员将发生严重的失血性休克，不及时抢救，可在短时间内危及伤员的生命或发生严重的并发症。因此，在保证呼吸道通畅的同时，应及时准确地进行止血。创伤后出血一般分为外出血和内出血，外出血时血液流出体外，肉眼可见；内出血时血液流向体腔或组织间隙，不易及时被发现。现场急救止血，主要适用于外出血，是对周围血管出血的紧急止血。对于伤员，除了判断有无出血以外，还要判断是什么部位、什么血管出血，以便采取正确有效的止血方法，阻止伤情继续发展。

（一） 出血部位的判断

根据出血的伤口及流血的出入口判断其大致部位与损伤血管，以利于选择确实有效的止血措施。如颈部大出血，应先用指压法临时紧急止血或加压填塞止血；四肢大出血宜先行加压包扎止血，慎用止血带止血；广泛的臀部、会阴、双下肢伤口出血或骨盆骨折，可用抗休克裤，不仅起到止血作用，还具有自体输血、制动和固定的作用，对防止休克的发生发展也有较好的效果。

（二）　出血性质的判断

1. 动脉出血　血色鲜红，出血呈喷射状，出血速度快，危险性大。

2. 静脉出血　血色暗红，血流较缓慢，呈持续性。

3. 毛细血管出血　血色鲜红，但血从伤口渗出，常可自动凝固而止血。若伴有较大的伤口或创面时，不及时处理也可造成大出血，引起失血性休克。

夜间抢救，不易辨别出血的性质时，应从脉搏的强弱、快慢，呼吸是否浅而快，意识是否清醒，皮肤温度及衣服被血液浸湿的情况来判断伤员出血的程度，并迅速止血。

（三）　止血方法的选择原则

原则上应根据出血部位及战时的具体条件选择最佳的方法，使用自制式急救包、消毒敷料、绷带等，在紧急情况下，现场任何清洁且合适的物品都可临时用于止血包扎，如手帕、毛巾、布条等。动脉出血宜先采用指压法止血，根据情况再改用其他方法如加压包扎法、填塞止血法或压迫带法止血。

（四）　常用止血方法

1. 指压法　用手指、手掌或拳头压迫伤口近心端动脉经过骨骼表面的部位，阻断血液流通，达到临时止血的目的。适用于中等或较大动脉的出血，以及较大范围的静脉和毛细血管出血。常见部位的指压点及方法有以下几种。

（1）头顶部出血　压迫同侧耳屏前方颧弓根部的搏动点（颞浅动脉），将动脉压向颞骨。

（2）头后部出血　压迫同侧耳后乳突下稍往后的搏动点（耳后动脉），将动脉压向乳突。

（3）颜面部出血　压迫同侧下颌骨下缘、咬肌前缘的搏动点（面动脉），将动脉压向下颌骨。

（4）头颈部出血　可用拇指或其他四指压迫同侧气管外侧与胸锁乳突肌前缘中点之间的强搏动点（颈总动脉），用力压向第五颈椎横突处。压迫颈总动脉止血应慎重，绝对禁止同时压迫双侧颈总动脉，以防止因脑缺氧而致昏迷，以及刺激颈动脉窦压力感受器致心搏骤停。

（5）肩部、腋部出血　压迫同侧锁骨上窝中部的搏动点（锁骨下动脉），将动脉压向第一肋骨。

（6）上臂出血　外展上肢90℃，在腋窝中点用拇指将腋动脉压向肱骨头。

（7）前臂出血　压迫肱二头肌内侧沟中部的搏动点（肱动脉），用四指指腹将动脉压向肱骨干。

（8）手部出血　压迫手腕横纹肌稍上处的内、外侧搏动点（尺、桡动脉），将动脉分别压向尺、桡骨。

（9）大腿出血　压迫腹股沟中点稍下部的强搏动点（股动脉），可用拳头或双手拇指交叠用力将动脉压向耻骨上支。

（10）小腿出血　在腘窝中部压迫腘动脉。

（11）足部出血　压迫足背中部近脚踝处的搏动点（胫前动脉），足跟内侧与内踝之间的搏动点（胫后动脉）。

2. 加压包扎法　体表及四肢伤出血，大多可用加压包扎和抬高肢体来达到暂时止血的目的，这是最常用的止血方法之一。此方法适用于小动脉和小静脉出血，效果较佳。

3. 填塞止血法　将无菌敷料填入伤口内压紧，外加敷料加压包扎。

4. 屈曲肢体加垫止血法　多用于肘或膝关节以下的出血，在无骨关节损伤时可使用。此法伤员痛苦较大，有可能压迫到神经、血管，且不便于搬动伤员，不宜首选，对怀疑有骨折或关节损伤的伤员，不可使用。

5. 止血带止血法　适用于四肢较大动脉的出血，用加压包扎或其他方法不能有效止血而有生命危险时，可采用此方法，效果肯定。常用的方法有以下几种。

（1）勒紧止血法　先在伤口上部用绷带或带状布料或三角巾折叠成带状，勒紧伤肢扎两道，第一道作为衬垫，第二道压在第一道上适当勒紧止血。

（2）绞紧止血法　将叠成带状的三角巾平整地绕伤肢一圈，两端向前拉紧打活结，并在一头留出一小套，以小木棒、笔杆、筷子等做绞棒，插在带圈内，提起绞棒绞紧，再将木棒一头插入活结小套内，并拉紧小套固定。

（3）橡皮止血带止血法　在肢体伤口的近心端，用棉垫、纱布或衣服、毛巾等物作为衬垫后再上止血带。以左手的拇指、示指、中指持止血带的头端，将长的尾端绕肢体一圈后压住头端，再绕肢体一圈，然后用左手示指、中指夹住尾端从止血带下拉过，由另一端牵出，使之成为一个活结。如需放松止血带，只需将尾端拉出即可。

（4）卡式止血带止血法　将涤纶松紧带绕肢体一圈，然后把插入式自动锁卡插进活动锁紧开关内，一只手按住活动锁紧开关，另一只手紧拉涤纶松紧带，直到不出血为止。放松时用手向后扳放松板，解开时按压开关即可。

（5）充气止血带止血法　充气止血带是根据血压计原理设计，有压力表指示压力的大小，压力均匀，效果较好。将袖带绑在伤口的近心端，充气后起到止血的作用。如PT-1型局部充气加压止血带，可阻断大血管血流，保留部分侧支循环，安全时间达6小时，效果好，且携带方便。

止血带止血是应急措施，而且是危险的措施，过紧会压迫损害神经或软组织，过松起不到止血作用，反而增加出血，过久（超过5小时）会引起或加重肢端坏死、厌氧感染，甚至危及生命。只有在必要时，如对加压包扎后不能控制的四肢大、中动脉损伤出血，才用此法。

使用时应注意：①部位要准确：应扎在伤口近心端，尽量靠近伤口。②压力要适当：止血带的标准压力，上肢为 250 ~ 300mmHg（33.3 ~ 40kPa），下肢为 400 ~ 500mmHg（53.3 ~ 66.7kPa），无压力表时以刚好使远端动脉搏动消失为度。③衬垫要垫平整：止血带不能直接扎在皮肤上，应先用棉垫、三角巾、毛巾或衣服等平整地垫好，避免止血带勒伤皮肤。④时间要缩短：为避免肢体长时间缺血发生坏死，上止血带的时间不能超过 3 小时。因为上止血带的肢体远端缺血、缺氧，有大量组胺类毒素产生，突然松紧止血带，毒素吸收，可发生"止血带休克"或急性肾衰竭。若使用止血带已超过 3 小时，而肢体确有挽救希望，应先做深筋膜切开术引流，同时观察肌肉血液循环。时间过长且远端肢体已有坏死征象，则应立即行截肢术。⑤标记要明显：上止血带的伤员要在手腕或胸前衣服上扎个红色或白色布条做明显标记，注明上止血带时间，以便后续救护人员继续处理。⑥定时放松：使用中应每隔 1 小时放松 1 次，放松时为控制出血可用手压迫出血点上部的血管，然后适当放松止血带，每次松开 2 ~ 3 分钟，再在稍高的平面扎上止血带，不可在同一平面反复缚扎，并严防止血带松脱。放松止血带时不可过急、过快，防止机体突然血流增加，影响血液重新分布，引起血压下降。⑦容量补足再松解：在松解止血带之前，要先输血输液，补充有效血容量，打开伤口前，先准备好止血器材，再松开止血带。若仍有出血，可改用钳夹血管结扎止血。

在没有自制式止血带的情况下，可选用较宽而有弹性的替代品，止血带越窄，越容易造成神经和软组织的损伤。严禁用绳索、电线或铁丝做止血带使用。

四、包扎

包扎的目的是保护伤口免受再污染，固定敷料、药品和骨折位置，压迫止血及减轻疼痛。

原则上，包扎之前要先覆盖创面，包扎松紧要适度，将肢体处于功能位，打结时注意避开伤口。

包扎的注意事项有以下几点。

1. 包扎伤口前，先充分暴露伤口，判断出血性质，简单清创并覆盖灭菌敷料或干净纱布，然后再行一般包扎或加压包扎。

2. 以下为操作的禁忌：用手和脏物触摸伤口；用水冲洗伤口（化学伤除外）；在伤口或伤口内敷撒任何药粉；轻易取出伤口内异物；脱出体腔的内脏送回。

3. 四肢开放性骨折，外露部分不要强行塞回，而应原位加敷料覆盖后包扎，并做临时固定。

4. 包扎要牢靠，松紧适宜，过紧会影响局部血液循环，过松容易使敷料脱落或移动。

5. 包扎时使伤员的位置保持舒适，皮肤皱褶处与骨突处要用棉垫或纱布做衬垫；需要抬高肢体时，应给予适当的扶托物；包扎的肢体必须保持功能位置。

6. 包扎方向为自下而上、由左向右、从近心端向远心端，以帮助静脉血液回流。包扎四肢时，应将指（趾）端外露，以便观察血液循环。

7. 绷带固定时的结应打在肢体的外侧面，严禁在伤口上、骨隆突处或易于受压的部位打结。

8. 解除绷带时，先解开固定结或取下胶布，然后以两手互相传递松解。紧急时或绷带已被伤口分泌物浸透干涸时，可用剪刀剪开。

9. 操作时小心谨慎，包扎动作要轻柔，以免加重疼痛或导致伤口出血及污染。

五、固定

固定的目的是为减少伤部的活动，减轻疼痛，防止再损伤，便于伤员的搬运。所有的四肢骨折均应进行固定，脊柱损伤、骨盆骨折及四肢广泛软组织创伤在急救中也需要固定。

灾害条件下，逐级配备自制式固定器材，最理想的是夹板，有木质或金属的，还有充气性塑料夹板或树脂做的可塑性夹板。紧急情况下，还可直接用伤员的健侧肢体或躯干进行临时固定。固定还需另备纱布、绷带、三角巾或毛巾、衣服等。

（一） 骨折临时固定的注意事项

对骨关节损伤的伤员在搬运前做临时固定时，应掌握以下原则。

1. 骨折合并心跳、呼吸骤停时，先进行心肺复苏，再做骨折固定；若有伤口和出血，应先止血、包扎，然后再固定骨折部位；若有休克，应先行抗休克处理。

2. 开放性骨折先包扎伤口，再固定骨折，包扎时骨折断端不能回纳进组织内，以免损伤血管、神经和肌肉，增加污染。

3. 夹板固定时，宽窄长短要适宜，长度必须超过骨折肢体的上下两个关节。

4. 夹板不能与皮肤直接接触，必须用棉花或布类做衬垫，尤其应注意垫衬骨突、关节和夹板的两端，以防局部组织压迫坏死。

5. 固定时松紧要适当，过松达不到固定的目的，过紧会影响血液循环，甚至肢体坏死。

6. 固定时手指、脚趾要暴露在外面，便于观察末梢循环，如甲床出现苍白或发绀，手指、脚趾冰冷，摸不到肢端血管搏动，则说明固定太紧，必须解开重新固定。

7. 四肢骨折固定时，应先固定骨折断端的上端，再固定其下端，以防断端错位。

8. 固定后应避免不必要的搬动，不可强制伤员进行各种活动。

（二） 常见部位骨折的临时固定方法

1. 颅骨骨折　一般不需特殊固定，将头稍抬高，再用沙袋或布类放在头的两侧，避免转运中来回晃动。

2. 锁骨骨折　用敷料或毛巾垫于两腋前上方，将三角巾叠成带状，两端分别绕两肩呈"8"字形，拉紧三角巾的两头在背后打结，并尽量使两肩后张。也可在背后放一"T"字形夹板，然后在两肩及腰部各用绷带包扎固定。一侧锁骨骨折，可用三角巾把患侧手臂悬兜在胸前，限制上肢活动即可。

3. 上臂骨折　用长、短两块夹板，长夹板置于上臂的后外侧，短夹板置于前内侧，然后用绷带或带状物在骨折部位上下两端固定，再将肘关节屈曲90℃，使前臂呈中立位，用三角巾将上肢悬吊固定于胸前。在无夹板的情况下，也可用两块三角巾，第一块三角巾将上臂呈90℃悬吊于胸前，于颈后打结，第二块三角巾叠成带状，环绕伤肢上臂包扎固定于胸侧（用绷带根据同样原则包扎也可取得相同效果）。

4. 前臂骨折　协助伤员屈肘90℃，拇指在上。取两块合适的夹板，其长度超过肘关节至腕关节的长度，分别置于前臂的内、外侧，然后用绷带或带状三角巾在两端固定，再用三角巾将前臂悬吊于胸前，置功能位。

5. 大腿骨折　把长夹板或木板、扁担（长度等于腋下到脚跟）放在伤肢外侧，另用一夹板（长度自足根到大腿根部），关节与空隙部位加棉垫，用绷带、带状三角巾或腰带等分段固定，足部用"8"字形绷带固定，使脚与小腿呈直角。

6. 小腿骨折　取长短相等的夹板（长度自足根到大腿）两块，分别放在伤腿的内、外侧，然后用绷带或带状三角巾分段固定。紧急情况下无夹板时，可将伤员的两下肢并紧，两脚对齐，然后将健侧肢体与伤肢分段用绷带固定在一起，注意在关节和两小腿之间的空隙处加棉垫或其他软织物，以防包扎后骨折部弯曲。

7. 脊柱骨折　立即使伤员俯卧于硬板上，不可移动，必要时可用绷带将伤员固定在木板上，胸部与腹部需垫上软枕，减轻局部组织受压程度。

脊柱骨折严重时，可伴有脊髓损伤；脊柱骨折搬运不当，也可引起脊髓的损伤。脊髓损伤时可引起早期休克、截瘫和髓腔内感染。因此，现场急救中应注意有无休克、截瘫及开放性损伤，如有休克，应首先予以纠正；开放性损伤需要先用消毒敷料包扎后再固定、搬运，以防止感染。脊柱骨折的固定，必须先准备硬板或铲式担架放在伤员身边，并在骨折相应部位放上垫子。然后由3~4个人站在伤员的同侧，双手分别放在伤员的肩、背、腰、臀、大腿、小腿等部位，一起用力，水平位抬上硬板或铲式担架上。

颈椎骨折的伤员，应保持水平仰卧位，颈部加垫子，头两侧放沙袋，由专人保护头部，两拇指放在两耳侧，其余8个手指放在伤员枕部，搬动时与人体保持同一水平位并略向头顶方向牵引；胸椎骨折的伤员，取俯卧位，两肩和髋部加垫子；腰椎骨折的伤员，水平仰卧位，腰部加垫。

脊柱骨折的伤员在转运中必须用宽布带将伤员的肩部、膝关节、髋关节、踝关节处与木板捆在一起，以防止加重脊柱损伤。

下肢骨折如无夹板时，可利用健肢固定。先将骨折肢伸直后，健肢与之并拢，在两膝关节和踝关节接触处加上布垫或棉垫隔离，以保护皮肤，再用三根宽布带将髋关节、膝关节、踝关节固定；如果大腿骨折，在靠近膝关节的上方近骨折处加固一道绳；如是小腿骨折，则在膝关节的下方近骨折处加固一道绳。

六、搬运和后送

搬运和后送是灾害紧急救援中重要的一环。将受灾伤病员撤离至安全地，利于救治，避免再损伤，为搬运；按照伤情严重程度转送到相应医学机构进一步救治，为后送。这里主要讲搬运，后送将在下一节详细阐述。

（一）搬运时的注意事项

1. 搬运过程中，动作要轻巧、敏捷，步调一致，避免震动，以减轻伤病员的痛苦。

2. 应根据不同的伤情和环境采取不同的搬运方法，避免再次损伤及由于搬运不当造成的意外伤害。

3. 搬运过程中，应注意观察伤病员的伤势与病情变化，严密监测各项生命体征，确保气道通畅。发生呼吸、心搏骤停时，应立即就地抢救。

（二）常用的搬运方法

1. 担架搬运法　是最常用的搬运方法，适用于病情较重、搬运路途较长的伤病员。

（1）担架的种类　①帆布担架：构造简单，由帆布一幅、木棒两根、横贴或横木两根、负带两根、扣带两根所组成，多为现成已制好的备用担架。②绳索担架：临时制成，用两根木棒或竹竿、两根横木捆成长方形的担架状，然后用坚实的绳索环绕而成。③被服担架：取衣服两件或长衫大衣，将衣袖翻向内侧成两管，插入两根木棒，再将纽扣仔细扣牢即成。④板式担架：由木板、塑料板或铝合金板制成，四周有可供搬运的拉手空隙。此种担架硬度较大，适用于 CPR 病人及骨折伤员。⑤铲式担架：由铝合金制成的组合担架，沿担架纵轴分为左右两部分，两部分均为铲形，使用时可将担架从伤员身体下插入，将伤员在不移动身体的情况下置于担架上。主要用于脊柱、骨盆骨折的伤员。⑥四轮担架：由轻质铝合金带四个轮子组成的担架，可从现场平稳地推到救护车、救生艇或飞机等舱内进行转送，大大减少伤病员的痛苦和搬运不当的意外损伤。

（2）担架搬运的动作要领　搬运时由 3~4 人组成一组，将伤员移上担架，使伤员头部向后，足部向前，这样后面抬担架的人可以随时观察伤员的情况。抬担架的人脚步行动要一致，前面的迈左脚，后面的迈右脚，平稳前进。往高处抬时（如上台阶、上桥、上山），前面的人要放低，后面的人要抬高，以使伤病员保持水平状态；向低处抬时则相反。

2. 徒手搬运法　在现场无担架的情况下，而且转运路程较近、伤员病情较轻时，可以采用徒手搬运法。徒手搬运法有下列 3 种。

（1）单人徒手搬运　采用抱、扶、背的方法：①抱法：伤员神志清楚，不能行走，如胸、腹部受伤。搬运者站于伤员一侧，一手托其背部，一手托其大腿，将伤员抱起。②扶法：伤员神志清楚，能行走，如头部轻伤或上肢伤。搬运者站在伤员一侧，让伤员靠近他的一臂并揽着自己的头颈，然后搬运者用外侧的手牵着伤员的手腕，另一手伸过伤员的背部扶持他的腰，使其身体略靠着搬运者扶行。③背法：伤员一般情况好，但不能行走，如背部、足部受伤。搬运者站在伤员的前面，与伤员同一方向，微弯背部，将伤员背起。

（2）双人搬运　①座椅式搬运法：一人以左膝、另一人以右膝跪地，各用一手伸入伤员的大腿下面并互相紧握，另一手彼此交替支持伤员的背部。②拉车式搬运法：一名搬运者站在伤员的头部，以两手插到其腋前，将伤员抱在怀里，另一人抬起伤员的腿部，跨在伤员两腿之间，两人同方向步调一致抬起前行。③平抬或平抱搬运法：两人并排将伤员抱起，或者一前一后、一左一右将伤员平抬起。此方法不适用于脊柱损伤者。

（3）三人搬运或多人搬运 三人可并排将伤员抱起，齐步一致向前。六人可面对面站立，将伤员平抱进行搬运。

3. 特殊伤员的搬运方法

（1）腹部内脏脱出的伤员 将伤员双腿屈曲，腹部放松，防止内脏继续脱出。已脱出的内脏严禁回纳入腹腔，以免加重污染，应先用大小合适的碗扣住或取伤员的腰带做成略大于脱出物的环，围住脱出的内脏，然后用三角巾包扎固定。包扎后取仰卧位，屈曲下肢，并注意腹部保温，防止肠管过度胀气。

（2）昏迷伤员 使伤员侧卧或俯卧于担架上，头偏向一侧，以利于呼吸道分泌物的引流。

（3）骨盆损伤的伤员 先将骨盆用三角巾或大块包扎材料做环形包扎后，让伤员仰卧于门板或硬质担架上，膝微屈，膝下加垫。

（4）脊柱、脊髓损伤的伤员 搬运此类伤员时，应严防颈部与躯干前屈或扭转，应使脊柱保持伸直。对于颈椎伤的伤员，要由 3~4 人一起搬运，1 人专管头部的牵引固定，保持头部与躯干成一直线，其余 3 人蹲在伤员的同一侧，2 人托躯干，1 人托下肢，一起起立，将伤员放在硬质担架上，然后在伤员的头部两侧用沙袋固定住；对于胸、腰椎伤的伤员，搬运的 3 人同在伤员的右侧，1 人托住背部，1 人托住腰、臀部，1 人抱住伤员的两下肢，同时起立将伤员放到硬质担架上，并在腰部垫一软枕，以保持脊椎的生理弯曲。

（5）身体带有刺入物的伤员 应先包扎好伤口，妥善固定好刺入物，才可搬运。搬运途中避免震动、挤压、碰撞，以防止刺入物脱出或继续深入。刺入物外露部分较长时，应有专人负责保护刺入物。

（6）颅脑损伤的伤员 使伤员取半卧位或侧卧位，保持呼吸道通畅，暴露的脑组织要先加以保护，并用衣物将伤员的头部垫好，防止震动。

（7）开放性气胸的伤员 搬运封闭后的气胸伤员时，应使伤员取半坐卧位，以座椅式双人搬运法或单人抱扶搬运法为宜。

第四节 伤员后送护理

一、担架后送

担架后送与担架搬运法有许多相同之处，但由于后送的时间、路程相对较长，故亦有一些不同之处。

1. 伤员在担架上一般取平卧位。胸部伤呼吸困难的伤员取半卧位；颅脑伤、颌面部伤及全麻未醒的伤员应使头转向一侧，以防舌后缩引起窒息；昏迷伤员可采取侧、俯卧位；颈椎骨折伤员应当取仰卧位，在颌下放一小枕，头部用软垫或沙袋固定两侧防止左右摇摆；胸腰椎骨折使用硬板担架，仰卧位，在胸腰部用高约 10cm 的小垫或衣服垫起，没有硬板担架使用软担架时，以俯卧位后送为宜。伤员使用担架后送时，应当系好伤员固定带。

2. 寒冷条件下伤员后送应当注意保暖，被内可置热水袋或化学产热袋，但须防止烫伤。雨季应当防止淋湿伤员，炎热条件下设法不使伤员受到日晒，防止中暑。伤员运送过程中应当做好安全工作。

3. 担架后送伤员时，应当头在后、足在前，注意观察伤员的面部表情、脸色及呼吸。抬担架行走要平稳，防止颠簸。上下坡时应当特别注意不使担架过于倾斜。运送带有输液管和各种引流管的伤员时，管道必须固定良好，保持通畅。对烦躁不安的伤员，可用布带适当约束手足。伤员在后送途中，每2小时翻身1次。

4. 将伤员抬下担架时搬运者的手臂应当从伤员身下伸到对侧，先将伤员上抬，使伤员离开担架，再移至床上，不得将伤员拖下担架，防止造成皮肤擦伤。

二、车辆后送

1. 严格按照伤员后送指征，对伤员进行后送前的逐个检查。对休克未纠正、生命体征不稳定、较大出血未止、急性呼吸困难未解除的危重伤员，一般暂缓后送，留治观察。对短期可治愈的轻伤员按规定在灾害现场救治机构留治。

2. 做好后送车辆准备，对后送伤员的汽车和列车车厢进行统一编号，规定载运伤员的人数，备好各种物资、医学急救器材、药物、护理用具和医学文件等。

3. 做好伤员上车前的治疗和护理，根据伤员的伤势和受伤部位，以及有无晕车史，遵医嘱给予止痛、止血、镇静或者抗感染药物。长距离运送时，原则上不准扎止血带后送，应当尽量改为加压止血或结扎止血。夹闭某些治疗管道，妥善固定。协助伤员增换衣服、饮水、进食、解大便等。

4. 按先重后轻的顺序组织伤员上车。将出血、骨折、截瘫、昏迷等重伤员安排在下铺。每台车或每节车厢上可安排1~2名轻伤员，在途中协助医务人员观察照顾重伤员。

5. 根据伤员的伤情选择后送适宜体位。胸部伤伤员无论手术与否均取半卧位；有呼吸困难时，可在吸氧条件下采取半卧位；昏迷或有窒息危险的伤员，取平卧位，头偏向一侧；长骨骨折伤员应当将伤肢放在合适的位置，两侧固定牢靠。重伤员每2小时翻身1次，预防压疮。

6. 途中采用看、摸、听的方法严密观察病情：看伤员的脸色、表情、姿势、呼吸、创口、指（趾）端颜色、瞳孔；摸伤员头部、指（趾）端温度和湿度、脉搏、绷带及包扎物松紧度、伤员敷料浸润程度、腹肌紧张度及有无压痛；听伤员有无呻吟、异常声响，对于过于安静的伤员，应当引起高度重视。

7. 运送途中需要继续观察输液的伤员，采用塑料袋装液体，注意固定和观察。加强各种管道的护理，保持通畅，经常观察引流液的性质、量和颜色，发现问题及时处理。注意伤员安全，防止坠床。

8. 到达接收地点，危重伤员优先下车进行抢救。伤员下车完毕，对车厢逐个检查，防止遗漏伤员或物品。交代清楚伤员总数、重伤员病情和需要做紧急处理的伤员，交换担架、被服等，办理交接手续。做好车厢清洁消毒，整理更换药品、器材、被服等。

三、空运后送

1. 空运前应当对伤病进行下列处理。

（1）创伤性休克　配合医生明确失血原因，切实控制失血，并充分进行抗休克治疗，血红蛋白含量保持在 70g/L 上。

（2）颅脑损伤　开放性颅脑损伤应当妥善清创、止血、包扎伤口，无清创条件或需要紧急空运者，妥善包扎伤口，控制活动性出血，保持呼吸道通畅及良好的静脉通道；严重脑挫裂伤、脑水肿需要紧急空运者，配合医生做好颅腔减压术。深昏迷、痰多或有舌后坠的伤员，配合医生做气管切开，气管套管气囊改用盐水充填。颅骨牵引（含其他骨牵引）用弹簧秤型弹力机械牵引装置。

（3）颌面颈部损伤　妥善止血，固定骨折，防止血肿形成或有骨折松脱梗阻呼吸道。上、下颌骨骨折性颌间固定者，预防晕机呕吐，常规于空运前半小时肌注药物，必要时可重复使用。

（4）脊柱脊髓损伤　妥善固定脊柱，颈椎骨折或脱位的伤员选用各种固定方法保持颈椎稳定。高位截瘫伴呼吸困难时做气管切开，易受压部位垫软垫或海绵圈。

（5）气胸　单纯少量气胸，肺压缩不超过 30%，无呼吸困难和发绀等症状，飞行高度在 2000～2500m 无须特殊处理；中等以上气胸或张力性气胸，空运前应当反复胸穿抽气，或做好胸腔闭式引流，使气体减少到最低限度，或气体完全吸收，保持肺的膨胀状态；带胸腔闭式引流者，采用活瓣式引流装置，或牢固结扎或夹闭引流管。

（6）腹部伤　腹腔实质脏器损伤应当可靠止血，纠正休克，保持生命体征稳定。空腔脏器伤行修补和吻合术后，应当待肠道排空后空运。常规加压包扎腹部，胃肠负压引流。结肠造口术后，应当备较大的造口袋。

（7）骨盆、四肢伤　骨盆骨折应当积极控制出血，纠正休克，妥善固定导尿管。四肢骨折，以石膏托及小夹板固定为宜，避免采用管型石膏。

（8）烧伤　大面积烧伤早期，积极纠正休克，建立良好的静脉通道并可靠固定，常规留置导尿管，伴呼吸道烧伤应当做气管切开。

（9）血管伤　已行血管修补或吻合术者，应当用石膏托固定伤肢，做好详细记录，并备好止血带。紧急空运使用止血带控制出血者，应当醒目标明上止血带的时间，并开通良好的静脉通道。

（10）呼吸麻痹　呼吸麻痹的伤员应用呼吸器辅助呼吸。

（11）心脏病　控制心衰及心律失常，备好心电监护设备及急救药品，选择有增压密闭舱的飞机后送，飞行高度以 2000～2500m 为宜。

2. 空运前 1～2 小时让伤员进少量食物，排空大、小便，对有晕车、晕机史的伤员于空运前 30～60 分钟给予药物预防。清点伤员的个人物品并妥善包装，做好标记，准备好详细的伤情报告资料。

3. 登机的顺序为先重后轻、先担架后步行伤员。一般轻伤员安置在上层担架，重伤员在中、下层担架。需要输液的安置在靠机尾和下层担架。伤员的头朝向机头方向，脚朝向机尾方向，妥善固定担架。

4. 伤病员空运途中机上护理应当符合下列要求。

（1）伤病观察　主要观察瞳孔、体温、脉搏、呼吸、血压、伤部状况等。观察意识可采用刺激的方法，如刺痛、压眶、捏胸肌等，通过精神状态、面部表情和对周围环境及刺激的反应等进行判断。噪声大时，可以借助询问牌和伤员交流。用电子血压计或表式血压计测量血压，必要时可用触摸法测量血压。检查创口包扎敷料，以及渗出物性质和量。骨折伤观察周围固定肢体血液循环和疼痛情况，骨盆及脊柱骨折行髋"人"字石膏或石膏背心固定者，检查腹部创伤情况、有无呼吸困难及皮肤受压。

（2）协助伤情处理　呕吐误吸导致急性呼吸道梗阻者，立即吸出异物或行环甲膜穿刺或气管插管，必要时行气管切开；脑疝形成者，快速静脉用药降低颅内压、吸氧，协助医生松解头部绷带或拆除切口缝线；腹腔胀气者，胃肠持续负压吸引或肛管排气；血、气胸进行性加重者，协助医生胸腔排液、排气；石膏固定伤员出现筋膜间隙综合征，进行脱水、止痛治疗，协助医生行筋膜切开术。

（3）护理操作　机上进行静脉穿刺时，尽量选择在飞行平稳时，避开关节部位，挑选走向平直血管，采取手腕与输液肢体紧贴方式进行穿刺。肌内注射可采用二次进针方法，即针尖近距离垂直对准注射部位，绷紧皮肤，稍快进入皮下，再快速进入肌肉。

（4）体位　坐位伤员尽量使其背部支撑靠背或软物，椅凳高度合适，防止双脚悬空或过分屈曲；担架伤员防止骶部和四肢骨隆起部位受压或碰撞；四肢骨折及血管伤者，适当抬高患肢；伤员有晕机反应时，尽量取平卧位，头部靠软枕固定并闭目，耳塞棉花或戴耳罩、耳塞，减轻震动及声、光刺激等。

（5）固定管道，保持通畅　静脉输液通道妥善固定，避免大幅度晃动，防止输入空气；导尿管堵塞时，及时用无菌生理盐水冲洗；胃肠减压管可靠固定，保持引流通畅、有效；胸腔引流管防止受压、扭曲或脱出，对已行夹闭的普通闭式引流管，检查夹闭是否严密、可靠；腹腔引流管及各种伤口、伤道引流管应保持通畅，防止管道受压、扭曲、堵塞和脱落。

（6）饮水的注意事项　饮水瓶尽量选择带嘴的塑料瓶；卧位伤员饮水应当用吸管或有医务人员协助，防止误吸和饮水泼洒。

（7）呕吐物的处理　为呕吐伤员准备纸袋或容器，所有排泄物及呕吐物均应及时用污物袋收集并结扎污物袋口，或置于盛排泄物的盆、桶内，加盖后集中存放在远离伤员的地方。

5. 接收单位组织人员、车辆，于飞机着陆前半小时到达机场，做好接收伤员准备。飞机着陆后，办理交接手续，组织伤员离机，交接伤员的人数、危重伤员伤情和医学文书等，并交换担架、被服。

6. 伤员离机后对机舱进行彻底清扫，必要时对飞机进行消毒。机上消毒应当采取高效、快速、安全和使用方便的能杀灭化脓性细菌和厌氧芽胞菌的消毒剂。重点消毒担架、被服和机舱空气。运送传染病伤员后，机舱内使用强氧化离子水喷雾消毒，然后通风，或用 $40 \sim 80mL/m^2$ 的 $0.5\% \sim 1\%$ 过氧乙酸进行喷雾消毒，并密闭舱门 30 分钟。消毒后清点药材、物品，补充消耗。

第三章　灾害常见创伤的手术配合 ▷▷▷▷

手术室是抢救急、危、重及成批伤员的第一线，应根据病情缓急，合理安排手术，迅速、准确实施各项术前准备及术中配合，以提高抢救的成功率；同时确保救治现场紧张、有序、忙而不乱。在抢救过程中还要充分发挥专家技术指导作用，与现场指挥人员共同完成应急援救工作的组织实施。

一、手术配合常规

（一）手术室的设置

灾害条件下临时手术室由手术车或卫生帐篷、方舱组成，可设1～3张手术台。临时手术室应当设置下列三个区域。

1. 无菌区（限制区）　包括手术区、手消毒区、器械敷料展开区等。

2. 清洁区（半限制区）　包括术者准备区、药品准备区、麻醉准备区等。

3. 污染区（非限制区）　器械敷料处置区等。

（二）麻醉的准备与配合

1. 准备好麻醉仪器设备及麻醉药品。

2. 遵医嘱给予适量的镇静药和止痛药，稳定伤员情绪，缓解术前疼痛。尽量使伤员空腹麻醉，必要时放置胃管。

3. 迅速建立静脉通道，必要时可深静脉插管。

4. 伤员头偏向一侧，保持呼吸道通畅。配合麻醉医生给药。

（三）术前准备

1. 根据手术和麻醉方式，制定手术配合方案。

2. 与护送人员交接伤员的伤情、用药、输血情况等，对伤情做出初步评估。

3. 迅速准备手术器械、物品、药品、液体等，按抢救顺序摆放抢救用品和药物，检查各种连接管道。

4. 特殊感染手术，安排专用手术间，严格按消毒隔离要求执行手术。

（四）术中配合

1. 安置好病人，摆好体位，充分显露术野。休克病人应抬高下肢，头偏向一侧。

2. 尽量清除手术野周围的毛发，用肥皂水清洁皮肤。

3. 遵医嘱快速输入平衡液、全血等，及时填写手术配合记录单。

4. 多处复杂创伤清创，手术器械可分两套，清创后加盖无菌巾换另一套无菌器械，再进行手术。

5. 严格执行无菌技术操作，应尽量达到无菌要求。

6. 及时清点器械、敷料、缝针等物品并记录。

7. 密切观察手术进展情况，记录和提醒医生止血带使用时间。估计出血量，记录输血、输液量。

8. 手术结束，配合医生放置引流，包扎创口，根据需要使用夹板或石膏托固定。

9. 术中意外抢救的配合

（1）术中急性大出血，血压下降、心跳加快时，应及时补充血容量，进行加压快速输血、输液，无血源时，先输入血浆代用品，迅速准备升压药。

（2）呼吸、心搏骤停时，立即协助进行心脏按压，备好呼吸机、开胸包、急救药品等，随时执行口头医嘱，并准确记录。

（五）术后护理

1. 观察病人血压和麻醉恢复情况，病情稳定后送观察室或者病房，做好病情交接工作。

2. 用过的手术敷料及清理的组织碎片等医学废物，按照医学废物处置规定进行处理。

3. 手术器械清洗后进行消毒灭菌。特殊感染手术后进行特殊处理，严防交叉感染。

二、颅脑损伤的手术配合

颅脑损伤在全身各部损伤中约占15%，仅次于四肢伤，以合并性损伤占大多数。伤后3小时内发生的特急性颅内血肿并伴发脑疝的病人，如能在伤后1小时内清除颅内血肿，解除脑受压，多数病人能获得恢复，并且生存质量也较好；如在2小时内清除颅内血肿，病人多难以存活，或处于植物生存状态。所以，对于特急性颅内血肿的病人必须争分夺秒，尽快手术。

（一）常规开颅手术配合

1. 术前准备

（1）术前用药 根据病人的全身情况选择用药。如颅内压高、脑水肿病人给予脱水和激素治疗，以缓解头痛，改善症状。感染性手术，应在术前给予抗生素，控制感染，对无菌性手术病人，也常在术前或术中给予抗生素预防感染。

（2）用物准备 ①器械：开颅或颅骨钻孔手术器械包。②布类：开颅手术布类包、手术衣。③其他：骨蜡、明胶海绵、引流管、单双极电凝、颅骨钻、磨钻、铣刀、止血纱布等。

（3）皮肤准备　剃头发、洗净。先用2%碘酒消毒两遍，待其干后再用75%酒精脱碘三遍。消毒范围至少要超过切口5cm。头部消毒后贴上无菌手术薄膜，可减少感染机会。

2. 麻醉方式　局部麻醉或全身麻醉，气管内插管。

3. 手术体位　病变部位不同，采取的手术体位也不同，主要应达到的目的是：术野暴露充分，有利于手术操作。手术中头部位置不宜过低，否则易出血，过高易引起空气进入静脉造成栓塞。

（1）仰卧位　适用于额、颞和鞍区的开颅手术，头部可偏向对侧，使手术部位向上。

（2）侧卧位　适用于颞、顶、枕、后颅窝手术，对某些后颅窝手术，可增加侧卧的角度，呈侧俯卧位。

（3）俯卧位　适用于枕部、后颅窝、松果体区手术。

（4）半坐位　适用于经蝶窦鞍区手术。

（5）坐位　用于后颅窝手术和高颈段脊髓手术。

4. 手术步骤　①头皮浸润麻醉。②切开头皮。③切开颅骨。④切开脑膜。⑤切开脑组织。⑥缝合伤口。

（二）　凹陷性骨折游离骨片整复术

1. 适应证

（1）位于重要功能区，凹陷深度1cm以上。

（2）骨折片刺破硬脑膜，造成出血和脑损伤者。

（3）由于凹陷骨折的压迫引起偏瘫、失语和局限性癫痫者。

（4）位于额面影响外观者。

2. 麻醉方式　局部麻醉或全身麻醉，气管内插管。

3. 手术体位　仰卧位，头转向健侧。顶枕部者可取侧卧位或仰卧位。

4. 手术切口　绕凹陷骨折边缘，根据骨折部位、大小等划出适当的切口线，多为马蹄形切口。

5. 手术用物

（1）器械　颅骨钻孔手术器械包。

（2）布类　开颅手术布类包、手术衣。

（3）其他　骨蜡、明胶海绵、引流管、单双极电凝、止血纱布。

6. 手术步骤

（1）手术野皮肤常规消毒、铺单。

（2）头皮浸润麻醉。

（3）切开头皮及帽状腱膜。

（4）取下骨折骨瓣。

（5）检查硬脑膜及脑膜下。

（6）整复骨折。

（7）放回骨瓣，依次缝合切口各层。

（8）缝合皮肤、覆盖切口。

（三） 硬脑膜外血肿清除术

1. 适应证

（1）伤后有明显的中间清醒期，有骨折线经过血管沟，并有明显脑受压症状或出现颞叶钩回疝综合征者。

（2）CT发现在硬脑膜外有一较大的梭形血肿，使中线移位者。

（3）经钻孔证实为硬脑膜外血肿者。

2. 麻醉方式 全身麻醉，气管内插管。

3. 手术体位 根据手术部位，可采用适合的卧位。

4. 手术切口 根据血肿大小及位置而定。

5. 手术用物

（1）器械 开颅血肿清除手术器械包。

（2）布类 同"常规开颅手术配合"。

（3）其他 同"常规开颅手术配合"。

6. 手术步骤

（1）手术野皮肤常规消毒，铺单。

（2）切开皮瓣、骨瓣或皮骨瓣，开颅。

（3）清除血肿，彻底止血。

（4）悬吊硬脑膜，消除死腔。

（5）放置引流，骨瓣复位，缝合切口各层，包扎伤口。

（四） 急性硬脑膜下血肿清除术

1. 适应证 同"硬脑膜外血肿清除术"。

2. 麻醉方式 全身麻醉，气管内插管。

3. 手术体位 同"硬脑膜外血肿清除术"。

4. 手术切口 按血肿部位不同，分别采取相应皮骨瓣，因额叶底和颞极的对冲伤最为多见，常采用大型额颞部皮骨瓣或双侧额颞部冠状皮骨瓣。

5. 手术用物

（1）器械 开颅血肿清除手术器械包。

（2）布类 开颅手术布类包、手术衣。

（3）其他 同"常规开颅手术配合"。

6. 手术步骤

（1）手术野皮肤常规消毒，铺单。

（2）钻孔减压。

（3）清除血肿。

（4）施行减压。

（5）冲洗伤口，缝合硬脑膜。

（6）缝合切口并包扎。

三、胸部创伤手术配合

（一）肋骨骨折内固定术

肋骨骨折以第 4~7 肋为常见。骨折部位有明显的疼痛和压痛，限制伤员的深呼吸和咳嗽，单纯肋骨骨折一般不需手术处理。多根多处肋骨骨折造成"浮动胸壁"、严重的反常呼吸运动，导致全身缺氧时则必须积极手术治疗。

1. 适应证 浮动胸壁，反常呼吸运动的多根多处肋骨骨折。

2. 麻醉方式 全身麻醉，气管插管。

3. 手术体位 胸骨两侧肋骨多根折断，采用平卧位；一侧多根多处骨折，采用侧卧位。

4. 手术切口 胸部正中切口和侧切口。

5. 手术用物

（1）器械 腹部器械包、取肋器械包。

（2）布类 胸部包、中单、手术衣、敷料包。

（3）其他 带针直径 0.6mm 或 0.8mm，骨蜡，1 号肠线，手摇钻，钢丝剪，胸腔引流管，1 号、4 号、10 号、7 号丝线，手术粘巾，Judet 内固定架。

6. 手术步骤

（1）皮肤消毒与铺单。

（2）切开皮肤及胸壁软组织。

（3）显露骨折部位。

（4）固定骨折处：①钢丝固定。②克氏针内固定。③Judet 固定架固定。④钢板内固定。

（5）检查伤口，冲洗伤口。

（6）分层缝合胸壁切口，并包扎。

（二）开放性气胸清创术

1. 适应证 较大壁缺损及污染较重的开放性气胸者。

2. 麻醉方式 全身麻醉，气管插管。

3. 手术体位 根据胸壁缺陷部位，可采取仰卧位或侧卧位。

4. 手术切口 以胸壁缺损为切口。

5. 手术用物

（1）器械 腹部手术器械包、肺叶手术器械包。

（2）布类 胸部包、中单、手术衣、敷料包。

（3）其他 骨蜡、带针钢丝、钢丝剪、胸腔闭式引流管。

6. 手术步骤

（1）常规消毒缺损周围皮肤并铺单。

（2）扩大胸壁缺损，清除胸腔内血块及异物。

（3）放置胸腔引流管。

（4）修补胸壁缺损：①带蒂肌瓣填补法。②骨膜片覆盖法。③人工代用品修补法。

（5）缝合肌层、皮肤。

（6）覆盖切口。

（三）进行性血胸剖胸止血术

1. 适应证

（1）胸腔闭式引流后血量每小时超过 200mL 连续 3 小时以上者。

（2）在积极抗休克和输全血后，病人血压仍不上升，脉搏、呼吸肌、失血症状仍无改善者。

（3）明确诊断为凝固性血胸后数小时。

（4）引出或抽出血液很快凝固，说明胸内有较大的活动性出血处。

2. 麻醉方式 全身麻醉，气管插管。

3. 手术体位 侧卧位。

4. 手术切口 后外侧切口。

5. 手术用物

（1）器械 开胸手术器械包、肺叶切除手术器械包。

（2）布类 胸部手术布类包、中单、手术衣、敷料包。

（3）其他 骨蜡、1 号、4 号、7 号、10 号丝线，Prolene 线。

6. 手术步骤

（1）消毒铺巾，开胸。

（2）探查胸腔，止血。

（3）冲洗胸腔，放置引流管。

（4）分层缝合胸壁切口。

四、腹部创伤手术配合

腹部创伤在灾害发生中占各种损伤的 0.4%～2%。多数腹部损伤同时伴有严重的内脏损伤或大血管损伤，可因大出血而导致死亡；空腔脏器受损伤破裂时，可因发生严重的腹腔感染而威胁生命。因此，早期正确的诊断和及时合理的处理，是降低腹部创伤死亡的关键。紧急手术治疗是腹部创伤救治过程中最重要的环节，手术中的护理配合工作直接关系到手术诊疗的效果。

腹部创伤主要指肝、脾损伤。发生肝、脾创伤时首先应纠正休克，立即吸氧，迅速建立静脉输液通道，快速、大量补充血容量，补充成分以平衡液和全血为宜。同时，应尽早手术止血。对于伤后很快就进入休克状态或抗休克难以纠正者，一般预防腹部内有严重的损伤或多脏器伤，出血量很大只有及时手术才能有效控制出血。

（一）肝创伤的手术配合

1. 单纯缝合术

（1）适应证　单纯性肝实质表浅裂伤，肝包膜下血肿清除后肝实质单纯裂伤。

（2）麻醉方式　硬膜外麻醉或全身麻醉。

（3）手术切口　右肋缘下切口。

（4）手术体位　仰卧位。

（5）手术用物　①器械：腹部手术器械包。②布类：开腹布包、手术衣、敷料等。③其他：导尿包，引流管，氩气刀或超声刀，1号、4号、7号丝线，PDS线或可吸收线。

（6）手术步骤　①手术野皮肤常规消毒、铺单、开腹。②逐层切开皮肤、皮下组织、腹直肌鞘及腹膜。③检查并修复肝创缘。④冲洗腹腔，放置引流。⑤核对手术用物，依次缝合切口，覆盖切口。

2. 肝填塞缝合术

（1）适应证　适用于单纯肝锉裂伤，裂口较深，单纯缝合不能止血者。

（2）麻醉方式　硬膜外麻醉或全身麻醉。

（3）手术切口　右肋缘下切口。

（4）手术体位　仰卧位。

（5）手术用物　同"单纯缝合术"。

（6）手术步骤　①手术野皮肤常规消毒、铺单、开腹。②腹腔探查，清除腔内积血和凝血块。③肝创缘止血，大网膜或止血剂填塞缝合。④放置引流管，依次缝合切口。

3. 肝部分切除术

（1）适应证　适用于肝脏某部有严重的挫裂伤或伤口及肝内较大的血管破裂，不能用一般的手术方法止血者。

（2）麻醉方式　硬膜外麻醉或全身麻醉。

（3）手术切口　右肋缘下切口。

（4）手术体位　仰卧位。

（5）手术用物　同"单纯缝合术"。

（6）手术步骤　①手术野皮肤常规消毒、铺单、开腹。②腹腔探查，阻断肝流，清除积血，探查确定损伤肝的切除范围。③切除肝叶，创面止血，覆盖肝断面。④放置引流管。⑤冲洗腹腔，核对手术用物，依层缝合切口，覆盖敷料，包扎伤口。

（二）脾创伤的手术配合

1.　适应证　外伤性脾破裂。

2.　麻醉方式　硬膜外麻醉或全身麻醉。

3.　手术切口　左下腹部肋缘下斜切口较常用，如外伤性脾破裂时，可做左下腹经腹直肌切口，必要时可向左侧做另一横切口，使切口呈"T"形。

4.手术体位　仰卧位。左腰背部垫沙袋，抬高 10°~15°，手术台略向右倾斜 15°~30°。

5.　手术用物

（1）器械　开腹手术器械包、胸科长止血钳 4 把、胸科剪 1 把、长持针器 1 把、胆囊拉钩 1 个、脾蒂钳 2 把。

（2）布类　开腹包、敷料包、中单包。

（3）其他　引流管，氩气刀或超声刀，1 号、4 号、7 号、10 号丝线，PDS 线或 1~0 可吸收线，6mm×9mm 橡皮引流管，石蜡油，脾血回输装置。

6.　手术步骤

（1）开腹、腹腔探查。

（2）切断结扎脾胃韧带及胃短动脉。

（3）显露结扎脾动脉、脾结肠韧带、脾膈韧带，游离侧腹膜、脾门后缘。

（4）切断、结扎脾蒂。

（5）止血及放置腹腔引流。

（6）核对手术用物，依层缝合切口。

7.　脾血回输

（1）开腹前安装好血液回输装置，准备好肝素盐水，连接好各管道。

（2）开腹后吸出腹腔内的不凝血，经血液回输装置的过滤后回输到病人体内。

五、四肢损伤手术配合

（一）桡、尺骨干骨折切开复位内固定术

1.　适应证

（1）闭合复位与外固定失败者。

（2）历时已 1~2 周尚可复位而有严重移位者。

2.　麻醉方式　臂丛神经阻滞麻醉。

3.　手术切口　以桡、尺骨干中 1/3 同一平面双骨折来阐述。通常做 2 个切口，后侧入路途径将桡、尺骨骨折部位分别显露。

4.　手术体位　仰卧位，患肢外展置床旁桌上。上臂绑气囊止血带，健侧上肢固定于身体同侧，双下肢用约束带固定，静脉通路建立在下肢。

5.　手术用物

（1）器械　上肢手术器械包。

（2）布类　肢体布类包、手术衣等。

（3）其他　电刀，1号、7号丝线，引流管，气囊止血带，电钻，钢板螺丝钉或三角针。

6. 手术步骤

（1）常规消毒、铺单。

（2）显露尺骨，复位并内固定。

（3）显露桡骨，整复并内固定。

（4）透视检查骨折复位及内固定情况。

（5）缝合包扎伤口。

（二）股骨干骨折切开复位内固定术

1. 适应证　各种类型闭合性股骨干骨折及Ⅰ型、Ⅱ型开放骨折。

2. 麻醉方式　硬脊膜外腔阻滞或全身麻醉。

3. 手术切口　大腿外侧中央直切口，以骨折部为中心，全长按选定的钢板长度确定。

4. 手术体位　仰卧位，固定健侧肢体，患侧上肢外展固定于托手板上，健侧用约束带固定于体侧。静脉通路建立在上肢，最好是患侧上肢。

5. 手术用物

（1）器械　下肢手术器械包，梯形加压钢板及配套器械1套。

（2）布类　肢体布类包、手术衣等。

（3）其他　电刀，电钻，1号、4号、7号丝线，PDS线，引流管。

6. 手术步骤

（1）手术野皮肤常规消毒、铺单。

（2）显露骨折部。

（3）梯形钢板或髓内钉固定（以横行或短斜行骨折为例）。

（4）缝合包扎伤口。

7. 注意事项

（1）如果为粉碎性骨折，骨折片难以固定时，需取髂骨行髓腔内移植，再行钢板固定，应备骨刀、骨凿和骨剪。

（2）股骨干骨折，若有游离的较大骨片，则应备好钢丝剪盒，以便先用钢丝做临时固定，再行内固定术。

六、截肢手术配合

截肢手术是一种致残手术，是为挽救生命而截除病损肢体的一种方法。

（一）肩关节离断术

1. 适应证　急性创伤造成肢体严重缺血而无法修复或严重创伤完全丧失功能者；

严重肢体特殊感染，如气性坏疽，危及伤员生命者。

2. 麻醉方式　气管插管全麻。

3. 手术切口　第一切口自喙突起沿三角肌前缘切至其止点，随之转向外侧，沿三角肌后缘切至腋窝；第二切口自肩关节内侧横行经腋与第一切口末端相连。

4. 手术体位　侧卧位，患肢在上。静脉通道建立在下肢。

5. 手术用物

（1）器械　上肢手术器械包、截肢手术特殊器械包。

（2）布类　四肢布类包、中单包、手术衣等。

（3）其他　电刀，细橡皮引流管，1号、4号、7号丝线，10mL注射器，2%利多卡因，剃须刀片。

6. 手术步骤

（1）手术野皮肤常规消毒、铺单。

（2）切开皮肤、皮下组织、肌肉组织。

（3）处理血管、神经。

（4）切开关节头囊。

（5）止血、冲洗伤口。

（6）缝合包扎伤口。

（二）大腿截肢术

1. 麻醉方式　硬膜外麻醉或腰麻。

2. 手术切口　在预计截肢平面上，设计皮瓣，前侧皮瓣长度为肢体直径的2/3，后侧皮瓣长度为肢体直径的1/3。

3. 手术体位　仰卧位。

4. 手术用物

（1）器械　下肢手术器械包、截肢手术特殊器械包。

（2）布类　开腹包、敷料包、中单包。

（3）其他：电刀，橡皮引流管，1号、4号、7号丝线，电锯，10mL注射器，2%利多卡因，骨蜡，剃须刀片。

5. 手术步骤

（1）手术野皮肤常规消毒、铺单。

（2）切开皮肤、皮下组织，切断肌肉，处理神经、血管。

（3）截骨。

（4）止血、冲洗伤口。

（5）缝合包扎伤口。

七、烧伤手术配合

烧伤的发生率高，死亡率也高。近年来，我国烧伤的防治工作取得显著的成绩，在治疗大面积Ⅲ度烧伤的方法方面已被国际烧伤学术界称为"中国式治疗法"，治疗水平居世界先进行列。

（一）烧伤清创手术

1．适应证 各种烧伤在伤后24小时以内。
2．麻醉方式 一般不需要麻醉。
3．手术体位 根据烧伤部位而定。
4．手术用物
（1）器械 小手术包或植皮包。
（2）布类 布类包、手术衣。
（3）敷料 烧伤敷料。
（4）其他 肥皂水、灭菌生理盐水、10%磺胺嘧啶银胶浆、碘伏、过氧化氢、防水布、绷带等。
5．手术步骤
（1）剃毛发，剪除指（趾）甲。
（2）清除污物，冲洗创面，铺无菌布单。
（3）水疱处理。
（4）创面处理。

（二）清创术后的配合

1．包扎法
（1）适应证 除面部、会阴等不便包扎的部位以外的所有烧伤部位。
（2）麻醉方式 一般不需要麻醉，少数病人可选用镇静剂，小儿及不合作者可选用全麻。
（3）手术体位 根据烧伤部位而定。
（4）手术用物 同"烧伤清创手术"。
（5）手术步骤 ①创面敷一层凡士林纱布或抗菌药物纱布或辐射猪皮。②厚层敷料包裹。③绷带加压包扎。
（6）注意事项 ①包扎范围要大，敷料应超过创缘3～5cm，包扎敷料要够厚。浅Ⅱ度烧伤为主的创面渗出最多，敷料厚度要近3～5cm；深Ⅱ度和Ⅲ度创面渗液较少，敷料2～3cm厚即可。②尽可能露出肢端，以便观察肢体循环情况。③包扎时应注意功能位，颈部包扎时后仰；手部包扎则拇指外展对掌位，其他四指微张，掌指关节微屈，指关节及腕关节伸直，其他关节同一般功能位。④抬高肢体。
2．暴露疗法
（1）适应证 头面部、躯干、会阴、臀部等不容易包扎或易污染的烧伤部位；大面积深度烧伤。
（2）麻醉方式 一般不需麻醉。

（3）手术体位　依烧伤部位而定。

（4）手术用物　同"烧伤清创手术"。

（5）手术步骤　①创面直接暴露于空气中。②创面涂药。

3. 半暴露疗法

（1）适应证　浅Ⅱ度烧伤创面，包扎48～72小时；渗液不多或感染不重的深Ⅲ度创面。

（2）麻醉方式　一般不需麻醉。

（3）手术体位　依烧伤部位而定。

（4）手术用物　同"烧伤清创手术"。

（5）手术步骤　①创面覆盖一层抗菌纱布。②行暴露疗法。

第四章　灾害条件下常见外科疾病的护理　▷▷▷▷

第一节　颅脑损伤的护理

颅脑损伤多见于交通、自然灾害及各种锐器、钝器对头部的伤害，占全身损伤的 10% ～15%，其致残率及死亡率均居首位。颅脑损伤可分为头皮损伤、颅骨损伤与脑损伤，三者可单独发生，但须警惕其合并发生的可能性。其中，对预后起决定性作用的是脑损伤的程度及其处理效果。

【病因】

颅脑损伤是由外界暴力作用于头部而引起，分为直接暴力和间接暴力。两种损伤往往同时存在，头皮损伤和颅骨骨折多是暴力直接作用的结果。

【临床表现】

（一）头皮损伤

1. 头皮血肿　头皮血肿多因钝器伤所致，按照血肿出现于头皮内的具体层次可分为皮下血肿、帽状腱膜下血肿和骨膜下血肿 3 种。其临床特点见表 4-1。

表 4-1 头皮血肿的类型及临床表现

血肿类型	临床特点
皮下血肿	血肿体积小，位于头皮损伤中央，中心硬，周围软，无波动感
帽状腱膜下血肿	血肿范围广，可蔓延全头，张力低，波动感明显
骨膜下血肿	血肿范围不超过颅缝，张力高，大者可有波动感，常伴颅骨骨折

2. 头皮裂伤　头皮裂伤可由锐器或钝器伤所致。由于头皮血管丰富，故出血较多而不易制止，可引起失血性休克。

3. 头皮撕脱伤　头皮撕脱伤多因机械力牵扯，使大块头皮自帽状腱膜下层或连同颅骨骨膜撕脱所致，有的甚至将肌肉、一侧或双侧耳廓、上眼睑一并撕脱。剧烈疼痛及大量出血可导致失血性或疼痛性休克。

（二）颅骨损伤

颅骨分为颅盖和颅底两部分，颅盖及颅底均有左右对称的骨质增厚部分，形成颅腔的坚固支架。颅骨损伤主要是指颅骨骨折，是颅骨受暴力作用所致的颅骨结构改变。按照骨折部位分为颅盖骨折与颅底骨折；按照骨折形态分为线形骨折与凹陷性骨折；按照骨折与外界是否相通，分为开放性骨折与闭合性骨折。颅骨骨折的伤者不一定都合并严重的脑损伤，没有颅骨骨折的伤者也可能存在严重的脑损伤。

（三）脑损伤

1. 脑震荡 脑震荡是指头部受外力打击，由于脑干网状结构受损而立即发生的一时性广泛的脑功能障碍。

2. 脑挫裂伤 颅脑损伤造成脑组织器质性损伤，称为脑挫裂伤，属于原发性闭合性颅脑损伤。

3. 颅内血肿 颅内血肿是指脑实质内的血肿，可发生在脑组织的任何部位。

【救护措施】

颅脑损伤多发病急，病情复杂、变化大，甚至伴有严重的意识障碍及呼吸、循环系统功能异常和瞳孔变化，威胁病人的生命。因此，迅速进行现场急救、加强病情观察和采取有效的救护措施是挽救病人生命的关键。

（一）现场急救

1. 迅速排除造成损伤的原因，头部制动。

（1）较小的头皮血肿，一般在 1~2 周内可自行吸收，早期可给予冷敷以减少出血和疼痛，24~48 小时后改为热敷以促进血肿吸收，切忌用力揉搓。若血肿较大，应在严格皮肤准备和消毒下，分次穿刺抽吸后加压包扎。处理头皮血肿同时，应警惕合并颅骨损伤及脑损伤的可能。

（2）头皮裂伤处理时，须着重检查有无颅骨和脑损伤，除按照压迫止血、清创缝合原则以外，应注意以下两点：①检查伤口深处有无骨折或碎骨片，如果发现有脑脊液或脑组织外溢，须按照开放性脑损伤处理。②头皮血供丰富，其清创缝合的时限允许放宽至 24 小时。

（3）头皮撕脱伤急救时，除加压包扎止血、防止休克以外，应保留撕脱的头皮，避免污染，用无菌敷料包裹、隔水放置于有冰块的容器内。手术应争取在伤后 6~8 小时内进行。清创植皮后，应保护植皮片不受压、不滑动，以利皮瓣成活。如无法再植，可将头皮的皮下层切除，做成全厚或中厚皮片后植回。术后加压包扎；对于骨膜已撕脱而不能再植者，需清洁创面，在颅骨外板上多处钻孔，深达板障，待骨孔内肉芽组织生成后再行植皮。

2. 保持呼吸道通畅是抢救成功的关键。及时清除鼻腔及口腔的分泌物、血块等异物。昏迷病人取下义齿，尽量使颈部最大程度伸展，托起下颌，防止舌后坠，及时吸氧。呕吐病人头略偏向一侧，由于颅底骨折出现脑脊液外漏者禁止填塞耳鼻，应用无菌纱布轻吸流出物，防止脑脊液吸入气道。

3. 颅脑损伤常合并大出血、骨折、内脏损伤，应采取相应的急救措施。创面给予一般消毒处理，不必彻底清创，以免拖延病情；四肢动脉出血者，给予止血或加压包扎；伴有骨折者给予木棒或夹板固定。

4. 病人经现场急救处理后应立即送往医院治疗，在救护转移时，搬运动作必须轻稳，低颅内压病人宜取平卧位，如头高位时则头痛加重；颅内压增高时，宜取头高位，以利颈静脉回流，减轻颅内压；脑脊液漏时，取平卧位或头高位；重伤昏迷病人取平卧、侧卧位或侧俯卧位，以利于口腔与呼吸道分泌物向外引流，保持呼吸道通畅；休克时取平卧或头低位，时间不宜过长，避免增加颅内瘀血。如伴有骨折者转运时可用木板做担架，检查外固定是否合理，以免在搬运过程中加重损伤。情况紧急时应及时抢救处理。

（二） 病情观察

许多颅脑损伤病人伤情重，病情变化快，特别是重型颅脑损伤的病人随时可能发生脑疝，故对其进行病情观察极其重要。根据病情轻重程度，可每 15 ~ 60 分钟观察 1 次。待病情相对稳定后可适当延长观察时间。观察内容主要包括意识状态、生命体征、神经系统体征等。

1. 观察意识状态　意识障碍是颅脑损伤病人最常见的体征之一。观察病人意识状态，不仅应注意有无意识障碍，还应注意意识障碍的程度及变化。意识障碍分级：嗜睡、昏睡、浅昏迷、中昏迷、深昏迷。

2. 观察瞳孔　一般在昏迷最初几个小时内瞳孔大小及其对光射情况对诊断脑疝和颅内血肿具有价值。一般情况下 1 ~ 2 小时观察 1 次，必要时 15 ~ 30 分钟观察 1 次，并准确记录，发现病情变化，应立即通知医生。

3. 观察生命体征　重型颅脑损伤病人在伤后或在术后早期安置在重症监护室，连续动态地监测病人生命体征变化，注意病人的呼吸节律、深浅，有无叹息样呼吸、呼吸困难或呼吸暂停现象。当颅脑损伤病人出现脉搏先快后慢而有力、呼吸先快后慢而深、血压进行性升高、颅内压高征象，应判断是否存在颅内血肿或脑疝形成早期。若血压下降，脉搏快而弱，呼吸变浅而不规则，常为脑干功能衰竭的表现。

4. 观察肢体运动　严密观察肢体肌力、肌张力，并结合有无感觉障碍及病理反射等进行综合分析。颅脑损伤伴四肢伤者并非少见，单肢活动障碍在排除骨折、脱臼或软组织伤后，须考虑对侧大脑皮质运动区损伤；伤后立即出现一侧上下肢运动障碍，多系对侧原发性脑损伤所致；如伤后一段时间才出现单侧肢体运动障碍，且进行性加重，应考虑为小脑幕切迹疝使大脑脚受压、锥体束损害所致。

5. 其他　观察有无呕吐及呕吐物的性质等。颅内高压引起的呕吐与进食无关，呈喷射状。脑脊液漏是颅底骨折的典型临床表现。重型颅脑损伤病人胃内容物或呕吐物呈咖啡样，或病人出现黑便，提示应激性溃疡。重型颅脑损伤病人出现血尿，应考虑合并泌尿系统损伤或药物损害肾脏所致。若颅内血肿清除术后头部引流袋内出现大量新鲜血，应考虑手术区域再出血的可能，应复查 CT，严重者应再次手术探查。

（三）　基础护理

常规床头抬高 15°～30°，有利于脑部静脉回流，减轻脑水肿和脑肿胀，降低颅内压。常规持续吸氧。严重脑挫裂伤、脑水肿和脑肿胀病人在使用利尿药时，须观察有无低钾现象出现，但静脉补液速度不宜过快过多，以免加重脑水肿或诱发急性肺水肿。眼睑闭合不全者，预防暴露性角膜炎。定时翻身和清洗，保持会阴部和臀部干燥，以防发生压疮。

（四）　对症护理

1. 躁动的护理　适当给予安全约束，可加床栏保护，必要时安排专人陪护。

2. 癫痫的护理　癫痫是颅脑损伤病人最常见的临床表现，立即让病人平卧，取下义齿，帮病人松解衣扣和裤带，头偏向一侧，保持呼吸道通畅，清除呼吸道分泌物，以免呕吐物误入呼吸道；持续吸氧，用纱布包裹的压舌板垫在病人上下牙齿之间，防止咬伤舌及颊部，同时避免舌后坠影响呼吸，发生窒息。注意保护病人，以免碰伤，抽搐时不可强拉强压约束肢体，避免用力过大，防止病人肌肉撕裂、骨折或关节脱位。

要做好出院宣教，告诫病人不能单独外出，不宜攀高、驾车、游泳等。坚持长期、定时口服抗癫痫药，一般要 3～5 年。

3. 脑脊液漏的护理　脑脊液漏护理的目的主要是预防逆行性颅内感染，促进漏口尽早闭合。应抬高头部，借重力作用使脑组织移向颅底，贴附在硬脑膜漏孔区，促使局部粘连而封闭漏口。枕上垫上无菌巾。及时清除鼻前庭或外耳道血迹或污垢，定时用盐水擦洗，用酒精消毒，防止液体逆流。在鼻前庭或外耳道放一干棉球，浸透脑脊液后及时更换，记录 24 小时漏出量。严禁外耳道或鼻腔冲洗；严禁挖耳、抠鼻；严禁用力擤鼻涕或屏气；严禁经鼻放置胃管或经鼻吸痰；避免打喷嚏或连续咳嗽；保持大便通畅，勿用力排便，以免颅内压骤然升高或降低，使空气逸入颅内，引起外伤性气颅或颅内感染。对颅底骨折的病人，密切观察有无颅内感染征象。每日测体温 2～4 次，直至脑脊液漏停止后 3 天。

要妥善固定颅腔引流管及引流袋，防止滑脱或病人躁动时抓落。脑室引流管要高于侧脑室平面 15cm 左右。引流管要保持通畅，在无菌操作下每日更换引流袋。观察并记录引流液的量、色、性质。搬动病人时，夹闭引流管，预防逆流感染。拔管后要观察伤口处是否有脑脊液漏出，潮湿的敷料应及时更换，防止颅内感染。

4. 昏迷病人的护理

（1）保持呼吸道通畅　呼吸道阻塞时，可引起脑水肿、颅内压升高、脑缺氧加重。所以，对昏迷病人应保持呼吸道通畅，维持呼吸道功能应居护理的首位。

（2）加强并发症的护理　如口腔及角膜、消化道出血、皮肤及泌尿系统的护理。

5. 其他　颅脑损伤或脑部手术的病人，伤后或术后 1～2 天内一般应禁食。长期昏迷病人，消化及吸收功能大都减退，故维持营养及水电解质平衡是极其重要的。

颅骨缺损出院后要注意减压窗的保护，外出可戴安全帽，手术 6 个月以后可考虑进行颅骨成形术。

（五）　康复护理

颅脑损伤病人经及时抢救治疗后可留下不同程度的后遗症，而且有些后遗症的恢复需要很长时间，有些甚至终身残疾。因此，需要医护人员和病人共同努力，树立信心，持之以恒，争取康复成功。

1. 重型颅脑损伤的病人因意识障碍、长期卧床和肢体功能障碍，常发生关节挛缩和肌萎缩，应保持肢体功能位，加强肢体被动训练，防止下肢深静脉血栓。病情稳定者配合康复理疗，防止肢体挛缩和畸形，争取恢复生理功能。

2. 对于言语及听力障碍的病人应加强言语功能训练，可以从单字发音开始，经常收听广播、音乐对训练听力、发音有一定帮助。

（六）　心理护理

家属是病人尤其是重型颅脑损伤病人治疗过程中十分重要且不可缺少的角色，几乎所有病人及其家属都表现出恐惧和精神紧张，故做好心理护理十分重要。

第二节　脊柱骨折和脊髓损伤的护理

急性脊柱骨折和脊髓损伤可见于各类突发灾害事件中，如地震、塌方、车祸、坠落、火器伤等。

【病因及分类】

脊柱骨折可由各种不同的外力作用而损伤，绝大多数是间接暴力而引起的。脊髓损伤由于损伤部位、损伤原因和程度不同，可出现不同的体征，临床表现取决于脊髓损伤横切面的部位。

1. 脊柱骨折　脊柱骨折常见的分类有 3 种。

（1）根据骨折的稳定性，可分为稳定性和不稳定性骨折。单纯压缩性骨折、椎体压缩不超过原1/3 者，均为稳定性骨折。椎体压缩超过 1/3 以上的单纯压缩骨折、椎体粉碎性骨折、椎体骨折合并脱位均为不稳定性骨折。

（2）根据损伤程度和部位，可分为：①胸腰椎骨折与脱位。②颈椎骨折与脱位。③附件骨折。

（3）按照受伤机制，可分为：①屈曲压缩型骨折。②爆裂骨折。③屈曲牵拉型骨折。④屈曲旋转型骨折。⑤剪力型骨折。

2. 脊髓损伤　按照脊髓损伤的程度，可分为：①脊髓休克。②不完全性脊髓损伤。③完全性脊髓损伤。④马尾神经损伤。

【临床表现】

1. 脊柱骨折　损伤部位疼痛是最主要的症状，病人不能移动躯体或翻身，站立困难，骨折椎体棘突压痛，后突畸形、肿胀等。

2. 脊髓损伤 伤后立即出现损伤平面以下的运动、感觉和括约肌功能障碍。

3. 合并伤 可合并头、胸、腹、盆腔损伤及休克等。

【救护措施】

（一）现场急救

对于脊柱骨折和脊髓损伤的病人来说，急救工作非常重要，处理不当可造成难以挽回的严重后果。因此，对疑有脊柱骨折和脊髓损伤者，应立即在事故现场进行简单检查和处理。

1. 进行简单的检查和处理

（1）判断伤者的意识，向有意识的伤者询问病情，判断损伤部位。

（2）观察生命体征，有休克时应给予急救处理，保持呼吸道的通畅。迅速建立两条静脉通道。

（3）就地检查不宜搬动，固定损伤部位。扼要检查有无颅脑损伤、胸腹腔脏器及四肢的复合伤；对被重物压埋的伤者应先移除重物后再移动，切忌用暴力拖拉。

（4）夏季降温，冬季保暖。

（5）及早转运，途中不间断救治。

2. 脊柱固定制动 钝性创伤者出现下列情况应行脊柱固定制动。

（1）适应证 ①清醒程度改变：格拉斯哥昏迷指数 15 分。②脊柱疼痛或触痛。③出现神经性缺损主诉或体征。④脊柱结构变形。

（2）工具 半脊板、固定背心、脊柱固定担架、固定带、颈托、头部固定器等。

（3）体位 脊柱某一部分骨折经常与脊柱其他部分骨折有关系，故整个承重的脊柱应进行整体考虑。仰卧位是最稳定的体位，可确保操作、搬运及运送病人时的持续支撑。

（4）注意事项 将脊柱不稳定的病人仰卧固定在一块坚硬长背板上并将其放置在中心直线位置，即头部、颈部、躯干、骨盆应以中心直线位置逐一固定。

3. 早期颅骨牵引 颈椎及上胸段椎体骨折、脱位伤员应及早行颅骨牵引治疗。

4. 正确搬运 掌握正确的搬运方法，对于防止加重损伤极为重要。在运送病人的时候应注意：运送工具最好选用硬担架或木板，不宜用软担架或毯子，绝对禁止一人背送，或二或三人抬送。

5. 药物的使用 主要针对合并脊髓和神经损伤者，有条件时伤后及早使用，如甲泼尼龙、纳洛酮、甘露醇、呋塞米及东莨菪碱等。

6. 手术治疗 手术治疗越早越好，一般在伤后 6 小时以内进行。手术适应证：骨折脱位伴有关节突绞锁者；有明显脊髓神经受压和症状进行性加重者；椎板骨折，X 线检查证明有骨片压迫脊髓者；完全性截瘫腰椎穿刺 queckenstedty 试验证明有部分或完全性梗阻者；脊柱骨折脱位极不稳定，转运途中易造成或加重脊髓损伤者。

（二） 病情观察

1. 损伤早期生命体征变化很大，需密切观察体温、脉搏、呼吸、血压变化，尤其是呼吸的变化，记录 24 小时液体出入量。

2. 注意观察病人情绪、神志，有无烦躁不安和淡漠等异常心理状态。对烦躁的病人要采取加放床挡、约束带等安全防护措施，必要时给予镇静药物，保证颈部的制动。

3. 详细观察瘫痪肢体感觉、运动及反射等功能的恢复情况，并详细记录对照。

4. 注意易发生压疮部位皮肤的颜色和温度。

5. 注意病人饮食的质和量，应加强营养，增强机体抵抗力。

（三） 对症护理

1. 颅骨牵引的护理 颅骨牵引取头高足低位，抬高床头 15°~30°，以起到反牵引作用。向病人介绍牵引有固定止痛的作用，要保持牵引绳和躯体成一直线，不可以随意去掉重锤。每 2 小时按摩受压部位，针眼每日消毒 2 次，观察针眼附近和枕部头皮有无渗液及头皮水肿，发现问题及时报告医生并协助处理。颈部两侧可用沙袋固定。牵引中密切观察病人四肢感觉及肌力变化。

2. 手术复位内固定术后的护理 给予持续心电监护，密切观察生命体征的变化，保持呼吸道通畅，及时吸出呼吸道分泌物。妥善固定伤口引流管，保持引流管的通畅，防止扭曲、受压、折叠、脱出，观察引流液的颜色、性质和量。密切观察神经功能的恢复情况，并于术前认真进行比较。保持伤口敷料的完整和清洁，若伤口渗出液较多，及时更换。

3. 预防并发症

（1）压疮 压疮是截瘫病人终身要注意的问题。在卧床期间除按照皮肤护理常规进行护理以外，还要注意足趾也可因被子的压力造成压疮的可能。

（2）肺部感染 保持呼吸道通畅，利用各种方法促进痰液排出，是预防坠积性肺炎的有效方法。协助并鼓励病人咳嗽、咳痰，做深呼吸及扩胸运动以助排痰和清除呼吸道分泌物。帮助病人排痰时，护理人员用双手紧压病人肋下部，按压时要随病人的呼吸节奏，可以使痰咳出。注意力量不宜过大，以免加重脊神经损伤或导致脊柱骨折。

（3）尿路感染 脊髓损伤或脊髓横断时引起脊髓休克，运动反射受到抑制，膀胱松弛，出现充盈性尿失禁。或因排尿力不足，致大量残留尿。而长期留置导尿也是造成膀胱上行感染的因素。为了使截瘫病人排尿功能得到恢复，护理人员要对病人进行排尿训练，或者采用间歇导尿可降低泌尿系统感染率。需要注意的是，间歇导尿应在病人停止补液之后才进行，并配合饮水计划。有条件者也可应用体位移动床使病人在病情允许的情况下定时站立，可以增加膀胱内沉淀物排出，使残留尿相对减少而预防尿路感染。

（4）消化道功能紊乱 脊髓损伤后，躯体神经功能发生障碍，自主神经功能失去平衡，病人可出现一系列消化道紊乱的症状；全截瘫病人在伤后常出现腹胀、肠鸣音减弱或消失，致使膈肌上升、下降受限，加重呼吸困难。此时应禁食 3~5 天，必要时胃肠减压，肛门排气，肌注新斯的明。截瘫病人肛门括约肌松弛，灌肠或肛管排气时，肛管要插入15~20cm，灌肠采取低压慢速。受伤后病人也常发生消化道出血，如呕血、黑便等，故在应用激素等药物时应警惕消化道出血。护理人员要加强观察治疗及用药效果。

（5）深部静脉血栓及肺栓塞　常发生在脊髓损伤后 1 个月内，护理上要注意观察病人两侧下肢的腿围，看是否有水肿出现。尽早应用弹力袜和弹力绷带，早期下床站立训练，可使截瘫的肢体血管、神经舒缩功能得到恢复。

（四）　心理护理

脊柱骨折和脊髓损伤病人多在正常劳动、意外事故（如车祸、工伤、自然灾害）中突然受伤，常造成严重的心理障碍。护理人员应结合病人的心理特点，给予耐心的指导。

（五）　饮食护理

外伤截瘫后，病人消化能力降低，加上心理因素影响而食欲不振，同时体内蛋白质和脂肪大量消耗，体重迅速下降，不利于康复。因此，应注意调节病人的饮食，尽快补充营养以增强机体的抵抗能力。

（六）　康复护理

脊髓损伤早期（脊髓损伤后 1~4 周）：应首先评估病人肢体的感觉、肌力、运动情况，根据病情同医生一起制定相应的锻炼计划。入院后即开始进行关节的被动活动，伸展患肢，每天把全部关节都活动一遍，每个关节活动 4~5 次。锻炼的原则以主动活动为主、被动活动为辅。对于活动障碍肢体肌力在 0~2 级之间者，应加强肌肉按摩及关节的被动活动，保持关节功能位，对有残存肌力的部位让病人自己运动，注意保存重要关节的活动范围，预防肌肉萎缩、关节挛缩和畸形发生，并可有效地预防深静脉血栓的发生。

脊髓损伤进入稳定期（4~8 周）后：根据脊髓损伤水平和程度，制定具体的康复训练计划。继续加强早期的有关训练，在确保脊柱稳定的情况下，练习床上坐起，对有可能恢复步行的病人进行站立和步行训练，对不能恢复步行者加强残存肌力和全身耐力训练及轮椅训练。在进行站立、步行练习时一定要有专人保护，确保安全。训练强度以病人能耐受为准。

第三节　胸部损伤的护理

胸部损伤不论在平时或战时均非常多见。在平时，胸部损伤主要由交通事故和工伤事故引起；在战时，则主要由火器造成。人体许多重要器官位于胸腔，胸部损伤伤及内脏可引起呼吸和循环系统功能障碍，如不及时处理，可导致病人在短时间内死亡。

严重胸部损伤主要包括肋骨骨折，胸骨骨折，创伤性气胸，血胸，气管、支气管及肺损伤，心血管创伤。临床上可不同程度合并休克、呼吸功能不全、意识丧失或昏迷三个危重征象。

严重胸部损伤的早期处理原则为：先抢救再诊断，边治疗边诊断，不应强调完善各项检查和明确诊断而延误抢救时机，应采取一切措施及早纠正呼吸和循环功能紊乱。

一、肋骨骨折

肋骨骨折是指肋骨的完整性和连续性中断，是最常见的胸部损伤。肋骨骨折可分为单根或多根多段骨折，同一肋骨也可有一处或多处骨折。肋骨骨折多见于第 4 ~ 7 肋，因其长而薄，最易折断；第 1 ~ 3 肋则因较粗短，且有锁骨、肩胛骨及胸肌保护而较少发生骨折，可一旦骨折，常提示致伤暴力巨大；第 8 ~ 10 肋虽然较长，但其前端肋软骨形成肋弓，与胸骨相连，弹性大，不易骨折；第 11 ~ 12 肋前端不固定而且游离，弹性也较大，故也较少发生骨折。

【病因】

1. 直接暴力 直接暴力引发的肋骨骨折发生在承受暴力区，断端可陷入胸腔，损伤肋间血管、胸膜和肺，而并发血胸或气胸。枪弹伤常致开放性粉碎性肋骨骨折。

2. 间接暴力 间接暴力多导致胸部前后受挤压，肋骨向外过度弯曲，多在肋骨中段折断，骨折断端向外，不致穿破壁层胸膜。

3. 其他 老年人肋骨脆弱、弹性差，容易发生骨折。当肋骨有营养不良、原发性或转移性恶性肿瘤时，也会发生骨折，称为病理性骨折。

【临床表现】

1. 单纯肋骨骨折

（1）局部疼痛 骨折处常有明显疼痛，当深呼吸、咳嗽、打喷嚏时加剧，伤者因痛不敢深呼吸，常以手保护骨折部位。

（2）呼吸运动受限 伤处局部肿胀或皮下血肿，多发肋骨骨折可有胸廓变形，骨折部位压痛明显，可扪及骨擦感。骨折断端刺破肺组织，则有痰中带血或少量咳血。

2. 连枷胸 严重的闭合性胸部损伤导致多根多处肋骨骨折，使局部胸壁失去肋骨支撑而软化，并出现反常呼吸，即吸气时软化区胸壁内陷，呼气时外突，称为连枷胸。连枷胸常合并有肺挫伤，而且又是诱发急性呼吸窘迫综合征（ARDS）的重要因素。

【救护措施】

（一）现场急救

1. 观察 ①神志是否清楚，口鼻内有无血、泥沙、痰等异物堵塞。②前后胸有无破口。③肋骨骨折有没有呼吸困难。④是否有血胸和气胸。

2. 判断 ①单纯骨折：只有肋骨骨折，胸部无伤口，局部有疼痛，呼吸急促，皮肤有血肿。②多发性骨折：多发性肋骨骨折，吸气时胸廓下陷。胸部多有创口，剧痛，呼吸困难。这种骨折常并发血胸和气胸，抢救不及时很快会死亡。

3. 急救措施 ①简单骨折时局部用多层干净布或无菌纱布盖住，并加压包扎。②多发性骨折用宽布或宽胶布围绕胸腔半径固定住即可，以防止再受伤害，并速请医生处理。③有条件时吸氧。④遇气胸时，急救处理后快速送到医院。

（二） 对症护理

1. 止痛 遵医嘱行胸带或宽胶布条固定，后者固定时必须由下向上叠瓦式固定，后起健侧脊柱旁，前方越过胸骨；应用镇痛、镇静剂或用1%普鲁卡因做肋间神经封闭；病人咳痰时，协助或指导其用双手按压患侧胸壁。

2. 改善肺通气 鼓励咳嗽和做深呼吸运动，结合雾化吸入有利于排痰，改善肺通气。必要时做气管切开可减少呼气阻力，对气管插管或切开；应用呼吸机辅助呼吸者，加强呼吸道护理，包括吸痰和湿化。

3. 防治肺感染 及时应用抗生素，并根据痰细菌培养和敏感性测定结果予以调整。

4. 消除反常呼吸运动 对于出现反常呼吸的病人，可用厚棉垫加压包扎以减轻或消除胸壁的反常呼吸运动，促进患侧肺复张。

二、胸骨骨折

胸骨由胸骨柄、胸骨体和剑突三部分组成。胸骨骨折很少见，约占胸部骨折的5%。大多由强大暴力所引起，往往伴有多根肋骨与肋软骨分离或肋软骨与胸骨分离，造成前胸壁反常呼吸运动，影响呼吸功能。半数以上伤员伴有胸内脏器创伤或胸椎骨折。胸骨骨折的病死率可达30%，死亡原因主要是合并伤所致，而不是胸骨骨折所致。

【临床表现】

1. 胸骨区剧烈疼痛，咳嗽及深呼吸时加重。

2. 局部压痛，有时呈现局部血肿和畸形。

3. 合并数条肋软骨骨折或脱位，或多根肋骨前部骨折时，出现反常呼吸运动。

临床结合侧位或斜位胸部 X 线检查，可以明确诊断。

【救护措施】

1. 严密观察病人神志、呼吸、血压、脉搏、尿量等生命体征的变化。如有烦躁不安、面色苍白、四肢冰冷、呼吸浅快、脉压小等休克征象者，应积极配合医生做好抢救工作，迅速建立静脉通道，输液、输血、给氧，同时给病人以舒适的卧位，尽量减少搬动。

2. 观察胸部有无外伤、畸形、压痛、皮下气肿及呼吸运动情况。如有呼吸表浅、急促、紫绀现象，要及时协助病人头向后仰，通畅气道，并给以氧气吸入，必要时予呼吸机辅助呼吸。有外伤应及时消毒包扎。对皮下气肿要详细记录气肿延伸范围，如气肿蔓延迅速，或胸部塌陷，病人呼吸急促，疑有内脏受压或血管、气管损伤者，应及早做好术前准备，包括完善各种检查、配血、备皮及各种药物过敏试验。

三、创伤性气胸

胸部外伤可破坏胸膜腔的完整性，导致腔内积气，称为气胸。在胸部损伤中气胸的发生率很高，仅次于肋骨骨折。肋骨骨折断端刺破胸膜和肺组织致空气进入胸膜腔，子弹、刀刃刺破胸壁和胸膜时，外界空气经胸壁创口进入胸膜腔。支气管、气管、食管破裂，空气也可逸入胸膜腔。

【临床表现及辅助检查】

1. 闭合性气胸

（1）症状 轻者多无明显症状；重者出现呼吸困难、胸痛等症状。

（2）体征 视诊：胸廓饱满。触诊：气管向健侧移位。叩诊：患侧胸部呈鼓音。听诊：患侧呼吸音减弱或消失。

（3）辅助检查 胸部 X 线检查显示不同程度的肺萎陷和胸膜腔积气。

2. 开放性气胸

（1）症状 显著的呼吸困难、发绀。

（2）体征 ①发绀。②体格检查除有气胸体征外，气管、纵隔常向健侧移位，部分血压降低。③特征性的体征是胸壁上有开放性创口，呼吸时空气经创口进出胸膜腔，发出特殊的吸吮样响声。

（3）辅助检查 胸部 X 线检查伤侧肺明显萎陷、胸腔积气、纵隔器官移位。

3. 张力性气胸

（1）症状 呼吸极度困难，表情烦躁、惊恐，或神志不清，发绀明显，出汗。

（2）体征 脉搏细弱。心率增快、血压下降，气管及心浊音界明显向健侧移位、伤侧胸廓饱满、肋间隙增宽、呼吸运动微弱、叩之鼓音、呼吸音消失，常有头、颈、胸部皮下气肿。但在严重肺损伤继发肺水肿或慢性肺纤维化肺无法压缩时，即使出现张力性气胸，仍闻及呼吸音。

（3）辅助检查 胸部 X 线检查显示胸膜腔大量积气。肺可完全萎陷，气管和心影偏移至健侧。

【救护措施】

（一）闭合性气胸

1. 小量气胸不需特殊治疗。卧床休息，定期胸片复查，一般气胸可于 2 周内自行吸收，肺萎陷随之复张。

2. 肺萎陷 30% 以上可做胸腔穿刺术，抽除气体。近年来，更多胸外科医生主张早期改置胸腔引流。

3. 肺萎陷超过 50%，或双侧气胸，或合并血胸，或临床症状显著的小气胸，需经第 2 肋间放置胸腔闭式引流装置。

4. 胸穿抽气是治疗闭合性气胸的一种方法。但早期放置胸腔引流可以持续排气，还可以观察漏气情况，避免反复胸穿，消除不能及时发现张力性气胸的隐患。持续大量漏气时则应考虑肺损伤范围过大，或有支气管、气管、食管破裂之可能。

5. 闭合性气胸伤员如需气管内插管做全身麻醉或正压辅助呼吸，事前必须常规做胸腔闭式引流，以免并发张力性气胸。

（二）　开放性气胸

1. 用无菌敷料加棉垫封盖伤口，再用胶布或绷带包扎固定，使开放性气胸转变为闭合性气胸。

2. 胸腔穿刺，抽气减压，暂时解除呼吸困难。

3. 吸氧和输血补液，纠正休克。

4. 清创、缝闭胸壁伤口，并做闭式胸腔引流术。

5. 术后应用抗生素，预防感染；鼓励病人咳嗽排痰和早期活动。

6. 胸腔闭式引流。

（三）　张力性气胸

张力性气胸应紧急在积气最高部位放置胸膜腔引流管（通常是第 2 肋间锁骨中线），连接水封瓶。有时尚需用负压吸引装置，以利排净气体，促使肺膨胀。同时应用抗生素预防感染。经闭式引流后，一般肺小裂口多可在 3～7 日内闭合。待漏气停止 24 小时后，夹管观察，如病人无胸闷、憋气，伤肺呼吸音好，X 线检查显示肺组织已复张，可于夹管 24 小时后拔管。长时期漏气者应进行剖胸修补术。如胸膜腔插管后，漏气仍严重，病人呼吸困难未见好转，往往提示肺、支气管的裂伤较大或断裂，应及早剖胸探查，修补裂口，或做肺段、肺叶切除术。

四、血胸

胸部损伤（如胸壁、肺、胸内大血管或心脏的穿透伤或钝性伤）及胸壁或胸内任何器官有伤口与胸膜腔沟通者，均可产生血胸或血气胸。

胸膜腔内的血液可来自：①肺组织裂伤出血。②肋间血管或胸廓内血管破裂出血。③心脏或胸内大血管破裂。

【临床表现及辅助检查】

1. 症状　血胸的临床表现随出血量、出血速度、胸内器官创伤情况和伤员体质而有差异。

2. 体征　①小量血胸常无异常体征。②大量血胸则可呈现气管、心脏向健侧移位，伤侧肋间隙饱满，叩诊呈实音。血、气胸病例则上胸部呈鼓音，下胸部浊音；呼吸音减弱或消失。由于肺撕裂而引起的血胸伤员常有咯血。

3. 辅助检查　积留在肋膈窦的小量血胸，胸部 X 线检查可能不易被发现，或见到肋膈角消失。血胸量较多者，则显现伤侧胸部密度增大。在侧卧位胸片上显示比较清楚。大量血胸则显示大片浓密的积液阴影和纵隔移位征象。血、气胸病例则显示液平面。

胸膜腔穿刺抽得血液则可确定诊断。血胸病人经穿刺抽血，胸膜腔积液减少后，可又增多。胸膜腔内血液凝固，穿刺未能抽出血液或仅能抽出少量血液，但休克症状加重或 X 线检查胸膜腔积液量增多；胸膜腔引流后每小时引流量超过 200mL 并持续 2 小时以上者，都提示有进行性出血，需及时处理。

【救护措施】

1. 进行性血胸　血胸已在胸膜腔内凝成血块不能抽除，胸壁开放性损伤或胸内器官破裂等情况，则应在输血补液等抗休克治疗开始后，施行剖胸探查术，清除血块和积血，寻找出血来源。肋间血管或胸廓内血管出血者，分别在血管破口的近远端缝扎止血。肺裂伤出血绝大多数可缝合止血，但如为广泛裂伤，组织损伤严重，则需做肺部分切除术。胸内器官创伤者，一般病情严重，需紧急救治。

2. 非进行性血胸　估计胸腔内积血少于 200mL 时，均可自行吸收，不需穿刺抽吸。积血量超过 200mL 时，应早期进行胸腔穿刺，抽净积血，促使肺膨胀，改善呼吸功能。对于 500mL 以上的血胸，早期安置胸腔闭式引流，可以尽快排出积血和积气，使肺及时复张，也是预防胸内感染的有力措施，同时有监测漏气及活动出血的作用，使病人处于安全境地。尚可考虑自体血回输。

3. 凝固性血胸　最好在出血停止后数日内剖胸，做较小开胸切口，清除血块及附着于肺表面之纤维蛋白膜。术后放置闭式引流，并做负压吸引，行呼吸功能锻炼，促使肺早日膨胀。对凝固性血胸亦可于胸膜腔注入链激酶（10 万 U）或链球菌脱氧核糖核酸酶（2.5 万 U）等纤维蛋白溶解酶，但药物副反应大，价格昂贵，疗效欠满意，现已较少应用。小量凝固性血胸，可在数月内吸收，无须特殊处理。血块已机化形成纤维胸时，应争取早期手术做纤维板剥脱。

4. 感染性血胸　若已继发感染应及时放置闭式引流，排除积脓，并保持引流通畅；同时全身应用大剂量对细菌敏感的抗生素，避免慢性脓胸的形成。术后鼓励咳嗽和做深呼吸运动，促使肺扩张。

五、气管、支气管及肺损伤

气管、支气管损伤

在平时，气管、支气管创伤大多因强烈的胸部挤压伤所致，在战时多为火器或利器造成的穿透伤，常因伴有大血管创伤而死于出血。

穿透性创伤、锐器伤和钝性创伤可以造成气管、支气管损伤。

【临床表现】

气管、支气管损伤临床表现多种多样，病情凶险，常危及生命。早期明确诊断并采取积极有效的手术治疗是降低死亡率、减少并发症、提高治愈率的关键。

1. 气管、支气管断裂伤与胸膜腔相通,主要表现为严重的张力性气胸。

2. 严重而广泛的皮下气肿,可波及面部、颈部、肩部、胸部、腹壁及阴囊。

3. 气管、支气管裂伤口不与胸膜腔相通,多见于较小的裂伤。

4. 肺不张。

【救护措施】

基本原则:抢救生命,防治感染。气道损伤诊断明确者需行紧急手术修复。

首先了解伤员的全面伤情,分辨伤势的轻重缓急。对危重病人应积极抢救,以恢复与维持基本的生命功能,包括心肺复苏、给氧、保持呼吸道通畅,治疗休克,对张力性气胸行紧急胸腔闭式引流,必要时做气管切开等。待病情稳定后,一经诊断确定,应立即行剖胸探查手术,尽可能争取一期修补。气管、支气管小的裂伤可采用胸腔闭式引流、气管切开术以减低气道内压,维持肺膨胀,可促使裂伤自愈。如果胸腔闭式引流管持续不断排气,肺不能维持膨胀,则需手术修补。气管、支气管裂伤超过1cm以上或完全断裂者行急症剖胸术以修补缝合。对严重支气管裂伤伴肺组织裂伤无法行直接缝合修复时,则考虑做肺叶切除术。

预后:气管、支气管断裂伤的临床表现与断裂的部位及邻近组织的损伤有关。本病在24小时内能迅速诊断者不超过1/3,近50%伤员在1个月内,15%即使在伤后6个月也未能正确诊断。因此,部分伤员能度过急性期而存活,后期可出现肺不张、肺炎、肺脓肿、支气管扩张或肺纤维化等临床表现。

肺损伤

胸部开放性损伤,刀刃、子弹、弹片等致伤物均可穿破肺组织,导致肺损伤。胸部闭合性损伤病例,肺组织亦可因多种情况受到损伤。

胸部钝性伤,如车祸、挤压伤、减速伤等,暴力局限时可引起小面积肺损伤,暴力强大时可引起肺叶或整个肺实变。

【临床表现】

肺损伤临床征象常受其他合并损伤的影响。另外,与病人的体质(如肥胖程度)、发生创伤前肺功能状态有密切关系。根据临床征象,可将肺损伤分为单纯性肺损伤与呼吸功能不全性肺损伤。

【救护措施】

(一)基本原则

1. 保持呼吸道通畅:在应用止痛药的前提下,拍击病人背部,变换病人体位,鼓励病人咳嗽,做深吸气及腹式呼吸运动,协助排痰,必要时可采用鼻导管吸痰。呼吸困难显著,潮气量低,有分泌物潴留时应及时行气管切开,有支气管痉挛时可应用解痉药物,目的在于避免肺不张、预防感染,尽可能不应用机械呼吸。

2. 吸氧:首先救治缺氧,提高动脉血液氧分压到8~9.3kPa(60~70mmHg)。

3. 输血：用新鲜血补充血容量，纠治低血蛋白，适当限制补液量。

4. 肺水肿且少尿者，适当应用利尿剂。

5. 防治感染：肺部感染是常见的并发症，可加重呼吸功能不全，故所有肺损伤病人均应给予广谱抗生素，有助于预防成人呼吸窘迫综合征（ARDS）的发生。

6. 应用肾上腺皮质激素：肾上腺皮质激素能减轻炎症反应，抑制毛细血管壁通透性，促进肺泡表面活性物质的产生。

7. 限制水分及晶体液输入：医源性原因是促使肺损伤并发呼吸功能不全的重要原因。如果大量输入晶体溶液，可触发 ARDS 使病情恶化。可适量输注白蛋白、血浆或全血以补充血容量之不足。

8. 呼吸机治疗：若病人出现呼吸窘迫和低氧血症，$PaO_2 < 60mmHg$，$PaCO_2 > 50mmHg$，肺内分流≥25%，应立即进行气管内插管或气管切开，连接呼吸机治疗。

（二） 单纯性肺损伤

无须特殊治疗，止痛、鼓励排痰即可很快恢复。但在治疗早期仍需密切临床观察、反复 X 线胸片检查和血气分析检查，防范单纯性肺损伤转变为呼吸功能不全性肺损伤之可能。

（三） 呼吸功能不全性肺损伤

应及时有效处理合并伤，如胸廓骨折及浮动胸壁、内脏损伤、气胸、血胸等。凡有多发性合并伤者应施行预防性机械呼吸；肺损伤合并心脏挫伤并伴有低排血量时，应行预防性机械呼吸；若伤员因合并伤手术已做气管插管，则应继续应用 1～2 天 PEEP（呼气末正压通气）；反常呼吸本身不是应用机械呼吸的指征，但由于软化的胸壁阻碍损伤肺组织的膨胀，故应考虑早期应用机械呼吸。

六、心血管创伤

心脏创伤

钝性暴力引起的胸部闭合性创伤和利器造成的胸部开放性创伤均可伤及心脏，心脏刺入创伤可引起心脏破裂，伤员来不及送至医院即可在现场死于大出血。闭合性心脏创伤造成的伤情轻重不一。

【病因】

1. 非穿透性创伤 绝大多数病因是驾驶盘损伤，最常见于汽车交通事故。其次为高处坠落、重物下落等所致。

2. 穿透性创伤 多为前胸或背部枪弹、弹片或尖刀等锐器损伤。医源性损伤主要也是穿透性损伤。右心室是最常见的受伤部位。

【临床表现】

1. 非穿透性创伤 ①心包破裂。②心脏挫伤。③心脏破裂。④室间隔穿孔、破裂。

⑤心脏瓣膜损伤。⑥冠状动脉损伤。⑦传导束损伤。

2. 穿透性创伤 ①急性心包压塞征。②出血性休克。③延迟性心包压塞征。

【救护措施】

（一） 非穿透性创伤

1. 心包破裂 对较小裂孔行缝合术。缺损大，直接闭合困难时，可用涤纶片进行修补。疑有渗血时，放心包内引流，持续低压吸引数天。

2. 心脏挫伤 高度怀疑心脏挫伤时，应按心肌梗死来处理。以镇静、抗心律失常药物为主，无效时安放心脏起搏器，不用抗凝药。

3. 心脏破裂 应立即手术探查。

4. 室间隔穿孔、破裂 首先对休克、心力衰竭进行积极治疗。急性期后若分流量少，肺动脉压不高时，以保守治疗为宜。但分流量超过30%时，应手术治疗。

5. 心脏瓣膜损伤 心脏创伤导致乳头肌功能不全时，可先用强心利尿剂减轻症状。但无效时均应手术。

6. 冠状动脉损伤 急性期的救命措施就是对心脏压塞的处理，然后再开胸手术。

7. 传导束损伤 常见为束支传导阻滞、心动过速。所以，应采用药物治疗，严密观察。激素对束支传导阻滞治疗有效。对明显的迁延性心动过缓者应置人工心脏起搏器。

（二） 穿透性创伤

凡有血流动力学意义的穿透性心脏创伤均应尽快手术治疗，及早解除心包压塞，控制出血，预防并发症。

1. 抗休克 尽快放置中心静脉测压管，快速静脉输血和补液，补充血容量，支持血液循环，这是抢救成功至关重要的步骤。同时可适当予以升压药物治疗。

2. 保持呼吸道通畅，支持呼吸功能 如呼吸道欠通畅或神志昏迷，应迅速气管插管人工呼吸。伴有大量血胸或气胸者，应胸腔插管行闭式引流，促使肺膨胀，改善呼吸。

3. 心包穿刺 对确诊心包压塞者，应紧急行心包穿刺术，能使某些垂危病人情况立刻好转。但如继续出血，病情仍会恶化，如穿刺针附有塑料导管，可留置导管直至手术减压，放出心包内积血为止。心包穿刺时病人可采取半卧位（30°～50°倾斜），穿刺点以左侧肋缘下近剑突处最为理想。术前准备以快速大量输血为主，其他抗休克措施为辅。

4. 手术治疗 对心肌穿透伤，伴心包压塞或进行性出血性休克者，或心包穿刺减压后又迅速出现心包压塞征者，都应立即手术治疗。

胸内大血管创伤

胸内大血管包括胸主动脉、主动脉弓及其分支，上、下腔静脉和肺动、静脉。由火器或刀刃造成的胸内大血管开放性创伤常导致立即死亡。

【临床表现】

1. 主动脉破裂　主动脉弓分支损伤主要征象是来自纵隔的颈部血肿。心包外主动脉损伤表现为出血性休克症状。无名动脉、锁骨下动脉或颈总动脉损伤时，损伤末梢侧的脉搏微弱或消失，而下颈部血肿逐渐增大，这是诊断依据。

2. 腔静脉创伤　破裂部位常位于心包膜腔内，产生血心包和心脏压塞。腔静脉破入胸膜腔形成血胸，经胸膜腔引流后，如注意到流出大量静脉血液，应怀疑腔静脉破裂。

3. 肺动、静脉创伤　几乎都伴有心脏或肺部创伤，引发大量出血、血胸或血心包。胸部异物可不产生任何症状，但可引起局部疼痛和血痰，或创口感染，或肋骨、胸骨骨髓炎，脓胸、肺脓肿等继发性感染病变。

【救护措施】

1. 腔静脉破裂　应紧急施行剖胸术，缝补裂口。极少数创伤重、显露差，且缝补困难的病人则需应用体外循环或深低温体外循环，暂时停止血循环进行缝补术。

2. 肺动、静脉创伤　几乎都伴有心脏和（或）肺部创伤，引起大出血、血胸或血心包，应紧急剖胸做缝补术。

第四节　腹部损伤的护理

腹部损伤是指各种机械性致伤因素引起的腹壁和（或）腹内脏器的损伤。腹部损伤的严重程度及范围取决于暴力的强度、速度、着力部位和作用方向等因素，也受解剖特点、内脏原有病理情况和功能状态等内在因素影响。单纯腹壁损伤一般不危及生命；而累及内脏的损伤可因严重出血、污染引起休克、感染及脏器衰竭而死亡。

腹部损伤分为开放性和闭合性两大类。开放性腹部损伤是指致伤物穿破腹部皮肤进入各层组织，多由利器或火器等造成。闭合性腹部损伤是指腹部遭受钝器打击后，腹部无伤口，但出现腹壁或腹内脏器损伤，多由钝器性暴力，如撞击、冲击、挤压、拳打脚踢、高处坠落等所致。

一、腹壁损伤

腹壁分为前腹壁及后腹壁。临床上前腹壁损伤多见，伤后必须注意有无腹内脏器损伤和肋骨、骨盆前环骨折；后腹壁损伤必须注意有无脊柱骨折、脊髓伤、骶骨骨折和腹膜后脏器损伤。

【病因】

腹壁损伤大多数是因为穿刺伤或挫伤造成，同时也会合并腹内脏器损伤。挫伤易造成腹直肌血肿及腹壁疝气，而且常伴有败血症、肠管、瘘管、腹膜炎等并发症。

【临床表现】

单纯腹壁闭合伤可出现受伤处疼痛；腹壁闭合伤大多数伴有腹内脏器损伤而出现相应的症状。腹壁有伤口并已穿破腹膜，腹内脏器从伤口脱出，病人可出现恶心、呕吐。单纯腹壁损伤时病人神志清楚、局部压痛，皮下瘀血、血肿，无腹肌紧张及全腹压痛。

腹壁开放伤时可见伤口或腹内脏器。

【救护措施】

1. 腹壁损伤救治的关键是确定有无内脏伤　在救治过程中应首先检查病人有无呼吸道梗阻和呼吸功能障碍，清除呼吸道内的分泌物和异物，保持呼吸道通畅，必要时给予吸氧，密切观察病人的神志、皮肤色泽、生命体征及腹部体征的变化，注意有无休克的征象，注意观察腹痛的部位、程度、性质、持续时间及伴随症状，包括腹部压痛、肌紧张和反跳痛的程度和范围，腹痛有无持续性加重的趋势等。空腔脏器、实质性脏器创伤引起反射性恶心呕吐；腹膜炎可引起麻痹性肠梗阻，为持续性呕吐，可呕出肠内容物。注意观察呕吐物的色、质、量。利用B超、X线检查及腹腔内穿刺等方法了解腹壁损伤是否伴有腹内脏器损伤。对怀疑有腹内脏器损伤的病人应禁食、取平卧位，必要时可放置胃肠减压管抽吸胃内容物，并争取优先护送。

2. 伤部包扎　腹壁开放伤不伴有腹内脏器脱出时应及时包扎止血；伴腹内脏器脱出时应先保护腹内脏器，避免受污染。

3. 清创、手术　腹壁开放伤不伴有腹内脏器脱出时应彻底清创，清除无生机的软组织，除去异物，彻底止血。单纯腹壁闭合伤一般不须手术，若合并腹内脏器损伤时则须行剖腹探查术。

4. 饮食指导　受伤后病人在未明确诊断前应禁食，禁食期间需补充足量的液体。单纯腹壁闭合伤已排除腹内脏器损伤者，可进流质或半流质，在进食无腹胀、恶心、呕吐等症状时可改进普食。对疑有腹内脏器损伤者应禁食。

二、胃肠道损伤

胃壁血运丰富，破裂后出血较多，易发生失血性休克；胃内容物有很强的化学刺激性，溢入腹腔后，可发生弥漫性腹膜炎。

十二指肠损伤比较少见，但一旦损伤穿孔，含有多种活性酶的十二指肠液对腹膜具有强烈的刺激作用，引起严重的弥散性腹膜炎。

空、回肠损伤率较高，其受伤破裂后，肠内容物流入腹腔，早期即可出现腹膜炎。

【病因】

胃损伤多为穿刺性创伤、钝性损伤、胃腔张力过大、胃内异物、腐蚀性物质等所致。

十二指肠及空、回肠损伤少数由钝器伤引起，在战时多为火器伤所致，平时多由于交通事故和工伤事故所致，灾害条件下多为坠落伤、挤压伤所致。

【临床表现】

胃损伤时先上腹部后全腹部疼痛，呈持续性疼痛。闭合性十二指肠损伤，腹痛剧烈，呈持续性并逐渐加重；闭合性腹膜后十二指肠损伤，可出现严重的腹膜后感染及右上腹疼痛，向右肩及右腰背部放射引起腰背疼痛。空、回肠损伤后，突然出现全腹持续性疼痛，并逐渐加重。胃、十二指肠损伤后有明显的恶心、呕吐，呕吐物为胃内容物，常带有血液。空、回肠损伤后呕吐、恶心不明显。

胃肠道损伤破裂后全身症状以感染中毒表现为主，超过 12 小时以上，易发生中毒性休克，病人表情痛苦，面色苍白，脉搏增快，体温增高。

胃肠穿孔时腹部平片可见膈下游离气体。胃、十二指肠损伤破裂腹腔穿刺可抽出血性液体；空、回肠损伤破裂可抽出浑浊液体。

【救护措施】

（一）现场急救

迅速将伤者从现场抢救出来，仔细检查外伤及内脏伤程度，迅速分类，并严格按照先重后轻的救治原则执行。

腹部有开放性伤口伴有肠管脱出时，切忌还纳腹腔，应用洁净器皿覆盖肠管或用大块无菌棉垫覆盖肠管后绷带初步包扎固定，如腹壁缺损过大，肠管大量脱出，难以保护或因牵拉影响血压或脱出肠管有嵌顿情况，则可将肠管送回腹腔并包扎腹部伤口。立即置胃管持续胃肠减压，防止胃、肠液继续漏入腹腔，减轻腹膜刺激症状。

凡考虑胃损伤者，应立即给予胃肠减压。胃黏膜撕裂出血者，如出血量小但合并其他脏器损伤者，可禁食、降酸、止血、冰盐水洗胃，给予胃黏膜保护剂等，并严密观察。若出现腹膜刺激征、休克、胃管内抽出大量血液等应立即手术。

对诊断明确者应尽快手术治疗。

（二）病情观察

严密观察病情，监测生命体征，每 15 ~ 30 分钟检查一次腹部体征，注意腹膜刺激征程度和范围的改变；建立静脉通道，补充水及电解质；使用抗生素防治感染。

诊断未明确者禁用止痛药、镇静剂、泻药及灌肠，以免掩盖或加重伤情，诊断明确后可使用镇静剂，同时需要手术的病人，护士应做好术前准备。

（三）饮食指导

胃肠道损伤后营养治疗原则为高糖类、高蛋白质，低脂少渣，少量多餐。手术后禁食 2 ~ 3 天，同时静脉输注碳水化合物、维生素、微量元素等；术后 2 ~ 4 天肛门排气后，肠道功能开始恢复，给予清流质饮食，病情逐渐恢复可给予稠米汤等；5 ~ 6 天后改为高蛋白少渣半流饮食，逐渐过渡到高蛋白半流质饮食；禁食大量牛奶、豆浆、蔗糖等。如病人恢复良好，10 天左右可改为软米饭；如损伤较重，术后恢复较差，可酌情使用肠内和肠外营养支持，以利于各种营养物质的补充及吸收。

三、肝、脾脏损伤

肝脏是人体最大的实质器官，血液循环丰富，质脆，因而易致创伤破裂。肝损伤在开放性损伤中的发生率仅次于小肠伤和结肠伤，居第三位。肝创伤破裂可发生危及生命的大出血、休克，加之合并伤、感染、胆瘘等，如未能得到及时处理，死亡率较高。

肝损伤可分为：①真性破裂：肝包膜和肝实质均有撕裂伤。多见于肝右叶，严重者可全部断裂，大量血液和胆汁流入腹腔，极易造成死亡，是临床上最常见的一种类型。②肝包膜不破裂：肝包膜完整而肝实质破裂，形成包膜下血肿，使包膜和肝实质分离，相对少见。③中央破裂：肝实质的中央部位发生破裂而包膜完整，常形成大血肿压迫肝实质而造成肝部分坏死、感染。

脾脏是人体的一个容易受外伤的腹内器官，其发生率在腹部闭合性损伤中居首位。脾脏血运丰富，脾实质脆弱，稍受外力就可引起破裂。主要危险在于大出血，若损伤波及脾门血管或粉碎性破裂则可引起大出血，病人可迅速发生休克，如不及时抢救，可致死亡。

脾破裂根据破裂部位及范围可分为中央破裂、被膜下破裂、真性破裂。中央破裂和被膜下破裂发展成真性破裂，称为延迟性脾破裂。

【病因】

1. 肝脏损伤 ①开放性肝外伤：因锐性外力，如利刃、枪弹或弹片贯穿胸腹壁而损伤肝脏。②闭合性肝外伤：多因钝性暴力，如打击、车祸及灾害条件下的挤压、震动或高处坠落等原因，使肝脏受到冲击或遭到间接对冲力量作用而破裂。

2. 脾脏损伤 ①开放性脾破裂：常见原因有刺伤、枪弹伤、弹片伤等。②闭合性脾破裂：常见闭合伤有撞击伤、坠落伤、挤压伤等。

【临床表现】

1 肝脏损伤 腹腔内出血、休克和腹膜刺激征。

2. 脾脏损伤

（1）迟发性脾破裂 有外伤史，受伤后有一段较长的间歇期，可无任何症状或仅有左上腹部胀痛感，有时左上腹可触及压痛的包块。当血肿不断增大，可冲破脾被膜或血凝块，而发生腹内出血。

（2）真性脾破裂 可致腹腔内出血，开放性脾破裂可发生体外出血。主要有全身进行性失血表现和腹腔内积血，受伤后即可出现剧烈腹痛，开始局限于左上腹及左季肋部，随着血液扩散到腹腔，可出现全腹疼痛。左膈下积血可刺激膈肌，左肩部可出现带状疼痛区。出血严重的伤者可出现出血性休克，同时伴有全腹明显压痛及腹肌紧张，以左上腹最为明显。

【救护措施】

（一）现场急救

迅速将伤者转移到安全区域，快速检伤，现场对伤情进行评估，立即建立双静脉输液通道，进行抗休克处理。取平卧位，下肢抬高15°~20°，以促进静脉回流。保暖、防暑，以免诱发和加重休克的发生。有复合伤的病人应仔细检查伤情，有伤口的病人应及时进行包扎和处理，同时给予抗生素预防感染发生。

脾脏损伤比较轻微的大人及儿童，在保证病人生命安全的前提下，应首先采用非手术治疗。脾破裂确诊后原则上应积极手术治疗。肝脏损伤进行手术治疗主要是彻底清创、有效止血，消除胆汁溢漏和建立通畅的引流。

（二）病情观察

进行血流动力学监测；每15~30分钟测血压、脉搏、呼吸，必要时持续心电监护及血氧饱和度监测；记录24小时尿量；严密观察腹部体征变化；疑有腹腔内出血，则每30~60分钟检查血常规，持续胃肠减压，做好各项术前准备。

（三）饮食指导

肝、脾脏损伤后营养治疗为高维生素、高蛋白、低脂肪、易消化、富有营养的饮食。

四、胰腺损伤

胰液含有大量的消化酶，损伤后胰液外溢至腹腔组织，胰酶被激活后可消化组织、腐蚀血管，引起组织坏死、腹膜炎、大血管破裂出血等严重并发症，故胰腺损伤后死亡率较高。

【临床表现】

胰腺损伤的临床表现与胰腺损伤的程度、胰液外溢和胰酶被激活的程度密切相关。

1. 胰腺轻度损伤　仅有轻度上腹不适或隐痛，轻度腹肌紧张、压痛及反跳痛，部分病人伴有肩部放射痛。

2. 胰腺重度损伤　可引起虚脱或休克；出血、胰液外溢可引起腹膜炎，出现上腹部剧烈疼痛；腹部出血可出现腹胀、恶心、呕吐、呃逆。上腹出现局限性腹直肌压痛与强直；因出血脐周围皮肤可出现不规则瘀斑（Cullen征），或腰部皮肤呈青紫色（Grey-Turner征）等特殊体征。

【救护措施】

1. 迅速将伤者转移到安全区域，对其进行伤情评估。绝对卧床休息，不得随意搬动，以免加重伤情。禁食、持续胃肠减压。建立静脉输液通道，必要时可行中心静脉置管进行胃肠外营养。严密观察病人的生命体征、神志、尿量、皮肤黏膜温度和色泽的变化。病人突然烦躁不安、脸色苍白、四肢湿冷、脉搏细弱、血压下降、少尿或无尿时，提示已发生休克，应及时进行抗休克处理，并配合医师进行抢救。同时严密监测血、尿淀粉酶值的变化及腹部体征的变化，持续性及进行性的血、尿淀粉酶升高有助于诊断胰腺损伤。

2. 对怀疑有胰腺损伤者，除非症状很轻且在严密观察下进行保守治疗外，都应进行剖腹探查术。手术原则：全面探查，彻底清创止血，充分引流，制止胰液外漏，保留胰腺功能和积极处理合并伤。

3. 饮食指导：胰腺损伤术后在禁食期间营养支持以静脉营养为主，切忌过早进食，以免增加胰液分泌，加重胰腺负担。

五、肝外胆管、胆囊损伤

肝外胆管位于肝脏下面与肝、十二指肠韧带内，且与肝、十二指肠、胰腺、胃、门静脉、下腔静脉邻近；胆囊位于肝下，位置深，体积小，比较柔韧，前方有肋弓保护。在严重的上腹部闭合性损伤，尤其是上腹部挤压伤时可引起胆总管断裂；肝脏胆囊床附近有严重撕裂伤时也可引起胆囊壁撕裂。

【临床表现】

胆管或胆囊损伤本身无特异性的症状，从损伤胆管中溢出的未浓缩胆汁对腹膜的化学性刺激小，临床症状轻微，缺乏典型的腹部体征；而由胆囊溢出的浓缩胆汁造成的腹痛起初剧烈，但数小时后可因大网膜的包裹局限等原因有所减轻。受伤数天后出现发热、黄疸、腹水、陶土样便等症状。

【救护措施】

1. 将伤者转移到安全区域，仔细检查有无复合伤，迅速对伤情进行正确评估。绝对卧床休息，不得随意搬动，以免加重病情。禁食、持续胃肠减压。建立静脉输液通道补充各种营养物质。严密监测生命体征的变化，密切观察腹部症状体征的变化，观察腹痛的性质、部位、肠鸣音的变化并做好详细记录，同时应注意观察病人有无高热，皮肤、巩膜有无黄染，及时做好术前准备。

肝外胆管或胆囊损伤的治疗多在处理其他脏器损伤的同时加以处理。手术方式选择则要根据病人的全身情况、损伤部位和性质而定。

2. 饮食指导：肝外胆管、胆囊损伤手术后营养原则为：适量能量、蛋白质、碳水化合物；供给丰富维生素和无机盐，低脂肪、低胆固醇、少量多餐，忌辛辣及刺激性强的食物。

第五节　泌尿系统损伤的护理

泌尿系统损伤以男性尿道损伤最多见，肾、膀胱次之，输尿管损伤最少见。各器官均可分为开放性损伤和闭合性损伤两类。由于肾、输尿管、膀胱、后尿道受到周围组织和器官的良好保护，通常不易受伤。泌尿系统损伤大多是胸、腹、腰部或骨盆严重损伤的合并伤。

【分类】

（一）肾损伤

肾脏是泌尿器官，其主要功能为生成尿液，排泄代谢产物，调节水、电解质及酸碱平衡，维持内环境的稳定。肾深藏于肾窝，受到肋骨、腰肌、脊椎和前面的腹壁、腹腔内脏器、上面膈肌的保护。正常肾有一定的活动度，故不易受损。但肾质地脆，包膜薄，周围有骨质结构，一旦受暴力打击也可以引起肾损伤。

（二）输尿管损伤

输尿管为细长柔软的管状器官，位于腹膜后间隙，受到周围组织的良好保护，且有相当的活动范围。因此，外界暴力所致的输尿管损伤很少见，多为医源性损伤，偶见于枪伤或外来暴力损伤。

（三）膀胱损伤

膀胱是储存尿液和排尿的器官。膀胱空虚时位于骨盆深处，受到周围筋膜、肌肉、骨盆及其他软组织的保护，除贯通伤或骨盆骨折之外，很少为外界暴力所伤。膀胱充盈时壁紧张而薄，高出耻骨联合伸展至下腹部，易遭受损伤。

（四）尿道损伤

尿道损伤是泌尿系统最常见的损伤，占泌尿系损伤的 10%~18%。尿道损伤多见于男性，在解剖上男性尿道以尿生殖膈为界，分为前、后两段。前尿道包括球部和阴茎部，后尿道包括前列腺部和膜部。球部和膜部的损伤为多见。女性尿道短而直，损伤较少。

【病因】

（一）肾损伤

1. 开放性损伤 因弹片、枪弹、刀刃等锐器致伤，常伴有胸、腹部等其他组织器官损伤。

2. 闭合性损伤 因直接暴力（如撞击、跌打、挤压、肋骨或横突骨折等）或间接暴力（如对冲伤、突然暴力扭转等）所致。

（二）输尿管损伤

1. 外伤性损伤 外界暴力引起输尿管损伤，多为枪击伤所致，偶见于锐器刺伤，以及交通事故、从高处坠落引起输尿管撕裂。

2. 手术损伤 常发生在骨盆、后腹膜广泛解剖的手术，如结肠、直肠、子宫切除术及大血管手术。

3. 器械损伤　经膀胱镜逆行输尿管插管、扩张、取活检，输尿管镜检查、取（碎）石等操作均可发生输尿管损伤。

4. 放射性损伤　见于宫颈癌、前列腺癌等放疗后，使输尿管管壁水肿、出血、坏死，形成尿瘘或纤维瘢痕组织，造成输尿管梗阻。

（三）膀胱损伤

1. 开放性损伤　由弹片、子弹或锐器贯通伤所致。

2. 闭合性损伤　当膀胱充盈时，下腹部遭撞击、挤压，骨盆骨折骨片刺破膀胱壁；或产程过长，膀胱壁被压在胎头与耻骨联合之间引起缺血性坏死，可致膀胱阴道瘘。

3. 医源性损伤　见于膀胱镜检查或治疗。

（四）尿道损伤

1. 医源性损伤　因膀胱镜、尿道镜、金属尿道探子、电切及冷刀切开等操作方法不当或操作粗暴所致。

2. 闭合性尿道损伤　有阴茎部尿道的直接击打伤、会阴部骑跨伤和骨盆骨折所致的后尿道损伤。

3. 开放性尿道损伤　多因弹片伤、锐器伤及爆炸伤所致，常伴有阴囊、阴茎或会阴部贯通伤。

【临床表现】

（一）肾损伤

肾损伤的临床表现与损伤程度有关，常不相同，尤其是在合并其他器官损伤时，肾损伤的症状不易被察觉。其主要症状有休克、血尿、疼痛、腰腹部肿块、发热等。

1. 休克　严重肾裂伤、肾蒂裂伤或合并其他脏器损伤时，因损伤和失血常发生休克，可危及生命。肾损伤病人大多有血尿。肾挫伤时可出现少量血尿，严重肾裂伤则呈大量肉眼血尿，并有血块堵塞尿路。

2. 血尿　与损伤程度不成比例，肾挫伤或轻微肾裂伤会导致肉眼血尿，而严重的肾裂伤可能只有轻微血尿或无血尿，如肾蒂血管断裂，肾动脉血栓形成，肾盂、输尿管断裂或血块堵塞等。

3. 疼痛　肾包膜下血肿、肾周围软组织损伤、出血或尿外渗引起侧腰、腹部疼痛；血液、尿液渗入腹腔或合并腹内脏器损伤时，出现全腹疼痛和腹膜刺激症状；血块通过输尿管时发生肾绞痛。

4. 腰腹部肿块　血液、尿液渗入肾周围组织可使局部肿胀，形成肿块，有明显触痛和肌强直。

5. 发热　由于血肿、尿外渗易继发感染，甚至导致肾周脓肿或化脓性腹膜炎，伴有全身中毒症状。

6. 皮肤软组织损伤 开放性肾损伤时，可见皮肤伤口和血、尿外渗；闭合性肾损伤时，伤侧可见皮下瘀斑或皮肤擦伤。

（二） 输尿管损伤

根据损伤的性质和类型，输尿管损伤临床表现不尽相同，如有其他重要脏器同时损伤，常可掩盖输尿管损伤的症状。

1. 血尿 常见于器械损伤输尿管黏膜，一般血尿会自行缓解和消失。输尿管完全断离者，不一定有血尿出现，故损伤后血尿有无或轻重并不与输尿管损伤程度一致。

2. 尿外渗 可发生于损伤时或数日后，尿液由输尿管损伤处渗入后腹膜间隙，引起腰痛、腹痛、腹胀、局部肿块、包块及触痛。

3. 尿瘘 如尿液与腹壁创口或与阴道、肠道创口相通，形成尿瘘，经久不愈。

4. 梗阻症状 输尿管被缝扎、结扎后可引起完全性梗阻。因肾盂压力增高，可有患侧腰部胀痛、腰肌紧张、肾区叩痛及发热等。

（三） 膀胱损伤

膀胱壁轻度挫伤仅有下腹部疼痛，少量终末血尿，短期内自行消失。膀胱全层破裂时症状明显，依腹膜外型或腹膜内型的破裂而有其特殊表现。

1. 休克 骨盆骨折所致剧痛、大出血，膀胱破裂引起尿外渗及腹膜炎，伤势严重常发生休克。

2. 疼痛 腹膜外破裂时，尿外渗及血肿引起下腹部疼痛、压痛及肌紧张，直肠指检可触及肿物和触痛。腹膜内破裂时，尿液流入腹腔而引起急性腹膜炎症状，并有移动性浊音。

3. 血尿和排尿障碍 病人有尿急或排尿感，但无尿液排出或仅排出少量血性尿液，膀胱破裂后，可因括约肌痉挛、尿道被血块所堵塞、尿液外渗到膀胱周围、腹腔内，则无尿液自尿道排出。

4. 尿瘘 开放性损伤可有体表伤口漏尿；闭合性损伤在尿外渗感染后破溃，可形成尿瘘。

（四） 尿道损伤

1. 尿道出血 外伤后，即使不排尿时也可见尿道外口滴血，尿液可为血尿。

2. 疼痛 受损伤处疼痛，有时可放射到尿道外口，尤以排尿时最为剧烈。

3. 排尿困难 尿道挫裂伤时因疼痛而致括约肌痉挛，发生排尿困难。尿道完全断裂时，则可发生尿潴留。

4. 局部血肿 尿道骑跨伤常发生会阴部、阴囊处肿胀、瘀斑及蝶形血肿。

5. 尿外渗 尿道断裂后，用力排尿时，尿液可从裂口处渗入周围组织，形成尿外渗。尿外渗、血肿并发感染，则出现脓毒症。

【救护措施】

（一）现场急救

正确评估伤情，迅速建立有效的输液通道，及早快速输血、输液，补充有效循环血量，维持血压，保持呼吸道通畅，妥善包扎开放性伤口，对活动性出血立即加压包扎止血，对有膀胱破裂者给予留置尿管，充分引流尿液，迅速联系后送，尽快脱离现场，安全转移。

（二）肾损伤非手术治疗的护理

1. 绝对卧床休息 帮助病人定期更换体位，病重者注意勿扭伤腰部，避免过早起床造成继发性出血，加重肾损害。

2. 密切观察生命体征 注意血压、脉搏、体温、呼吸的变化。若出现血压下降、脉搏细速、四肢厥冷、出冷汗等症状时，立即建立静脉通道，吸氧，同时报告医师抢救，并按休克护理。

3. 观察尿液情况 病人入院后应立即留取尿标本送检。注意严密观察有无血尿发生，活动时血尿是否增加，以及尿量、尿比重的变化。轻度血尿时，嘱病人多饮水、卧床休息，并注意观察。血尿严重时，遵医嘱给予止血治疗。

4. 疼痛的护理 帮助病人采取舒适的体位，并注意观察疼痛的部位、性质、持续时间。必要时遵医嘱给予止痛镇静药。

5. 观察肾区出血情况 观察肾区浸润、肿胀情况，作为判断肾脏损伤轻重的参考。如腰部肿块不断增大，提示有活动性出血，立即报告医师及时处理。

6. 基础护理 卧床期间做好皮肤清洁工作和晨、晚间护理。同时保护好骨隆突处，防止压疮发生。为防止肺部感染，应及时为病人叩背。必要时遵医嘱给予雾化吸入。

（三）术前护理

1. 生命体征监测 观察血压、脉搏、呼吸及心率的变化，并注意观察病人意识及全身情况，保证休克病人输液通畅，补充血容量。

2. 心理护理 病人因意外受伤，心理上遭受打击，加上受伤后局部肾区肿胀、剧烈疼痛，容易产生紧张、恐慌心理，出现烦躁不安。医护人员对其应关心体贴，耐心解释，让病人卧床休息，减少躁动，使其认识到躁动容易引起出血，影响治疗，导致病情恶化，从而主动配合治疗。

（四）术后护理

1. 病情观察 术后应严密观察血压、脉搏、呼吸变化，监测神志、瞳孔变化情况。密切观察尿的颜色、性质，准确记录出入量，以监测肾脏功能，防止发生肾衰竭。

2. 体位 术后6小时血压平稳后改为半卧位，行肾切除术后应卧床3天，肾部分切除或肾修补术时应严格卧床休息2~4周。

3. 饮食护理　肾损伤、输尿管损伤、膀胱损伤、后尿道损伤术后需禁食 2～3 天，待肠蠕动恢复后开始进流质饮食，逐渐过渡为半流质饮食、软食与普食。饮食要注意营养丰富。嘱病人多饮水（1500～2000mL），保持尿量 24 小时>2000mL，保持大便通畅。膀胱造瘘术病人术后 6 小时可进食流质饮食，前尿道损伤病人术后 6 小时无麻醉反应，即可正常进食。

4. 伤口护理　保持伤口清洁干燥，下腹部及会阴部的敷料渗湿时及时更换，避免污染手术切口。保护膀胱造瘘口周围皮肤，及时更换敷料，必要时可在造瘘口周围皮肤涂抹护肤剂。

5. 留置双"J"管的护理　置管后注意病人的体温和尿量变化，观察双"J"管引流是否通畅。同时注意病人有无腰酸、排尿疼痛及血尿等主诉。做好置管后解释工作，详尽说明置管后可能出现的并发症，叮嘱病人按时服用抗生素，防治感染。

6. 尿瘘的护理　开放性损伤、骨折片刺伤或尿外渗感染后破溃可形成尿瘘，须保持引流通畅和局部清洁，以避免交叉感染和尿性皮炎。加强营养，适当锻炼；以增强抵抗力，促进瘘口愈合。

7. 各种引流管的护理

（1）妥善固定导管　留置导尿或行膀胱造瘘的病人，应妥善固定管道，防止管道扭曲、受压、打折，保持通畅，以达到充分引流尿液的目的；认真观察尿液的颜色、量及性质，并做好记录。

（2）保持引流通畅　引流管长度适中，避免扭曲、受压或堵塞。对急性尿潴留、膀胱高度充盈的病人，先放尿液 500mL，在几个小时内逐渐放出。若引流阻塞不畅，可先用手指挤压引流管，必要时用生理盐水冲洗；肾造瘘管则必须在医生指导下冲洗，冲洗要求是：无压、少量、多次、无菌。

（3）防止逆行感染　①无菌集尿袋应低于尿路引流部位，尤其是更换床单时，应先关闭引流管，防止尿液逆流。②保持瘘口周围皮肤清洁干燥，对留置尿管的病人，每日需用 0.1% 庆大霉素或 0.05% 洗必泰棉球清洗消毒尿道口 2 次，去除分泌物及血痂。③需长期带造瘘管者应定时更换，每 2～3 周更换 1 次造瘘管，尿管应每周更换。每周做尿常规和尿细菌培养 1 次，以便及时发现感染。④留置尿管的病人要嘱其多饮水，每日 2000～3000mL，起到体内冲洗的作用，防止发生泌尿系感染。

（4）根据病情拔管　①拔除肾盂造瘘管需在术后 12 天，拔管前先闭管 2～3 天，以证明肾盂至膀胱引流通畅，并观察有无腰腹痛、漏尿、肿胀、发热等不良反应。或经肾造瘘管注入造影剂，证明肾盂至膀胱排出通畅，即可拔除肾造瘘管。拔除肾造瘘管后嘱病人健侧卧位，并保持头高脚低位，以利于尿液自输尿管向膀胱引流。②膀胱造瘘管在手术 10 天后拔除，拔管前应先行夹管试验，待试行排尿通畅后 2～3 天才可拔出。长期留置膀胱造瘘管的病人，可采取适时夹管、间歇引流的方式，以训练膀胱排尿、储尿功能，避免发生膀胱无力。③留置导尿管拔管时间根据病种而定，肾损伤病情稳定后即可拔除，恢复自行排尿；膀胱破裂修补术后 8～10 天拔管，前尿道吻合术后 2～3 周、后尿道复位术后 3～4 周拔除。

（5）观察排尿情况　拔除尿管后，嘱病人多饮水，注意观察排尿是否通畅，有无尿线变细或排尿费力等，如有异常及时向医生汇报。

第六节　骨盆骨折的护理

骨盆骨折多因巨大暴力挤压或者撞击骨盆所致，常合并不同程度的休克及头、胸、腹、四肢等处的复杂性复合损伤，如护理不当易致残疾，其病死率亦很高。骨盆骨折可发生于任何自然灾害或人为灾难中，如地震、塌方、交通事故等。骨盆骨折多数为闭合伤，而开放性骨折常合并腹腔脏器损伤，导致失血性休克。在临床护理中，密切观察病情，识别有意义的症状和体征，及时发现并发症，为危重病人的抢救赢得时间。因此，掌握并加强护理非常重要。

【分类】

1. 稳定性骨盆骨折　①前环耻骨支或坐骨支骨折。②撕脱骨折：易发生在髂前上、下棘，坐骨结节等处。③髂骨翼裂隙骨折：出血多。

2. 不稳定性骨盆骨折　①骶髂关节脱位。②骶髂关节韧带损伤。③髂骨翼后部直线骨折。④骶孔直线骨折。

3. 骶骨骨折　轻者为骶骨裂隙骨折，重者发生移位及前环骨折，成为不稳定性骨盆骨折，并可造成腰5以下马尾神经损伤。

【临床表现】

1. 病人腹股沟及会阴部疼痛，可伴内收肌痛或髂前部软组织肿胀、疼痛、皮下瘀血等。

2. 翻身或床上移动困难，活动受限。

3. 骨盆骨折可致大量出血，出现失血性休克症状。

4. 伴有直肠、肛管或女性生殖道损伤者，指诊时可见血性液。

5. 尿道、膀胱损伤者，可有尿潴留，尿道口有血，腹膜刺激征阳性等。

6. 伤者可有腰5、坐骨神经、闭孔神经、股神经等损伤的相应症状。

7. 因血管损伤，病人可有股动脉和远端足背动脉搏动减弱或消失。

8. 腹腔内脏器损伤后，可有腹胀、腹痛、腹膜刺激征，肠鸣音消失或肝浊音界消失和移动性浊音等。

骨盆骨折依据病人症状、体征，结合X线检查，诊断并不难，但重要的是对其合并伤和腹腔脏器伤能及时检出并诊断，还可考虑行诊断性腹腔穿刺术和B超检查等。

【救护措施】

（一）现场急救

1. 建立静脉输液通道　让病人平卧，尽量减少搬动，既可以减轻疼痛，又可以防止骨质断端的活动，避免血管及神经等的再损伤。迅速补充有效血容量，输液途径不能建立于下肢，应建立于上肢或颈部。

2. 保持呼吸道通畅，合理给氧 失血性休克时，由于全身脏器组织中的微循环灌注不足，造成组织缺氧，这时肺循环也相继发生障碍，出现呼吸困难。根据缺氧表现，合理给氧。

3. 采取预防性措施 有腹痛、腹胀及腹膜刺激症状者可进行诊断性腹腔穿刺。怀疑有膀胱、尿道损伤者给予留置导尿。

4. 控制出血 尽快控制活动性出血，可根据病情采取不同的止血措施。严密观察止血效果。

5. 严密观察病情及监测生命体征 在进行各种抢救措施的同时，严密观察病人的神志、表情、皮肤等，给予多功能监护仪持续监测，及时、准确记录病情及各个参数情况。

6. 正确搬运 搬运不当是骨盆骨折后继续变位、加重继发损伤的主要原因之一，特别是不稳定性骨盆骨折。因此，对此类伤者的救治和搬运，要像脊柱伤者一样平行搬运，尤其是骨盆部和双髋部不可扭曲、挤压和牵拉。搬运工具最好用担架、平车或者木板。

（二）病情观察

1. 失血性休克 休克是骨盆骨折最具特征的表现。应密切观察监测全身情况、神志、瞳孔、生命体征、液体出入量、尿液颜色及量、皮肤黏膜贫血征象，监测血红蛋白、红细胞压积。骨盆骨折合并腹部闭合性损伤休克的发生率较高，应密切观察病人的临床症状。

2. 腹膜后血肿 骨盆骨折后易引起广泛出血，形成腹膜后巨大血肿，也可有内脏损伤，注意观察是否出现腹痛、呕吐、停止排气排便，严重的可引起麻痹性肠梗阻。临床上要严密观察腹部及生命体征的变化，要禁食及行胃肠减压，做诊断性腹腔穿刺以协助诊断。

3. 泌尿系统损伤 泌尿系统损伤包括尿道损伤和膀胱损伤。注意观察病人尿道口周围有无血迹和血性分泌物及尿外渗现象，还要注意伤后能否自行排尿或排尿有无困难。不能自行排尿者，应留置导尿管；导尿困难者，可能发生尿道损伤，应留置细软的尿管；导尿失败者，需做好膀胱造瘘的术前准备，术后密切观察，防止尿液倒流引起感染；如伤后没有排尿，经导尿仅有少量血性尿液排出，病人出现腹膜刺激症状，则提示有膀胱损伤的可能，应做好膀胱探查修补缝合的手术准备。

4. 直肠肛门损伤及生殖器官损伤 该部位损伤后早期症状并不明显，因伤道深而狭窄，血运丰富且软组织较厚，损伤后往往引起引流不畅，易在局部局限形成腹膜炎、盆腔炎及脓肿。因此，早期注意观察肛门处有无渗血，早期的肛门指检、女性的阴道镜检查都有助于诊断及鉴别诊断。

5. 神经损伤 多在骶骨骨折时发生，组成腰骶神经干的骶1及骶2最易受损伤，可出现臀肌、腘绳肌和小腿腓肠肌群的肌力减弱，小腿后方及足外侧部分感觉丧失。骶神经损伤严重时可出现跟腱反射消失。

（三）　术前及术后护理

1. 牵引与体位护理　避免骨折再移位是治疗的关键，合适的体位及可靠的牵引可减轻疼痛，减少再出血，有利于纠正休克，同时为骨折周围软组织的修复创造了条件。根据病情于术前或术后协助医生给予骨盆固定带外固定、骨盆悬吊牵引或股骨髁上骨牵引。注意观察肢端血液循环情况。保持牵引的位置和功能，不可随意增减牵引重量。

2. 骨盆外固定架术后护理　钉道感染是术后最常见的并发症。观察外固定架有无松动、滑脱，如有异常及时调整。为防止外固定架压伤患肢皮肤，要注意观察局部皮肤的情况。

3. 切开内固定术后护理　预防切口感染是首要问题。定期观察切口有无红、肿、热、痛等情况，保持切口引流管通畅，并注意观察引流液的量、色、质，如有异常及时通知医生，做好处理。管理好会阴部卫生及留置的尿管是预防切口感染的良好途径。

（四）　心理护理

灾害条件下，骨盆骨折的病人都是在毫无思想准备的情况下意外受伤，起病急，治疗时间长，同时病人又各有其特殊情况，存在着各种各样复杂的心理状态和不同程度的恐惧感，迫切想了解病情，担心自己会致残。护理人员应配合医生针对病人的具体思想动态做好细致的思想工作。

（五）　饮食护理

急性期病情未明确诊断之前，均给予禁食。病情基本稳定后，早期给予低脂、高维生素、高铁、含水分多、清淡、易消化的饮食，避免产气多的食物。后期给予高蛋白、高糖、高维生素、高镁的饮食，以利于骨折修复和机体消耗的补充。对食欲不佳者，鼓励少量多餐，以满足机体的需要量。

（六）　康复护理

1. 不影响骨盆环完整的骨盆骨折功能锻炼　①单纯一处骨折，无合并伤，又不需复位者，卧床休息，仰卧与侧卧交替（健侧在下）。早期在床上做上肢伸展运动、下肢肌肉收缩及足踝活动。②伤后1周后半卧及坐位练习，并做髋关节、膝关节的伸屈运动。③伤后2～3周，如全身情况尚好，可下床站立并缓慢行走，逐渐加大活动量。④伤后3～4周，不限制活动，练习正常行走及下蹲。

2. 影响骨盆环完整的骨盆骨折功能锻炼　伤后无并发症者应卧硬板床休息，同时进行上肢活动，以利于心肺功能的恢复。伤后2周开始练习半卧位，并进行下肢的收缩锻炼，如股四头肌收缩、踝关节背伸和跖屈、足趾伸屈等活动，以保持肌力，预防关节、肌肉僵硬。伤后3周在床上进行髋关节、膝关节的活动，由被动活动逐渐过渡到主动活动。伤后 6～8 周拆除牵引固定，扶拐行走。伤后 12 周逐渐锻炼弃拐负重行走，先走短距离，循序渐进，逐渐增加行走距离，不可操之过急。

（七） 预防并发症

1. 骶尾部压疮 部分保守治疗的病人通常卧床时间长，常保持仰卧位，可能出现骶尾部压疮。护理人员应积极做好压疮的预防。

2. 泌尿系统感染 骨盆骨折的病人通常需予以留置导尿。由于留置尿管时间较长，极易发生尿路感染。护理人员需做好尿管的护理。鼓励病人多饮水，以利排尿。同时，注意观察尿液的色、质、量，定期做尿常规和尿细菌培养检查。

3. 肺部感染 长期卧床病人易出现坠积性肺炎，故应鼓励病人多咳嗽、咳痰、深呼吸，抬高其上身体位或建议侧卧位，合理给予拍背和雾化吸入，协助排痰，防止肺部感染。

4. 下肢深静脉血栓 由于长时间的卧床，容易导致病人下肢深静脉血栓的形成，应鼓励病人加强功能锻炼。

5. 便秘 由于长时间卧床或疼痛刺激易引起腹胀、便秘、食欲不振等一系列症状。在骨折早期少吃甜食及易产气的食物，避免腹胀。每日行腹部按摩。嘱病人多饮水，每日至少 2500mL，给予高蛋白、富含维生素的蔬菜及水果，防止大便干燥。

第七节 四肢与关节骨折的护理

有资料显示，骨科伤员是灾害伤员中人数最多的，致残率也相当高。在骨折中四肢骨折占相当大的比例。研究表明，对骨折病人进行及时有效的前期救治及后期的康复锻炼，对愈合非常关键，可以大大减小致残率。

【病因及分类】

骨折是骨组织在外力作用下，其连续性和完整性遭到破坏。

（一） 开放性骨折

开放性骨折在交通损伤、重物砸伤、机器损伤，以及地震、泥石流等灾害中尤为多见。由于伤因及外力大小和作用方式不同，伤情可有很大差异。但其共同特点是开放性骨折合并软组织开放伤、细菌污染和异物存留。

1. 按照伤因及损伤情况分类 切割伤或穿刺伤；撕裂、剥脱伤；绞轧、挫裂伤、枪弹伤。这种传统分类方法虽不能说明创伤范围，但可说明损伤性质，对急救和清创有指导意义。

2. 按照软组织损伤的轻重分类 ①一度：皮肤由骨折端由内向外刺破，软组织损伤轻。②二度：皮肤破裂或压碎，皮下组织与肌肉组织中度损伤。③三度：广泛的皮肤、皮下组织与肌肉严重损伤，常合并血管、神经损伤。

（二） 开放性关节损伤

开放性关节损伤多因由外向内的直接暴力造成，也可因骨折端的继发暴力穿破关节囊形成。按照损伤程度不同可分为三度。

一度：锐器刺破关节囊，创口较小，关节软骨和骨骼无损伤。

二度：软组织损伤较广泛，关节软骨及骨骼部分破坏，创口内有异物。

三度：软组织毁损，韧带断裂，关节软骨和骨骼严重损伤，创口内有异物，可合并关节脱位及血管、神经损伤。

【救护措施】

（一） 病情判断及处置分类

四肢及关节骨折的发生不仅威胁病人的生命，而且致残率高。如何及时采取正确院外急救和院内处理以提高疗效，是一项包括社会在内的临床医学工程。

1. 需立即抢救者 病人伤情危重，生命体征严重紊乱，合并其他重要脏器损伤或出现严重并发症的，如休克、窒息、呼吸窘迫、高位截瘫后呼吸肌麻痹等。

2. 需立即手术者 开放性骨折，创口内有明显活动性出血、污染，需清创止血者；骨筋膜室综合征逐渐加重者；脊柱骨折伴随脊髓损伤症状进行性加重者；椎体脱位伴关节突绞锁者；椎板骨折 X 线检查证明有骨片压迫脊髓者；脊柱骨折脱位极不稳定，转送途中极容易造成脊髓损伤者；骨盆骨折伴有髂外动脉损伤、会阴与直肠撕裂或膀胱尿道损伤者；手外伤需早期外科处理者；骨折并发血管、神经干损伤，转运途中可能发生伤肢坏死者。

3. 需包扎固定者 暂不需立即手术的各类闭合或开放性骨折可给予暂时性的包扎外固定。

4. 需其他处理者 如导尿，吸痰，吸氧，伤口换药，注射抗生素、止痛剂、止血剂、TAT（破伤风抗毒素），建立静脉补液通道，采血化验，X 线检查等。

5. 可转送者 伤情不重，骨折稳定，暂无危险，不需立即处理；或诊断明确，伤情复杂，一线医院处理困难，病人的情况允许转送者。

（二） 现场急救

1. 纠正休克 休克是骨折最常发生的并发症之一。在现场，首先应检查病人的全身情况，有无休克症状，观察重点有以下几方面。

（1）意识：休克早期病人表现为兴奋、烦躁、焦虑或激动；严重者，表情淡漠、意识模糊，甚至昏迷。

（2）面色与指端温度：休克早期面色苍白或有细汗；严重时面色青紫，指端温度降低、冰冷。

（3）脉搏：休克早期脉搏增快。

（4）血压：休克早期收缩压可正常，舒张压可升高，脉压可小于 30mmHg（4kPa），严重时血压下降。

（5）尿量：正常人尿量为 50mL/h，休克时病人尿量减少甚至无尿。

（6）中心静脉压测定。

2. 包扎伤口止血 开放性软组织伤或骨折，应立即用敷料加压包扎止血，防止再污染。如大血管出血，包扎不能止血时，可用充气式止血带或就地取材捆扎止血，但应标记上止血带的时间。

3. 妥善固定 凡疑有骨折者，均应按骨折处理。颈椎损伤者头位应与脊柱纵轴直线一致，防止头位旋转或摆动，必要时头两侧用沙垫、衣物等限制，有条件的可用颈托或充气围领等固定。胸腰椎骨折者应平卧，维持脊柱纵轴线。骨盆骨折者仰卧硬木板上，以三角巾或宽布带环绕包扎固定。四肢骨折应用木板或竹片、硬纸板等材料捆扎固定。肢体畸形，或损伤重要血管、神经的可适当牵引，使之变直后固定。如无任何固定材料，上肢骨折可将患肢固定于胸部，下肢骨折将伤肢与对侧健肢捆绑固定。固定的目的：避免骨折端在搬运中对周围重要组织如血管、神经、内脏等的损伤，减轻病人疼痛，便于运送。

4. 迅速转送 病人经初步处理，妥善固定后，应尽快转运至一线医院或后送。

（1）搬运 骨折病人的现场救助，搬运是应急救助的第一环节，也是非常重要的环节。因骨折病人伤情复杂，往往合并神经、血管或其他重要脏器的损伤，搬运不当会加剧或引发新的损伤。

（2）转送 对病人进行必要的伤口处理、包扎、固定，一期手术结束或不需要立即进行手术，休克得到基本纠正，呼吸道通畅，或在维持呼吸功能基本正常，转送途中相对安全的情况下，可实施病人转送。

（三） 病情观察

休克得到纠正后的病人或一般骨科损伤的病人除须继续密切观察监测生命体征、意识、尿量等以外，还应注意观察患肢皮肤温度和颜色、动脉搏动、毛细血管充盈时间及主、被动活动手指（或足趾）时的反应。如出现皮肤温度下降、皮肤颜色变深、动脉搏动减弱、麻木、毛细血管充盈时间延长、被动活动手指或足趾时引起剧痛，应立即去除一切外固定物和敷料，必要时切开减压。

（四） 基础护理

1. 保持病室安静、清洁、整齐、空气清新，温、湿度适宜，采光好，使病人在舒适、美观的环境中安心治疗和休养。

2. 床铺要保持平整无皱、干燥、无渣屑。除晨、晚间护理时整理床铺以外，还要随时扫除床上的石膏粉末等杂物。石膏干固以前可垫厚布单或薄棉垫，避免与床单直接接触。需在床上大小便的病人，应注意避免污染床单。

3. 病人生活不能完全自理时，应协助整理床铺、洗漱、饮食、排便等，还应主动和病人谈心，了解他们的困难，及时给予帮助。在饮食方面，要帮助其选择高蛋白、高热量食物，同时督促摄入足够的新鲜蔬菜和水果，以及适量的水，以保证创伤修复的需要。

4. 保持正确体位。病人卧床过久感到不适，就会不由自主地变动体位，这样可能影响骨折端的稳定。因此，必须注意让病人保持正确体位。如股骨颈骨折要保持患肢外展中立位，可在两大腿之间夹一枕头，以防止患肢内收；穿鞋底加上横板的鞋，以防止患肢外旋等。同时还要使病人感到卧位舒适，如隔一段时间可以在不影响正确体位的情况下帮助改变卧姿或帮助其按摩受压部位。

5. 加强皮肤护理，老年及较消瘦的病人尤其如此。要保持皮肤清洁，促进皮肤血液循环，可以经常用温水擦浴，每日按摩受压皮肤至少 2 次。同时要注意保持床铺清洁、干燥、平整，如病人在床上大小便，应注意防止污染床铺，排便后要清洗会阴部。

6. 注意大小便的护理。督促病人多饮水，注意排尿情况及尿液质量，以防发生泌尿系感染。督促进食水果和新鲜蔬菜，养成定时排便的好习惯，以免引起便秘。

（五）　对症护理

1. 缓解伤肢疼痛　引起疼痛的原因有多种，不同原因的处理方法不同。因此，要首先查明原因，再做针对性处理：①创伤本身引起的疼痛，如影响病人的饮食或睡眠，可酌情使用镇痛药止痛。②外固定过紧引起的疼痛，放松以后即可缓解。③外固定过松导致骨折端移位引起的疼痛，应重新复位后固定。④肌肉缺血引起的疼痛，先查明缺血的原因，如动脉痉挛、动脉断裂、骨筋膜室内压力过大或其他原因，再做进一步处理。

2. 减轻肿胀　如无禁忌证，应抬高伤肢，以促进静脉血液回流，减轻肿胀。但出现骨筋膜室综合征时伤肢应平放。在肿胀加剧和消退过程中要注意调整外固定物的松紧，以免过紧造成肢体受压或过松导致固定不牢，使骨折再移位。

3. 减少伤口出血　注意观察出血量和速度，必要时可分别给予止血药物及手术探查止血。

4. 改善患肢血液循环　除要求操作仔细、轻柔、止血彻底、不损伤主要血管以外，还需要注意以下几点：①绷带石膏包扎不可过紧，如加压包扎时须清楚交班，并加强观察。②固定伤口敷料的胶布严禁横行、环形黏贴。③石膏内衬垫适当，不可出现皱褶或向内凹凸，以免形成局部压迫。④术后抬高患肢（疑有血液循环障碍者除外）。⑤及早恢复患肢功能锻炼，加强肌肉主动收缩活动，促进静脉血液回流，有利于消肿。

5. 预防伤口感染　注意观察伤口感染征象，尤其对有菌手术和污染手术。伤口感染多在术后 3~7 天表现明显，如伤口疼痛或呈与脉搏跳动一致的搏动性疼痛，局部红、肿、压痛，一旦形成脓肿则局部出现波动感。如脓液较多时病人可表现为发热、血白细胞计数增高。如果脓肿破溃，伤口敷料可有脓性渗出。如伤口位于石膏管型内可有石膏内潮湿感觉，并可嗅及异味或臭味。怀疑伤口感染时，及时打开敷料检查确诊，积脓时须切开排脓引流，对伤口进行换药治疗。

6. 妥善管理外固定架　①防止针道感染：针道感染是针道周围组织受肢体活动的周期性刺激而发生的炎症反应，是外固定架治疗骨折中常见的并发症。为预防针道感染，用无菌剪口纱布覆盖针道，保持局部清洁、干燥。每日用0.5%碘伏滴于针眼处1次，同时密切观察针眼处皮肤有无红肿、疼痛、脓性分泌及发热等现象。如发生上述情况及时向医生报告，调整抗生素及治疗方案。②注意外固定支架有无松动：由于术后患肢消肿，固定针周围骨质随着时间的推移而发生骨吸收，外固定-骨复合体总体刚度下降，病人行早期功能锻炼有可能导致外固定支架螺丝钉及固定针道松动。因此，必须定时检查螺丝有无松动，及时扭紧螺母，保持患肢的力线正常，以保证外固定支架对骨折端的牢固固定。

7. 维持有效封闭式负压　引流辅料保持恒定的负压，负压值保持在15kPa，负压值过大、过小均不利于创面的愈合。经常巡回观察负压状况，负压有效的标志是创面敷料明显塌陷，创面干燥，无液体积聚。若创面敷料隆起、创面潮湿且有液体积聚，提示引流管堵塞或连接管压折，应立即处理。连续负压封闭48~72小时应更换1次，直至创面清洁、干燥，无坏死组织及渗出液渗出，水肿消退。保持引流管的通畅，有小血块堵塞管道时可用0.9%生理盐水10~20mL冲洗管道，管道勿扭曲、打折，负压瓶的位置应低于创面，有利于引流。观察记录引流量及其性质和变化。观察创面周围皮肤，若出现红肿、水疱，提示对透明贴过敏，应及时停用。引流管与创缘皮肤之间应用纱布进行有效衬垫，防止出现皮肤压伤。患部应抬高，放置于舒适的位置，并进行适当的功能锻炼。

（六）　康复护理

指导病人及时恢复功能锻炼，其目的是恢复局部肢体功能和全身健康，防治并发症，使手术达到预期效果。功能锻炼的内容和方法应根据病人的伤情、部位、性质、手术方法、全身健康情况而区别制定。功能锻炼的原则包括以下几个方面：全身和局部情况兼顾，以恢复患肢的固有生理功能为主，功能锻炼以主动活动为主、辅以必要的被动活动，锻炼活动应循序渐进。

第八节　肢、指（趾）离断伤的护理

肢、指（趾）离断伤可见于各种自然和人为灾害中，如自然灾害、事故灾难、公共卫生事件、社会安全事件、突发事件等。断肢、指（趾）再植是显微外科的精细手术，它不仅需要将离断的血管重新吻合，恢复肢、指（趾）的血液循环，而且需要彻底清创和完成骨骼、神经、肌腱和皮肤的整复，术后还要继续完成各方面的综合治疗和功能锻炼。在护理上，严密的观察、精心的护理和科学的锻炼，显得至关重要。

【病因与分类】

（一）　按照肢体离断的程度分类

1. 完全离断　离断的肢体完全与人体分开，无任何组织相连，或断肢、指（趾）上有少许组织相连，但在清创过程中必须将这部分组织切断再植。

2. 不完全离断 离断的远端肢、指（趾）虽有少量皮肤和软组织与近端相连，但主要血管断裂或栓塞，只有吻合血管才能使断离的肢体存活。

3. 多发性离断 完全离断和不完全离断的肢体，远端又发生一处或多处的离断。此类最为严重。

（二） 按照肢体损伤的性质分类

1. 整齐损伤。
2. 不整齐损伤。

【救护措施】

（一） 现场急救

1. 注意病人的全身情况，根据神志、脉搏、呼吸、血压等判断有无休克或合并颅脑、胸、腹部等重要脏器损伤。高位断肢多合并其他部位损伤等，以抢救生命为主，分轻重缓急实施救治。肢体完全离断者采用加压包扎夹板固定就能止血。如断肢、指（趾）残端有搏动性出血，现场如有条件，可用止血钳夹住血管断端，但不可钳夹血管过多，以利血管吻合。用止血带应记录应用的时间，每小时放松 1 次。肢体如有多处骨折，应固定好患肢，防止造成附加的血管损伤。较大的肢体离断失血量多，现场初步处理后要迅速转送到有条件进行肢体再植的医院，途中应注意平卧、保暖，给热饮料等抗休克措施，并要建立静脉通路。

2. 快速建立静脉补液通道，进行纠正休克等对症治疗，全身应用大剂量广谱抗生素、止痛剂、止血剂，肌注 TAT。

3. 离断肢、指（趾）用无菌敷料或清洁布料包好，勿做任何处理，同伤者一道后送救治。如需远距离运送，尽可能将断肢、指（趾）采取干燥冷藏保存，但不能与冰块直接接触，以免冻伤，也不可用任何液体浸泡。

（二） 术前护理

迅速检查伤口后，判断伤情，评估再植的可能性。如伤者无再植禁忌证，则应立即实施再植手术。对于不适合再植手术的病人，应立即手术清创。

1. 适应证

（1）病人全身情况好，无严重多发伤或多发伤已得到控制和处理，休克得到纠正，应尽快行再植术。

（2）断肢、指（趾）远、近端情况与受伤性质有关，一般切割伤再植成功率高，碾轧伤次之，撕裂伤最差。

（3）离断的平面：高位离断一般伤情重，全身反应大，再植风险大；肢体远端如指（趾）离断，再植存活率高。

（4）再植时限：再植时限是指在常温下，肢、指（趾）离断至重建血循环的时间及热缺血时间，经过这段时间肢（指）可能再植成活。一般 6~8 小时为限。如气温低或经过冷藏，则相应延长时限。由于持续灌洗对离体组织的血管平滑肌及骨骼肌有明显的保护作用，一般用 $1 \sim 4℃$ 低温能量合剂对断肢（指）持续灌注，延长其离体存活时间。但上臂和大腿离断时限应严格控制。

（5）青年和儿童应尽量设法再植。老年人则应慎重考虑。

（6）双上肢和双下肢离断，原则上应先再植损伤较轻的肢体，如有必要可行异位再植；多个手指离断应先植拇指，然后按手指的重要性依次再植。

2. 禁忌证

（1）有多发或重要脏器损伤，全身情况差，不能耐受再植手术者。

（2）伤肢多发性骨折及严重软组织挫伤，血管床破坏，血管、神经、肌腱等高位撕脱者。

（3）伤肢（指）缺损过大，预计再植后肢体无功能者。

（4）伤后时间过长，断肢、指（趾）未经冷藏保存或保存不当者。

（5）神志不清、精神异常，术后不能合作者。

3. 其他　做好病人和家属的思想工作，严密观察生命体征，做好皮肤准备、输液、备血、麻醉前用药、吸氧和留置导尿等。

（三）术后护理

1. 病室温度和环境　术后病人应置于单人病室，以便于消毒隔离，防止交叉感染。室温保持在 $20 \sim 25℃$，湿度60%，房间定时通风消毒，紫外线每日照射2次，地板家具用 1∶1000 新洁尔灭溶液或 0.5% ~ 1% 消毒灵溶液擦拭。

2. 全身情况的观察　病人经过长时间的创伤和手术，失血较多，术中应补充足量的全血，术后严密观察病人的皮肤色泽、血压、脉搏及周围静脉的充盈程度，初步判断有无贫血表现，必要时用中心静脉压测定，以便及时采取措施。如发现血容量不足，应及时输血，使血压维持在收缩压 100mmHg（13.3kPa）以上。如发现病人肤色苍白、血压下降、脉搏增快、中心静脉压下降等情况，应及时报告医生处理。

高位断肢者，应注意有无急性肾衰竭及毒血症的发生。应严密观察尿量、尿常规、血生化的变化。急性肾衰竭初期主要表现为少尿或无尿、氮质血症、高血钾和酸中毒，应及时处理。

注意神志及呼吸的变化，进行血氧分析，警惕脂肪栓塞的发生。创伤愈严重、脂肪栓塞发生率愈高，症状也愈严重。栓塞可发生在全身各脏器，但以肺、脑、肾为多。

3. 局部护理与观察

（1）搬动病人要慢而轻，平卧位，患肢适当抬高，略高于心脏水平，可将再植肢体置于床边特制小木桌上，上铺无菌巾，用护架遮盖。

（2）患肢用敷料或石膏托妥善固定，包扎不宜过紧，指（趾）端暴露，覆盖无菌巾或纱布，以便观察血液循环。注意防止病人入睡后移动肢体使血管受压痉挛。

（3）定时观察皮肤颜色、温度、指甲毛细血管充盈情况，并做记录。血循环障碍出现后应及时报告医生，分析判断发生的原因，检查肢体有无包扎过紧，皮肤综合张力是否过大，皮下有无血肿等，一般可拆除缝线，引流积血，降低肢体内张力，同时给予低分子右旋糖酐、罂粟碱、妥拉唑林等高凝解痉药物，局部保温。经过处理未见好转，必须尽快手术探查。肢体肿胀时可将肢体抬高，用50%硫酸镁溶液湿热敷，中药外敷，白蛋白静脉滴注。高压氧对改善肢体的供氧状况、促进静脉回流也有较好的效果。

（4）定时定点皮温测定。术后可用半导体皮温计测量肢体温度，一般术后10天内每小时测皮温1次，测温应在烤灯关闭后15分钟进行，避免误差。测温时应同时测健侧的相应部位，记录对照。断肢再植后一般患侧皮温高于健侧1℃左右。若低于健侧或皮温突然下降，则表明有血管危象存在，应及时报告，采取措施。

（5）烤灯的应用：术后用60~100W的照明灯照射再植肢体，灯距为33~50cm，使局部血管扩张，使用烤灯一般需7~10天时间。

4. 药物应用指导

（1）抗生素的应用　感染可致血管吻合口爆裂、出血，影响再植肢（指）体的成活，严重者可危及病人的生命。预防感染的主要措施是严格无菌操作，彻底清创，并在术前、术中给广谱抗生素预防感染，经常做伤面渗液培养及药物敏感试验，以便有效应用抗生素。

（2）抗凝药物的应用　近年来，由于显微外科技术水平的提高，在断指再植手术后，一般已不再应用抗凝治疗。肝素常用于吻合血管时局部冲洗抗凝药，将肝素50mL用2%利多卡因20mL及生理盐水200mL稀释，供局部冲洗抗凝用。

5. 心理护理　断肢、指（趾）多数因突发意外事故引起，给病人造成身体伤害的同时，病人的精神也随之受到巨大的刺激，由此会产生恐惧、焦虑、抑郁、自卑等一系列的心理变化，护理上应因人而异，根据不同的心理特征采取相应的心理干预措施。

6. 饮食护理　早期宜食清淡、富营养、易消化的食物。凡肿痛有发热者，忌食生冷、酸辣性食物，多食新鲜水果。病情稳定，大便通畅者，给高蛋白、高维生素、高热量饮食。恢复期应多食滋补肝肾之品。

7. 再植肢（指）体的功能恢复　断肢再植后的功能恢复是一个艰难的过程，康复以功能锻炼为主，这是肢体创伤功能康复最为重要的环节。

（1）早期（组织愈合期）康复　指术后4周之内。此期康复的目的是促进血液循环，消除水肿，加速组织愈合与预防感染，为功能康复创造有利条件。康复方法以物理治疗为主，如超短波TDP、红外线照射、微波治疗等。同时抬高患肢，辅以向心性按摩，近端及远端未固定的关节进行被动活动，以免因长期制动而影响这些关节的活动范围。

（2）中期（功能恢复期）康复　指术后5周至3个月，组织已愈合，外固定解除后。此期康复的目的是防止关节僵直和肌肉、肌腱的进一步粘连及肌肉萎缩。康复方法以主动运动为主。可酌情在相应部位关节使用CPM机进行被动持续的关节功能训练。在关节活动度和肌力有一定恢复时，可及时开始作业治疗，即各种实用功能的练习。鼓励病人积极使用患肢、指（趾）进行日常生活动作或自我服务动作，同时练习使用各种工具等。

（3）晚期（后期功能重建期）康复　指术后3个月以后。经过系统的康复治疗而肢体功能恢复仍不佳，或原有神经、肌腱、骨骼未予修复，适时进行妥善的后期功能重建手术，对于断肢再植术后肢体功能的最终恢复，具有重要的意义。

第九节　多发伤、复合伤的护理

一、多发伤

多发伤是单一创伤因素造成 2 个或 2 个以上解剖部位损伤且至少 1 个部位威胁生命。多发伤不是各部位创伤的简单叠加，而是伤情彼此掩盖、有互相作用的症候群。

【临床表现】

致伤暴力的多重性、连续性、不规则性及损伤部位的多发性，使伤后的伤情和病理生理变化复杂多样。多部位和多样性伤情是其主要特征。不同的损伤部位反映不同的严重程度，同一损伤部位也可同时表现出其他部位伤。

1. 应激反应严重。

2. 休克发生率高，易发生低血容量性休克。

3. 早期发生严重低氧血症合并严重胸外伤者常见。

4. 感染发生率高。

5. 易发生多器官功能衰竭，衰竭的脏器数越多，死亡率越高。

多发伤的 3 个死亡高峰：①第一死亡高峰：出现在伤后数分钟内，为即时死亡。②第二死亡高峰：出现在伤后 6~8 小时之内，这一时间称为抢救的"黄金时间"。如迅速及时，抢救措施得当，大部分病人可免于死亡。这类病人是抢救的主要对象。③第三死亡高峰：出现在伤后数天或数周，死亡原因为严重感染或器官功能衰竭。

【救护措施】

（一）救护原则

应抓紧创伤急救的"黄金时间"，诊断治疗是否及时准确往往比伤情本身更影响生存率。切忌指望休克纠正再手术，分秒必争手术止血才是最根本的抗休克措施。重视"延迟性（限制性）液体复苏"的原则，胸腹伤手术止血前将收缩压控制在 90mmHg 左右。正确判断致命伤，避免错误的手术顺序；颅、胸或腹需同时手术时，由多个手术组进行。除骨盆骨折大出血应立即处理以外，脊柱、四肢骨关节伤先做临时止血、固定，待脑、胸、腹致命伤经处理病情转稳后，再施行确定性手术。手术原则为"抢救生命第一，保全器官第二"。

（二）伤情评估

1. 暴露与环境控制　到达现场后立即查看周围环境，在评估伤者伤情的同时应尽快让其脱离危险环境。

2. 危及生命的伤情评估　在对严重多发伤者进行早期检查时，要迅速判断病人有无紧急威胁生命的征象，需注意 3 种可迅速致死而可逆转的严重状态：①通气障碍以呼吸道梗阻最为常见。②循环障碍包括低血容量、心脏停搏及心泵衰竭。③未控制的大出血。

3. 全身伤情评估　在进行紧急处理后，生命体征稳定的情况下，应及时进行全身检查，对伤情做出全面的评估。根据评估以确立损伤救治的先后顺序。

（三）　现场急救

1. 脱离危险环境，防止继发损伤。

2. 解除呼吸道梗阻。

3. 处理活动性出血。控制明显的外出血是减少现场死亡的重要措施之一。最有效的紧急止血法是加压包扎止血法。对出血不止的四肢大血管破裂可用橡皮止血带或充气止血带，使用时必须加衬垫，记录使用时间，每 1 ~ 2 小时松解 1 次，每次 5 ~ 10 分钟。松止血带时应压住出血伤口，不可突然松开，以防大出血造成休克。止血带要慎用，一般在加压无效的情况下使用。

4. 处理血、气胸所致的呼吸困难

（1）开放性气胸者立即用多层清洁布块或厚纱布垫，在病人深呼气末敷盖创口并包扎固定，变开放性气胸为闭合性气胸。

（2）多根多处肋骨骨折引起的反常呼吸，须用棉垫加压包扎，固定胸壁。

（3）张力性气胸者应立即用粗针头在患侧胸壁锁骨中线第 2 肋间插入排气减压，有条件时放置胸腔引流管。积极处理血气胸，稳定软化胸壁，对颅脑损伤合并多发伤的抢救有重要意义。

5. 伤口处理：有条件时伤口用无菌敷料覆盖，如无条件可用干净布类覆盖伤口，然后用绷带或布条包扎。创面外露的组织如骨折端、肌肉、内脏、脑组织等切忌纳入伤口，防止加重损伤及污染物进入伤口深部。伤口内的血凝块或异物不可随意去除，以防大出血的发生。

6. 颅脑外伤昏迷者应将头偏向一侧，防止呕吐物反流造成误吸，同时可给予高渗利尿剂或脱水剂防止脑水肿。开放性颅脑损伤有脑组织溢出者，应注意保护溢出的脑组织，切不可对伤口加压包扎；外耳道及鼻腔有血性液体流出，疑有脑脊液漏时，严禁堵塞。

7. 保存好离断肢体：伤者的断肢，用无菌敷料或干净柔软的布料包好，外用塑料袋或用乳胶手套封好开口，放在一半冰块一半水的瓶中保存，与伤者一起送往医院。

8. 抗休克：对于有创伤性和失血性休克征象，突出表现有 5P 者，即皮肤苍白（pallor）、冷汗（prespiration）、虚脱（prostration）、脉搏细弱（pulselessness）、呼吸困难（pulmonary dificiency），应迅速建立静脉通道进行补液，并给予抗休克治疗。对疑有骨盆骨折者，应在上肢建立静脉通道，不宜选在下肢，必要时使用休克裤。现场抗休克的措施主要为迅速临时止血，输液扩容。

9. 现场观察和记录：其目的是了解伤因、暴力情况、受伤的详细时间、受伤时的体位、神志、出血量等，帮助伤情判断，以指导治疗。

（四） 转送途中的护理

1. 运送条件 要求应准备好途中救护的抢救器材、药品、物品，保证途中抢救工作不中断。力求快速，尽量缩短途中时间。

2. 伤者体位 转送途中伤者的体位应根据不同的伤情选择。一般创伤取仰卧位；颅脑损伤、颌面部伤应侧卧位或头偏向一侧，以防止舌后坠或分泌物阻塞呼吸道；胸部伤取半卧位或伤侧向下的低斜坡卧位，以减轻呼吸困难；腹部伤取仰卧位，膝下垫高使腹壁松弛；休克病人取仰卧中凹位；昏迷病人可取半卧位或侧卧位。

3. 搬运方法 平时多采用担架或徒手搬运。有脊椎损伤者，应3~4人一起搬动，保持头部、躯干成直线位置，以防造成继发性脊髓损伤，尤其是颈椎伤可造成突然死亡。

4. 转运过程中注意事项 担架运送时，伤者的头在后，下肢在前，以便观察面色、表情、呼吸等病情变化；飞机转运时，体位应横放，以防飞机起落时头部缺血；车速不宜太快，应减少颠簸。

5. 病情观察 注意伤者的神志、面色、生命体征变化、瞳孔大小及对光反射等情况，发现异常及时处理。保持输液通畅，必要时留置尿管，评估休克状况。

（五） 急诊室救护

危及生命的多发伤，需在急诊室完成救命手术或抢救处理。原则上应强调先救命、后治病。保持呼吸道通畅，视病情给予气管插管、人工呼吸、吸氧。积极抗休克、维持呼吸、循环稳定是其基本措施。

1. 抗休克 建立多条静脉输液通道，补充有效循环血量，可加压输入右旋糖酐、血浆、全血等。留置尿管并每小时记录尿量1次。

2. 控制出血 可在原包扎的外面再用敷料加压包扎，并抬高出血肢体。对活动性出血应迅速钳夹止血。注意出血的性质有助于出血的处理。动脉出血呈鲜红色，速度快，呈间歇性喷射状；静脉出血多为暗红色，持续涌出；毛细血管损伤多为渗血，呈鲜红色，自伤口缓慢流出。常用的止血方法有指压法、加压包扎法、填塞法和止血带法等。对内脏大出血应进行手术处理。

3. 密切观察 严密注视伤情变化。

4. 伤情处理 既要处理好局部与整体治疗的关系，又要顾及各部位伤之间的关系。应从多部位伤情出发，建立整体性局部处理观念。依据伤情的轻重缓急，按照处理的先后次序、不间断地进行救治。避免顾此失彼的救治方法，建立一体化救治体系。

5. 加强监护 治疗过程中建立重症监护系统，严密监测伤情变化。

6. 维护器官功能，加强营养和代谢支持 补充高渗糖，保证蛋白质和热量的供给，加强免疫功能，提倡早期胃肠内营养，有助于预防应激性溃疡，保持小肠黏膜完整性，促进肠蠕动功能。胃肠外营养和胃肠内营养是防治伤后并发症的有效措施之一。

7. 有效防治感染 合理应用抗生素，严格无菌操作，彻底清创，正确处理创面，出现发热或脓毒血症应注意消除体内感染灶，尤其是腹内有病灶者要及时引流，必要时剖腹探查。

二、复合伤

复合伤是由2种或2种以上的致伤因素所造成的损伤，以复合形式导致人体的损害。其特点是常以一伤为主，伤情可被掩盖，多有复合效应。复合伤有多种类型，常见的有放射复合伤、烧伤复合伤、化学复合伤。

放射复合伤

病人同时或相继受到放射损伤和一种以上其他非放射损伤，称放射复合伤。

【临床表现】

放射复合伤的临床特点为经常出现的各伤之间的明显相互作用加重，主要表现为：①整体损伤加重。②休克加重。③造血损伤加重。④感染加重。⑤创面、伤口愈合延迟。

【救护措施】

（一）现场急救

迅速去除致伤因素；清除口、鼻、耳道的粉尘和异物，保持呼吸道通畅；戴口罩，用毛巾遮住暴露的皮肤，扎好袖口裤脚；对气胸、休克等进行急救处理；迅速使伤员撤离现场，按轻重缓急转送伤员。

（二）对症护理

1. 抗感染、抗休克、防治出血。

2. 早期抗辐射处理：对放射沾染部位立即进行清洗，深坑掩埋清洗的污水和污物，勿使扩散。胃肠道沾染者可采取催吐、洗胃、缓泻等方法。

3. 创面、伤口处理：①对污染伤口，应用剪刀剪去周围毛发，以等渗盐水、1∶5稀释的漂白粉液等（勿用乙醇）彻底清洗。清洗消毒时，应先覆盖伤口，避免冲洗液带放射性物质流入伤口。然后进行清创，清创后进行延期缝合。②对放射复合烧伤的创面，原则是尽快闭合烧伤创面。③放射性损伤复合骨折者，处理原则上同单纯骨折，但固定时间较单纯骨折适当延长。

烧伤复合伤

烧伤复合伤是指同时或相继受到热能（热辐射、热蒸汽、火焰等）和其他创伤所致的复合损伤。最常见的是烧伤合并冲击伤。高温引起体表烧伤和吸入性损伤，冲击波则引起冲击伤，即烧冲复合伤。

【临床表现】

烧伤复合伤临床特点有以下几点。

1. 烧伤复合伤的体表烧伤和创伤易于察见，重要的是判断有无冲击伤引起的内脏损伤。另外，大面积严重烧伤，常常掩盖或混淆了复合伤的症状和体征，或医护人员的注意力仅集中在体表而忽视了内在器官，致复合伤的诊治被延误。

2. 整体损伤加重：严重烧伤引起体表损伤，又引起多种内脏并发症。

3. 心肺损伤：心脏损伤主要病变为出血、坏死、心肌纤维断裂。

4. 肾功能损伤。

5. 造血功能损害。

【救护措施】

1. 防治肺损伤：严重肺出血、肺水肿是早期的主要原因。保持呼吸道通畅，清除分泌物及异物。窒息者行环甲膜穿刺术，气管插管或气管切开。发生肺水肿时吸入经酒精湿化的氧气，以降低肺泡表面张力，必要时行机械辅助通气。

2. 补液抗休克。

3. 抗感染。

4. 保护心、脑、肺、肾功能。

化学复合伤

各种创伤合并化学毒物中毒或伤口直接染毒者，称为化学复合伤。多见于战时使用军用毒剂时，也偶见于平时化学毒物排放或泄漏时。

【临床表现】

1. 神经性毒剂 神经性毒剂的毒性作用机理是通过干扰正常的神经与肌肉、腺体和其他神经联络的机制而产生生物效应，造成这些结构过度兴奋，甚至疲劳而衰减。吸入气中毒轻度表现为：单侧或双侧瞳孔缩小，流鼻涕，呼吸急促等；中度表现为呼吸急促；重度表现为病人无意识，抽搐，发作后气急，两个或两个以上系统受影响。

2. 糜烂性毒剂 糜烂性毒剂是引起皮肤红斑和小水疱，以及损伤眼、气道和其他器官的物质。目前认为糜烂性毒剂有 3 类：硫芥末、路易斯气和光子气。

3. 窒息性毒剂 窒息性气体按照性质可分为化学性窒息性气体和单纯性窒息性气体。化学性窒息性气体是指能影响血液氧的携带输送或损害组织对氧的利用气体，如一氧化碳、硫化氢、苯胺等。单纯性窒息性气体是指能引起组织供氧不足发生窒息的无毒微毒气体和惰性气体，如氮、甲烷、二氧化碳等。

4. 刺激性毒剂 刺激性气体多呈黄褐色、棕红色或深蓝色，常有霉变的干草或烂苹果气味，多以气体或烟雾的形式弥散。

此外，还有失能性毒剂、全身中毒剂。

【救护措施】

如出现危及生命的创伤，应首先处理；然后再处理毒物中毒；特效抗毒疗法和综合疗法相结合；局部处理与全身治疗相结合。

1. 立即清除毒物：①皮肤染毒者，迅速脱去染毒衣物，水溶性毒剂用清水冲洗 10 分钟以上，脂溶性毒剂可用活性白陶土吸附，或用专门化学洗毒剂清除。②吸入中毒者，尽快撤离染毒区，短时间无法撤离可戴防毒面具。③眼内染毒者，用大量清水冲洗 10 分钟以上。④口服中毒者可采取催吐、洗胃、缓泻、灌肠等方法。⑤伤口染毒者，先用盐水冲洗干净，注意避免洗液沾染周围组织，造成交叉染毒。⑥早期清创要彻底清除异物及坏死组织。

2. 及时实施抗毒疗法。

3. 纠正重要器官功能紊乱。

4. 预防并发症。

第五章 灾害条件下常见危重内科疾病的护理 ▷▷▷

第一节 心力衰竭的护理

心力衰竭可由各种心脏疾病引起，绝大多数情况下是指心肌收缩力下降使心排血量不能满足机体代谢的需要，器官、组织血液灌注不足，同时出现肺循环和（或）体循环瘀血表现的一种综合征。

【分类】

心力衰竭分类方法很多：按照解剖部位可分为左侧心力衰竭、右侧心力衰竭、全心衰竭；按照病理生理改变，可分为收缩功能不全性心力衰竭、舒张功能不全性心力衰竭；按照心排血量绝对或相对不足，可分为高排血量心力衰竭和低排血量心力衰竭。而本节则按照心力衰竭发病进程的急缓，分为急性心力衰竭和慢性心力衰竭进行叙述。

（一）慢性心力衰竭

1. 病因

（1）心肌损害 如冠心病心肌缺血、心肌梗死、心肌炎和心肌病；心肌代谢障碍性疾病，以糖尿病心肌病最常见。

（2）心脏负荷过重 ①容量负荷（前负荷）过重：见于二尖瓣、主动脉瓣关闭不全；房间隔缺损、室间隔缺损、动脉导管未闭，以及伴有全身血容量增多疾病，如甲状腺功能亢进症、慢性贫血等。②压力负荷（后负荷）过重：见于高血压、主动脉瓣狭窄、肺动脉高压、肺动脉瓣狭窄等，以及左、右心室收缩期射血阻力增加的疾病。

2. 发病机制 心力衰竭是一个慢性发展过程，存在血流动力学紊乱和神经体液的代谢异常。心力衰竭早期，机体通过心率加快、心肌增厚、心脏扩大提高心肌收缩力，增加心脏容量；通过交感神经兴奋、肾素-血管紧张素-醛固酮系统的激活，代偿性增加血管阻力和潴留水、钠，以维持灌注压；心房增加心房肽的释放，扩张血管，排钠利尿，对抗由于交感神经兴奋和肾素-血管紧张素-醛固酮系统激活造成的不利影响。心力衰竭失代偿期，心肌肥厚到一定程度时，心肌蛋白质和核酸合成受抑制，发生心肌损伤和坏死。持续性心脏扩大使心肌耗氧量增加，加重心肌的损伤；神经内分泌系统活性增加不断，加重血流动力学紊乱，损伤心肌细胞，导致心排出量不足，出现呼吸困难、乏力、循环瘀血等心力衰竭症状。

3. 诱发和加重心力衰竭的因素　①感染：特别是呼吸道感染。②生理或心理压力过大：劳累过度、精神紧张、情绪激动等。③循环血量增加或锐减：如输液过多过快、摄入高钠食物、妊娠及大量失血、严重脱水等。④严重心律失常：尤其是各类快速性心律失常，如心房颤动。⑤治疗不当：如洋地黄用量不足或过量、不恰当应用某些抑制心肌收缩力的药物等。⑥其他：各种原因引起的水、电解质、酸碱平衡紊乱；合并甲状腺功能亢进症、贫血、肺栓塞等。

（二）　急性心力衰竭

急性心力衰竭指由于某种因素使心肌收缩力短期内明显降低和（或）心室负荷明显增加，导致心排血量急剧下降，体循环或肺循环压力急剧上升的临床综合征。一般为原代偿阶段的心脏由某种诱因突然诱发，以左侧心力衰竭为主，虽有心率增快等交感神经张力增高的表现，但代偿作用有限，心房或心室扩大不明显，临床表现为急性肺水肿、心源性休克或心搏骤停，应进行抢救性治疗。

【临床表现】

（一）　慢性心力衰竭

1. 左心衰竭

（1）呼吸困难　是左心衰竭的最早和最常见的症状。主要由于急性或慢性肺瘀血和肺活量减低所引起。轻者仅于较重的体力劳动时发生，休息后很快消失，故称为劳力性呼吸困难。阵发性夜间呼吸困难是左心衰竭的一种表现，病人常在熟睡中憋醒，有窒息感，被迫坐起，咳嗽频繁，出现严重的呼吸困难。轻者坐起后数分钟，症状即告消失，重者发作时可出现紫绀、冷汗、肺部可听到哮鸣音，称心源性哮喘。严重时可发展成肺水肿，咯大量泡沫状血痰，两肺满布湿啰音，血压可下降，甚至休克。

（2）咳嗽和咯血　是左心衰竭的常见症状。由于肺泡和支气管黏膜瘀血所引起，多与呼吸困难并存，咯血色泡沫样痰或血样痰。

2. 右心衰竭

（1）上腹部胀满　是右心衰竭较早的症状。常伴有食欲不振、恶心、呕吐及上腹部胀痛，此多由于肝、脾及胃肠道充血所引起。

（2）颈静脉怒张　是右心衰竭的一个较明显征象。其出现常较皮下水肿或肝肿大为早，同时可见舌下、手臂等浅表静脉异常充盈，压迫充血肿大的肝脏时，颈静脉怒张更加明显，称肝颈静脉回流征阳性。

（3）水肿　出现在右心衰竭早期。心衰性水肿多先见于下肢，卧床病人常在腰、背及骶部等低垂部位明显，呈凹陷性水肿，重症者可波及全身。少数病人可有胸水和腹水。

（4）紫绀　右心衰竭者多有不同程度的紫绀，最早见于指端、口唇和耳廓，较左心衰竭者明显。其原因除血液中血红蛋白在肺部氧合不全以外，还与血流缓慢，组织从毛细血管中摄取较多的氧而使血液中还原血红蛋白增加有关（周围型紫绀）。严重贫血者，紫绀可不明显。

（5）神经系统症状　可有神经过敏、失眠、嗜睡等症状，重者可发生精神错乱。可能由于脑瘀血缺氧或电解质紊乱等原因引起。

（6）心脏体征　主要为原有心脏病表现，由于右心衰竭常继发于左心衰竭，因而左、右心均可扩大。右心室扩大引起三尖瓣关闭不全时，在三尖瓣区听诊可听到吹风性收缩期杂音。由左心衰竭引起的肺瘀血症状和肺动脉瓣区第二心音亢进，可因右心衰竭的出现而减轻。

3. 全心衰　可同时存在左、右心衰竭的临床表现，也可以左或右心衰竭的临床表现为主。

（二）急性心力衰竭

发病急骤，主要表现为急性肺水肿，突发严重呼吸困难，呼吸频率为 30～40 次/分，强迫端坐位，频繁咳嗽，咳粉红色泡沫样痰，面色灰白，发绀，大汗，烦躁。极重者可因缺氧而神志模糊。

急性肺水肿早期血压可一过性升高，随着病情持续，则血压下降。听诊两肺满布湿啰音和哮鸣音，心率增快，心尖区第一心音减弱，可有舒张早期奔马律，肺动脉瓣区第二心音亢进。急性肺水肿如不能及时纠正，可出现心源性休克或窒息。

【护理评估】

（一）心衰的评估

临床上具备以下 2 个主要条件，或 1 个主要条件和 2 个次要条件时，可判断病人有心力衰竭。

1. 主要条件　颈静脉怒张、肺部啰音、心脏扩大、急性肺水肿、奔马律、阵发性夜间呼吸困难或端坐呼吸、静脉压上升超过 12mmHg（1.6kPa）、循环时间>25 秒、肝颈静脉回流征阳性。

2. 次要条件　踝部水肿、夜间咳嗽、劳累性呼吸困难、瘀血性肝大、胸腔积液、潮气量减少到最大量的 1/3、心率大于每分钟 120 次的心动过速。

（二）诱因评估

身体或精神过度疲劳；急性感染，特别是呼吸道感染；静脉输液过多过快；药物使用不当，如不恰当地使用抑制心肌收缩力的药物或突然停用强心药；严重心律失常。

【救护措施】

救护原则：①针对原发病因治疗是心力衰竭治疗的基本措施，同时控制、避免、消除各种可能诱因。②减轻心脏负荷：包括利尿药和抗高血压药的应用，原则是合理应用，避免滥用。尤其在急性心力衰竭时更要快速、积极应用，同时根据情况应用吗啡和氨茶碱，必要时选用机械性循环辅助装置，如主动脉内气囊反搏（IABP），可减少左心室做功，增加心排血量，降低左室充盈压力。③增加心肌收缩力：主要是强心苷类和新型正性肌力药的应用，后者包括拟交感胺类的多巴胺和多巴酚丁胺，以及磷酸二酯酶抑制类的氨力农（氨吡酮）和米力农（甲氰吡酮）。

（一）病情监测

1. 心电监测　通过心电监护、24 小时动态心电图监测及常规心电图记录等，实时判断心电活动状态，了解心肌供血情况，及早发现心律失常及其先兆，指导用药；评价药物疗效，防范药物的不良反应和中毒。

2. 心功能及血流动力学监测　其临床意义是早期评价心泵功能状况，指导临床选择合理的治疗方案，评价治疗效果和判断预后。

3. 生化指标及血药浓度监测　电解质、肝肾功能指标、血气分析指标、心肌酶学指标和应用治疗药物的血药浓度等。

（二）基础护理

1. 体位选择　病人急诊入院后，取半卧位；如果呼吸困难不缓解，取坐位，双下肢下垂，以减少回心血量。

2. 氧疗　急诊入院时采用高浓度、高流量给氧，病情稳定后鼻导管持续给氧。注意观察病人发绀、呼吸、心率变化。

3. 液体、电解质、饮食控制　关键是钠盐和液体平衡控制，清淡饮食，降低基础代谢率，减轻心脏负担。宜用低钠、低脂肪、低盐、富含维生素、富于营养易于消化的低热量饮食。坚持少食多餐，减少胃肠消化食物所需的血液供应，减轻心脏负担。记录出入量，按医嘱采集电解质、血气标本。

4. 观察病情变化　包括咳嗽、咳痰、呼吸困难的性质与程度，有无发绀；血压、心律、心率；颈静脉充盈度；下肢有无浮肿；尿量多少等。

（三）用药护理

1. 洋地黄类药物　①熟悉洋地黄类药物的名称、剂量和应用方式。②使用前后测定并记录心律和心率。③观察有无中毒征兆，包括胃肠道症状、心脏症状和神经系统症状。④毒性反应处理，包括停用药物、酌情补钾等。

2. 血管扩张药物　①按医嘱给药，剂量准确，根据血压调整给药速度。②治疗过程中严密观察血压和心率变化。

3. 利尿药物　①观察利尿效果和不良反应，为病人称体重，记录出入量。②检查记录电解质、酸碱平衡情况，尤指血钾过高或过低。③肌注利尿药物宜早晨进行，大剂量宜静脉给予。

4. β 受体阻滞剂　其作用机制是抑制激活的神经激素系统、促进心脏 β 受体上调、改善心肌运动耐力。

（四）心理护理

对病人进行教育，使其了解心力衰竭的症状和体征、危险因素、用药、饮食、体能、运动、预后，以及疾病的心理适应，以配合治疗。

（五）并发症的防护

1. 心律失常 ①严密观察心率及心律的变化，若发现频发室早、二联律、R on T 现象、严重房室传导阻滞、阵发性室速等情况立即处理。②发现室颤，尽快进行电除颤。③在心电监护下应用抗心律失常药物。

2. 心源性休克 ①心电监护、血压监护，有条件的进行心功能及血流动力学监测。②准确记录液体出入量。③建立静脉通路，持续高流量吸氧。④准确及时地给药并监测给药后变化。

3 急性肺水肿 ①端坐位，双腿下垂。②建立静脉通路，持续高流量吸氧。③强心、利尿、扩血管。

第二节　肾衰竭的护理

肾衰竭根据病因和发病时间，可分为急性肾衰竭（ARF）和慢性肾衰竭（CRF）。ARF 是由于各种原因使双肾排泄功能在短期内（数小时至数天）迅速下降而出现的临床综合征，主要表现为血肌酐（Cr）和尿素氮（BUN）升高，水、电解质及酸碱平衡失调，以及全身各系统并发症，常伴有少尿，但也可以无少尿表现。CRF 是在各种慢性肾脏疾病的基础上，缓慢出现肾功能进行性减退。临床危重症抢救多是 ARF 者，故本节主要讲述 ARF。

【病因】

按照致病因素在肾脏直接作用的部位，将 ARF 的病因分为 3 类。

1. 肾前性 指肾脏因循环障碍、血供不足所致的急性肾功能不全。

2. 肾性 指各种肾实质性疾病所致的急性肾功能不全。

3. 肾后性 各种原因引发尿路梗阻，使尿路压力增高，尿液形成相对减少所致的急性肾功能不全。

【发病机制】

ARF 的发病机制目前仍不完全清楚，从不同的角度探讨有多个学说。

1. 血流动力学说 该学说将肾脏看作是血液过滤的管道，当肾动脉血管痉挛、肾灌注降低、滤过受损、肾小管阻塞，尿液漏入肾间质，将导致 ARF。

2. 渗漏学说 肾小管上皮细胞损伤坏死脱落，沉积堵塞肾小管，并且屏障作用减弱，加上肾小管周围血浆胶体渗透压的回吸收作用，致使肾小管腔内液体（原尿）向管周血管反渗，导致 ARF。

3. 细胞生物学说 主要观点是肾小管上皮细胞受缺血、毒素打击后，肾小管上皮细胞产生"顿抑"，使极性消失。

4. 细胞介质与炎症反应学说 其核心是肾小管细胞是一种免疫细胞，受损伤因素激活后，与白细胞一起参与炎症反应，介导肾脏的细胞损伤，导致 ARF。

5. 细胞骨架改变学说 组织病理学和尿细胞学检查发现，ARF 时许多肾小管上皮细胞并未死亡就从小管基膜上脱落。实验证明肾小管上皮细胞骨架发生了改变，细胞内骨架蛋白溶解变短，从细胞周围移向核周并结合成束状，细胞失去骨架而皱缩。

【护理评估】

（一） ARF 的诊断标准

无肾病史，有引起急性肾小管坏死的病因（如肾缺血或肾中毒等）；在补液或控制心力衰竭、纠正心律失常后，尿量仍不增加；肌酐清除率较正常值降低 50% 以上，血尿素氮、血肌酐迅速升高，B 超显示双肾增大或正常大小；无大量失血或溶血证据者，多无严重贫血，Hb ≥ 80g/L。

（二） ARF 严重程度评价

临床上应用简化的 Liano 急性肾衰竭预后评价系统较方便，对 ARF 者严重程度和预后进行评价，可以比较不同治疗群组之间的疗效、治疗措施的有效性和医疗资源配置是否合理（表 5-1）。

表 5-1 ARF 简化严重程度和预后评分系统 （Liano）

相关因素	加分值	相关因素	减分值
常数	21	单纯肾毒性损害	11
年龄	3×年龄/10	已高度警惕	15
女性	9		
少尿	11		
低血压	12		
黄疸	12		
昏迷	15		
机械通气	18		
预计死亡率 =（加分值-减分值）×100%			

【救护措施】

救护原则：①快速评价肾功能，早期发现，早期治疗。②改进血液净化技术，适时而有效地透析。③早期救治危重症，积极应用预防和治疗肾衰的有效药物。④注重防治并发症。

（一） 基础护理

1. 休息 病人应卧床休息，以减轻肾脏负担，降低代谢率，减少蛋白质分解代谢，从而减轻氮质血症。

2. 保证营养与热量摄入 ARF病人处于高分解代谢状态，水和蛋白质摄入受限，代谢及内环境紊乱，故必须进行营养和能量的补充。应给予高热量、高维生素、低蛋白质、易消化的食物。可通过口服、鼻饲、静脉营养等方法保证摄入。胃肠功能正常者尽早开始胃肠营养支持；肠道功能障碍者，采用肠外营养。注意积极营养的同时，需要尽早开始血液净化治疗，以防氮质血症加重。

（二）预防控制感染

预防控制感染的措施包括以下几个方面：①每天用紫外线环境消毒。②每日早晚口腔护理和会阴部冲洗。③翻身、皮肤按摩，避免发生压疮和皮肤感染。④拍背、排痰，避免上呼吸道感染及肺炎。⑤减少不必要的介入性操作。⑥合理应用抗生素，避免产生耐药菌株。

（三）少尿期的护理

1. 保持液体平衡，促进排尿 严格控制液体入量，宁少勿多，应用药物包括：①袢利尿剂：降低髓袢升支粗段的代谢，降低氧耗，避免上皮细胞损伤加重；冲刷肾小管，清除管型等阻塞物；促进少尿型肾衰向多尿型肾衰转化，缩短少尿期。②多巴胺：增加心排血量，扩张血管，增加肾脏血流和肾脏排钠能力。③心房利钠肽（ANP）：扩张入球小动脉、收缩出球小动脉，增加肾小球滤过率；抑制肾小管对钠的重吸收，增加尿量。

2. 保持电解质、酸碱平衡 针对高钾、镁、磷，低钠、钙，控制钾、镁、磷的摄入，判断稀释性或真性低钠，采取限制液体或补充钠、钙治疗。在二氧化碳结合力<13.5mmol/L时，考虑补碱治疗。

3. 积极应用预防和治疗肾衰的有效药物 近期的实验研究显示，选择性或序贯性应用α-黑色素细胞刺激激素（α-MSH）、内皮黏附分子拮抗剂、血小板活化因子拮抗剂、抗细胞间黏附分子（ICAM）-1的抗体、P-选择素拮抗剂、胰岛素样生长因子（IGF）等，均具有防止肾小管堵塞、促进ARF后损伤细胞功能修复的作用。

（四）多尿期的护理

仍以维持液体、电解质、酸碱平衡为重点，早期肾功能还未恢复，仍要控制补液量，继续治疗，包括透析。后期维持水的平衡，改静脉输注为口服。多尿期病人多处于衰竭状态，更应防止并发症的发生。

第三节 肝功能衰竭的护理

急性肝功能衰竭（AHF）又称爆发性肝功能衰竭（FHF），是由于各种原因引起的肝细胞大块坏死或严重的肝细胞功能损害造成的临床综合征。其主要特点是病人原先无慢性肝脏病，出现黄疸迅速加深、肝脏迅速缩小、肝臭、出血、脑水肿、肝性脑病、脑疝综合征、肝肾综合征，凝血酶原时间延长、胆碱酯酶降低、氨基转移酶升高、血清胆红素升高。慢性肝功能衰竭（CHF）是由于病毒性肝炎、自身免疫性肝炎、酒精性及胆汁性肝硬化等原因，造成肝细胞坏死，肝脏萎缩，出现上述症状和生化改变。肝功能衰竭病死率高达 50% ~ 80%。本节主要讨论 AHF。

【病因与发病机制】

引起 AHF 的病因很多，主要的有病毒性肝炎、药物、毒物、肝缺血、缺氧、代谢障碍、胆汁淤积等，其中前两项原因占病人总数的 80% ~ 85%。AHF 发病机制复杂，可同时共存，相互影响。

【病理】

AHF 的病理改为分为 2 型：①Ⅰ型：以肝细胞广泛坏死和结构消失为特征，也表现为肝细胞极度肿胀，肝细胞内质网及线粒体严重受损。弥漫性肝细胞坏死，整个小叶存在大块坏死和广泛灶性坏死，坏死区有大量淋巴、单核及粒细胞浸润。②Ⅱ型：以肝细胞脂肪浸润、肝细胞微泡性脂肪变性为特征。一般无斑片状或融合性大块坏死，亦缺乏炎症细胞浸润。

【护理评估】

（一）AHF 的判断

1. 既往无慢性肝病，起病后迅速出现神经、精神症状而排除其他原因者；或急性肝病进展迅速，非特异性消化道症状随之出现黄疸、精神症状。
2. 病人肝浊音界进行性缩小，黄疸迅速加深。
3. 肝功能异常，凝血异常。
4. 严重病例有低血糖和代谢性酸中毒，或出现肝昏迷。
5. 其病因多为急性病毒性肝炎和药物诱导性肝炎。

（二）肝性脑病的分期评估

根据意识障碍程度、神经系统表现和脑电图，将肝性脑病分为 4 期（表 5-2）。

表 5-2　肝性脑病临床分期

分期	意识障碍程度	神经系统表现	脑电图
1 期（前驱期）	轻度性格改变	可有扑翼样震颤、睡眠习惯改变	正常
2 期（昏迷前期）	意识错乱、睡眠障碍	震颤、肌张力增加、腱反射亢进	有特征性异常
3 期（昏睡期）	昏睡、精神错乱	震颤、肌张力增加、锥体束征阳性	有异常波形
4 期（昏迷期）	昏迷，甚至神志丧失	无震颤，腱反射浅昏迷亢进、深昏迷消失	明显异常

【救护措施】

救护原则：①病因治疗：抗病毒，调整免疫功能，预防和控制内毒素血症，阻止肝坏死，促进肝细胞再生。抗病毒药物较多，疗效尚不可靠，常用药物有干扰素、阿糖腺苷、膦甲酸等；免疫促进剂有胸腺肽、辅酶 Q10、转移因子、免疫球蛋白等；免疫抑制剂有肾上腺皮质激素、环孢素 A、FK506 等；促进肝细胞再生的药物有糖皮质激素、肝细胞生长因子（HGF）、前列腺素 E_1（PGE_1）、胰高糖素-胰岛素等。目前大多认为单用干扰素无效，甚至会促进免疫反应，加剧肝坏死。有报道抗病毒和免疫调节剂联合治疗取得较好疗效。②非替代治疗：针对三高（血氨、脑脊液与血清中芳香族氨基酸、假性神经传导递质增高），三低（血糖、血钾、血清蛋白减低）、二水肿（脑水肿、肺水肿）、二障碍（出凝血功能障碍、肾功能障碍）进行治疗。

（一）病情观察

注意病人的意识状态、理解力、黄疸变化，记录液体出入量、血压，警惕消化道出血。

（二）基础护理

指导病人建立科学生活和饮食习惯，合理饮食，保证高热量、高碳水化合物、低蛋白、易消化，并补充维生素。

（三）用药护理

①应用纠正氨基酸代谢紊乱药物时，注意过敏现象和防止静脉炎。②应用抑制肠道细菌药物时，注意观察药物不良反应，包括腹胀、恶心、呕吐、腹痛等。

（四）并发症的防治

①减少肠道氨的吸收，通便、导泻。②保持水、酸碱、电解质的平衡。③禁忌肝毒性或可能导致肝缺血的药物。④严格隔离消毒，防治交叉感染。⑤防治压疮。

1. 消化道大出血 帮助病人选择体位，快速静脉穿刺补充血容量，观察病情，估计出血量，进行出血停止与否的判断，熟练放置胃管，正确实施胃管内给药，熟练应用三腔二囊管压迫止血，使之有效合理，减少不良反应。同时要注意预防 DIC 的发生。

2. 肾衰竭 见本章第二节。

3. 脑水肿 立即脱水治疗，准确记录出入量，监测电解质情况，保证大脑供氧、供能，必要时进行透析。

第四节　呼吸衰竭的护理

呼吸衰竭（RF）简称呼衰，是指各种原因引起的肺通气和（或）换气功能严重障碍，以致在静息状态下亦不能维持足够的气体交换，是由多种疾病引起的通气和（或）换气功能障碍，导致低氧血症伴（或不伴）高碳酸血症，进而引起一系列病理生理改变和相应临床表现的综合征。由于临床表现缺乏特异性，明确诊断需根据动脉血气分析，若在海平面、静息状态、呼吸空气条件下，动脉血氧分压（PaO_2）<60mmHg，伴

或不伴二氧化碳分压（$PaCO_2$）>50mmHg，并除外心内解剖分流和原发于心排血量降低等因素所致的低氧，即可诊断为呼吸衰竭。

【发病机制】

1. 低血氧分压的产生机制与对机体的影响　导致低 PaO_2 的主要原因包括：吸入氧气浓度（FiO_2）降低，引起肺泡氧分压（PaO_2）下降；肺泡通气量（VA）不足，引起 PaO_2 下降，导致肺泡-毛细血管分压减小；弥散功能障碍，进行气体交换的有效弥散面积和构成血-氧屏障的肺泡膜受害；通气/血流（V/Q）分布不均，导致右向左分流或无效腔效应。低血氧分压对机体的影响与缺氧程度、发生速度、持续时间有关，对全身各个系统均有影响，严重缺血会产生酸中毒，神经系统感知障碍，昏迷，各器官组织水肿、变形，甚至引发多脏器、系统功能衰竭。

2. 高碳酸血症的产生机制与对机体的影响　高碳酸血症对机体的影响来自 CO_2 的直接作用和氢离子浓度的升高，对中枢神经有麻醉作用，可出现嗜睡、昏迷、扑翼样震颤，对循环系统可使血管平滑肌松弛、血管扩张，而继发的儿茶酚胺增多则引起血管收缩，综合作用引起类似缺氧的血液重新分布，对呼吸系统可以兴奋呼吸中枢，也可使血红蛋白氧解离曲线右移，有利于细胞对氧的作用。

【护理评估】

1. 呼吸衰竭的诊断标准　海平面、静息状态、呼吸空气情况下，氧分压（PaO_2）<60mmHg 和（或）二氧化碳分压（$PaCO_2$）>50mmHg。

2. 呼吸衰竭的分型　呼吸衰竭是一种病理生理学诊断术语，临床上根据有无二氧化碳潴留分为两大类：①低氧性呼吸衰竭（HRF）即 I 型呼吸衰竭，血气特点为：PaO_2<60mmHg，$PaCO_2$ 正常或降低。②高碳酸-低氧性呼吸衰竭（HHRF）即 II 型呼吸衰竭，血气特点为：除低氧血症外，还有 $PaCO_2$>50mmHg。每一类又根据发病时间分为急性和慢性。

3. 呼吸衰竭的分度　临床上常规将呼吸衰竭分为3度（表5-3）。

表5-3　呼吸衰竭常规分度

指标	轻度	中度	重度
SaO_2（%）	>80	60~80	<60
PaO_2（mmHg）	55~60（7.3~8kPa）	40~55（5.3~7.3kPa）	<40（5.3kPa）
$PaCO_2$（mmHg）	>50（6.7kPa）	>70（9.2kPa）	>90（12kPa）
发绀	无	轻或明显	明显或严重
神志	清醒	嗜睡或浅昏迷	昏迷

【救护措施】

（一）病情观察

1. 注意观察呼吸频率、节律、深浅，有无病理样呼吸。

2. 观察体温、脉搏、血压等情况。

3. 注意神志的变化。

4. 观察皮肤黏膜颜色，有无发绀、水肿等。

（二） 改善通气功能

1. 湿化痰液、适当补液、清除气道分泌物。对咳嗽无力者定时翻身拍背，对痰液黏稠者给予雾化吸入，对无力咳嗽或昏迷者用导管吸痰。

2. 应用支气管扩张药物，常用的有茶碱类、β 受体兴奋剂类和肾上腺皮质激素类，以减小呼吸道阻力。

3. 应用呼吸兴奋剂，可供选择的有尼可刹米（可拉明）、洛贝林、二甲弗林（回苏灵）、乙苯吡酮、阿米脱林等。使用时注意病情的变化。

4. 必要时建立人工气道，可以选择插入口咽导管、建立口咽气道、气管插管或气管切开。

（三） 氧疗

氧疗要根据低氧原因及缺氧程度，严格掌握适应证，发挥其积极作用，防止不良反应。

1. I 型呼吸衰竭，原则是按需氧给氧，氧浓度低于 50%。

2. II 型呼吸衰竭，应采用控制性氧疗，持续性低流量吸氧，一般 $1 \sim 3L/min$，浓度 $25\% \sim 33\%$。

3. 给氧方法根据需要选择鼻导管、面罩、氧帐或呼吸器给氧。

（四） 对症护理

根据血、痰、分泌物培养，血气、生化检查结果，进行控制感染、纠正酸碱和电解质失衡的治疗。其间注意科学合理地使用抗生素，严格各项操作，以减少院内感染的发生。

（五） 呼吸机使用护理

1. 使用指征 当监测到以下情况时需使用呼吸机，进行机械辅助呼吸。

（1）当病人自主呼吸减弱或暂停，难以维持每分钟正常通气量；或低氧血症呼吸衰竭的病人，面罩给氧浓度≤40%，动脉 PaO_2 仍不能达到 60mmHg；或 FiO_2 为 100%，而其 $PA-aDO_2$（肺泡动脉氧分压差）高于 100mmHg 时。

（2）当呼吸频率快于 35 次/分，肺活量（Vc）低于 15% 预计值，FEV_1 低于 10%，面罩吸氧后 SaO_2 低于 70%，或 $PaCO_2$ 高于 55mmHg（7.33kPa）（除外慢性高碳酸血症的情况）时。

（3）最主要的指征是病人呼吸肌趋向疲劳状态。当哮喘病人处于危急情况下；低氧碳酸血症和呼吸性碱中毒；COPD 病人低氧高碳酸血症伴呼吸性酸中毒；或其他原因造成病人呼吸衰竭严重，陷入耗竭状态时。

2. 护理措施 呼吸机的主要功能是维持有效的通气量，在使用中护士应严密监视机器的工作状况、各部件衔接情况，监听运转声音，并根据病人的病情变化及时判断和排除故障。要密切注意病人的自主呼吸频率、节律与呼吸机是否同步；机械通气后通气量是否恰当；潮气量应视病人的病情、年龄、体重而定，还要观察实际吸入气量，有效潮气量＝潮气量－死腔量（面罩 250mL，鼻罩 130mL）；同时观察漏气量、吸气压力水平、压力上升时间等指标。如病人安静，表明自主呼吸与机械同步；如出现烦躁，则自主呼吸与机器不同步，或是由于通气不足或痰堵，应及时清除痰液或调整通气量。总之，护士除了必须具备扎实的基础护理技术和丰富的临床经验以外，还需要熟练掌握各型呼吸机的治疗参数及调节方法，变被动护理为主动全程护理。

（六） 用药护理

1. 输液管理 ①准确记录出入液体量。ARDS 时肺间质与肺泡水肿，液体潴留增加。液体入量应适当控制，前 3 天入量宜少于出量，每日保持 500～1000mL 的体液负平衡。在血流动力学状态稳定的情况下，可适当使用利尿剂。②准确记录每小时的出入液体量，以防止液体的大进大出，加重肺水肿。③早期输液应以晶体为主，在毛细血管内皮损伤逐渐恢复后，适当使用胶体液，以提高血浆胶体渗透压，促进间质及肺泡内液体回吸收。

2. 应用糖皮质激素的观察 早期大量应用地塞米松可保护肺毛细血管内皮组织，减少毛细血管渗出，减轻炎症反应，缓解支气管痉挛。但严重创伤后病人易并发消化道大出血，而使用糖皮质激素后更易导致上消化道大出血。除常规使用 H_2 受体阻滞剂或质子泵抑制剂等预防上消化道大出血以外，应严密观察胃液及大便的颜色、性状、量，并做常规检查。

3. 应用血管活性药物的观察 ARDS 时适当使用血管扩张剂，可减轻心脏前后负荷，同时也可扩张肺血管，解除肺小血管痉挛，改善肺循环。在应用血管扩张剂时，应注意两点：①严密监测血流动力学状态的变化，为及时调整其用量提供准确的依据。②最好由输液泵经中心静脉通道输注血管扩张剂，以防止药物对小血管的刺激。

第五节 多器官功能障碍综合征的护理

多器官功能障碍综合征（multiple organ dysfunction syndrome，MODS）是指机体在遭受急性严重感染、创伤、烧伤、休克等突然打击后，同时或序贯出现 2 个或 2 个以上与原发病损有或无直接关系的系统或器官的可逆性功能障碍。

【发病机制和特征】

（一）发病机制

MODS 的发病机制非常复杂，现在主流的看法是失控的全身炎症反应综合征（SIRS）很可能在 MODS 发生中起主要作用。

1. 缺血再灌流损伤假说 创伤、失血引起休克的过程中，各种重要器官发生缺血，复苏治疗后有一部分人，尤其是缺血时间较长、延迟复苏者，易发生再灌流损伤。

2. 双向预激假说 即把创伤、休克、感染等早期病损视为第 1 次打击，其程度是有限的，但炎症细胞被动员，处于一种"预发状态"，此时如果病情进展或再次出现病损侵袭，便构成第 2 次打击。此阶段的突出特点是已处于"预发状态"的炎症细胞过量地释放体液和细胞炎性介质，即使第 2 次打击强度小于第 1 次打击，其炎症反应程度也较第 1 次为重，故炎症反应被放大。如此还可以导致"第 2 级""第 3 级"甚至更多级的介质释放，从而发展，最终导致细胞损伤和器官功能障碍。

3. 肠道细菌、毒素移位假说 临床资料表明，严重感染和 MODS 之间关系非常密切，但死于脓毒症的病人有相当一部分临床和尸检均未发现明确感染病灶，应用抗生素预防和控制感染亦无法有效降低 MODS 的发病率和病死率。有些病人血中有时能培养出存在于肠道内的细菌，由此有人设想这种感染是否来源于肠道，称为肠源性感染。肠内细菌和肠系膜淋巴结继而进入门静脉系统和体循环，引起全身性感染和内毒素血症，这种肠内细菌侵入肠外组织的过程称为细菌移位。该假说认为胃肠道是体内最大的潜伏感染灶，被视为"未引流的脓肿"，当创伤、休克、感染等应激状态时，很短时间内即会造成肠黏膜上皮的损伤，从而导致肠道细菌和毒素的移位，为炎症反应提供了丰富的和不竭的刺激物质，导致炎症反应持续发展，最终导致细胞损伤和器官功能障碍。

4. 代偿性抗炎仅应综合征（CARS）假说 在临床抗感染治疗屡遭失败的背景下，CARS 假说认为 MODS 是 SIRS 进一步发展的结果。SIRS 是机体对多种细胞因子和炎性介质的反应，引起心血管性休克、内环境失衡、细胞凋亡、器官功能不全和免疫抑制。

（二）特征

1. 衰竭的器官通常并不来自直接的损伤，从原发伤到发生器官衰竭在时间上有一段间隔。

2. MODS 往往来势凶猛，病情发展急剧，难以被迄今的器官支持治疗所遏制，预后凶险，但毕竟是炎性损伤，若治愈存活，脏器功能大多可以恢复正常。

3. 并非所有病人都有细菌学证据，明确并治疗感染未必能提高存活率。

4. 病理学上，MODS 缺乏特异性，主要表现为广泛的炎症反应，30% 以上的病人临床及尸检中无病灶发现。

【护理评估】

临床上，全身炎症反应综合征（SIRS）和 MODS 共存。

（一）SIRS 的判断

判断 SIRS 应具备 2 项或 2 项以上异常表现：①体温（T）>38℃或<36℃。②心率（HR）>90 次/分。③呼吸（R）>20 次/分，或 PaO_2<32mmHg（4.3kPa）。④白细胞>$12×10^9$/L，或<$4×10^9$/L，或不成熟白细胞>10%。

（二）MODS 的判断

全身反应继续加剧必将引起心血管性休克、内环境失衡、细胞凋亡、免疫抑制，最终导致 MODS。目前 MODS 的诊断标准仍不统一，任何一个 MODS 的诊断标准，均难以反映器官功能紊乱的全部内涵。表 5-4 为诊断标准之一。

表 5-4　多器官功能障碍综合征诊断标准

系统或器官	诊断标准
循环系统	收缩压<90mmHg，并持续 1 小时以上，或需要药物支持才能使循环稳定
呼吸系统	急性起病，PaO_2/FiO_2≤26.7kPa（无论是否应用 PEEP），胸片示双侧肺浸润，PCWP<18mmHg 或无左房压力升高的证据
肾脏	Cr>2mg/100mL，伴少尿或多尿，或需要血液净化治疗
肝脏	血胆红素>2mg/100mL，并伴 GPT、GOT 升高，大于正常值 2 倍以上，或已出现肝昏迷
胃肠	上消化道出血 24 小时出血量超过 400mL，或胃肠蠕动消失不能耐受食物，或出现消化道坏死或穿孔
血液	血小板<$50×10^9$/L 或降低 25%，或出现 DIC
代谢	不能为机体提供所需能量，糖耐量降低，需要用胰岛素；或出现骨骼肌萎缩、无力等
中枢神经系统	GCS<7 分

【救护措施】

（一）救护原则

1. MODS 的最佳处理是预防，包括以下几点：①熟练的临床判断。②休克病人尽早复苏，提高复苏质量。③对所有可治性损伤早期进行确实有效的治疗，杜绝医院性诱发原因。④迅速恢复心血管的功能，最大的有效供氧。⑤临床上高度怀疑感染的病例要不懈地寻找感染灶。⑥注意肠道菌群保护，提倡尽早胃肠道进食。⑦营养代谢支持。

2. 消除 MODS 的各项病因和诱因。

3. 多器官支持系统的选择：MODS 治疗的复杂性在于某器官衰竭或功能不全常导致其他器官或系统衰竭，涉及多个器官治疗措施，包括：①改善心脏功能和血液循环。②加强呼吸管理，维持呼吸功能正常，肺泡膨胀不全时机械辅助呼吸；怀疑感染，未发现感染灶，亦应用抗生素，主要是限制肺损伤和预防 ARDS。③肾衰竭治疗。④肝功能衰竭和消化道出血的治疗。

4. 免疫调节是近 10 年 MODS 治疗的主要研究方向，目的在于对抗 SIRS 中各种炎性介质对机体的损伤。基因治疗试图从根本上改变炎性介质的释放和效应细胞的反应状态，从而实现对全身性感染的总控制。

（二）病情监测

1. 动脉血压 ①确保压力传感器在 0 点，体位变动要重新调试，保证结果准确。②危重病人随时记录结果，并注意波形的变化。③观察记录插管动脉远端血供区血运及皮肤情况。④抽血或冲管时严防气泡进入；保持加压袋压力在 40kPa（300mmHg），防止回血。⑤导管内严禁应用血管收缩药。

2. 中心静脉压 ①严格无菌操作。在操作前，要洗手、戴口罩，清洁所要用的治疗盘等物品。②加药时，先进行空气消毒，然后在无人流动、减少尘埃飞扬的情况下进行；推药时，衔接处要绝对无菌，消毒严格，尽量避免多次推注。③插管处贴膜要使用透气性能好、黏贴牢固的材料，若病人出汗多及凝血机制差，应经常观察局部是否黏贴良好，针眼处有无暴露，是否保持无菌状态。④经常观察肝素帽内有无回血，有无残留液体，定时用肝素液冲洗抽吸导管，观察通畅程度，以防形成血丝样血栓，在输液推药过程中带入血液形成栓塞，危及生命。⑤观察局部有无红肿痛、脓性分泌物，以及有无被污染，及早发现尽早处理。⑥保持管道通畅，保持测压系统密闭。⑦每次输注营养液、血液制品、抽取血标本及测压后注意冲管。

（三）侵入性操作的护理

1. 人工气道的护理 ①保持呼吸道通畅：吸痰是气管插管后保持呼吸道通畅的主要措施。如操作不当可致缺氧或低氧血症，吸引时间过长压力过高或吸管太粗等都可能导致肺不张、气管痉挛、心律失常、血压变化、颅内压升高和气道损伤。因此，要掌握吸痰的技巧及吸痰的时机，吸痰应严格无菌操作，吸痰前后高浓度吸氧 1~2 分钟，每次吸痰不超过 15 秒，吸引负压不要太大，吸痰管要插入气管内边旋转、边吸边向上提，动作要轻柔。②呼吸道湿化：呼吸道湿化是气管插管中不可忽视的环节，湿化方法有雾化器雾化、气管内直接滴注、湿化器湿化。

2. 机械通气的护理 ①呼吸机管道连接正确，湿化功能良好。②各接口固定良好。③根据不同呼吸模式设定不同的监测参数和监测范围。④保持呼吸道通畅，及时处理各种情况。⑤监测动脉血气，及时调整通气机参数。⑥注意气源和电源，防止突然中断。⑦定期进行呼吸机管道消毒。

3. 闭式引流管的护理 ①保持引流装置的密闭状态。②保持引流管的通畅，观察记录引流物的量和质。③牢固固定引流管，尤其在医疗操作的病人活动时要加以注意。④标记清晰，尤其在腹腔或胸腔放置多根引流管时更要注意。⑤预防感染，每日皮肤切口处换药。⑥掌握拔管指征，协助医生拔管。

（四）安全护理

护士应加强责任心，及时估计和发现潜在的危险因素：①预防病人坠床。②防止气管套管或气管插管脱落或自行拔出。③防止深静脉置管的堵塞与滑脱。④预防动脉测压管的滑出或接头松脱。⑤观察身体各种引流管在位和引流情况，防止脱出。

（五）　心理护理

1. 护士应态度和蔼，尽可能多地同病人交谈，了解他们的心理需求，建立良好的护患关系。
2. 护士要有娴熟的操作技术，高度的责任心，取得病人的信任。
3. 鼓励恢复期病人做些力所能及的事情，以逐渐消除其依赖心理。
4. 做好保护性医疗，稳定家属情绪，鼓励病人树立康复自信心。

（六）　衰竭脏器的护理

具体步骤与方法见本章第一节至第四节。

第六章　环境及理化因素损伤所致疾病的护理 ▷▷▷▷

第一节　冻伤的护理

寒冷引起的组织损伤统称为冻伤。广义的冻伤可分为冻结性冻伤和非冻结性冻伤，狭义的冻伤即指冻结性冻伤。本节主要介绍狭义的冻伤。

【病因】

人在严寒环境下工作、旅游迷途、登山滑冰、露宿街头等，由于外界环境温度过低，而人体缺乏相应的御寒措施，容易发生冻伤。

【临床表现】

1. 局部冻伤　一般依损伤程度分为 4 度（表 6-1）。

表 6-1　冻结性冻伤分度表

分度	临床表现			转归
	皮肤	水疱	渗出物	
I	潮红，轻度水肿，温度正常或略高，痒感，轻度疼痛	无	无	无组织坏死
II	红或暗红，水肿明显，温度升高，疼痛加重	大水疱，往往成片，疱壁薄，疱液橙黄、清亮，疱底鲜红	少（浆液性渗出）	无组织坏死
III	紫红或青紫，水肿明显，温度较低，感觉迟钝	较大小疱，散在，疱壁厚，疱液红或暗红，疱底暗红	较多（血性渗出）	全层皮肤或皮下组织坏死
IV	青灰，中度水肿，皮肤温度低，感觉丧失，肢体痛	小水疱或无水疱，疱壁厚，疱液咖啡色，疱底污秽	多（血性渗出）	全层组织坏死

2. 全身冻伤（冻僵）　是冻伤的严重阶段，是指处于寒冷环境中机体中心体温<35℃并伴有神经、心血管系统损害为主要表现的全身性疾病。表现为机体体温明显下降、全身肌肉僵硬、皮肤苍白水肿、呼吸心跳微弱甚至停止。常见于人体突然降温（如失事落水、遭遇暴风雪等）。严重的心功能不全、心室纤颤、急性肾衰、代谢性酸中毒、脑水肿、肺水肿等，常成为冻僵致死的直接原因。

【救护措施】

冻伤必须争分夺秒、尽快救治，有条件者利用保温毯进行保温。

（一）局部冻伤

1. 迅速将肢体放入 40~42℃ 的温水中加温，待肢体颜色转红。复温后再离开温水浴。

2. 伤肢肿胀较为剧烈或已经有炎症时，则将健侧肢体放入温水浴中（如双脚冻伤，则将双手放入温水），改善冻伤部位的血液循环。

3. 局部有水疱，不要弄破，待其自行消退。

4. 在手指或脚趾之间放置消毒敷料包扎，局部干燥，防止粘连。

5. 不要高温烘烤，不要使用黏性敷料。

（二）全身冻伤

全身冻伤（冻僵）急救的基本原则有以下几点。

1. 保温及快速复温。中心体温在 32~33℃ 以上者可采用自然复温，即将病人放至温暖的房间，盖上预热的棉被、毛毯，依靠寒战发热自发升高体温；也可温水浴、电热毯、湿热毛巾中心部位、四肢等体表加热。

2. 维持有效呼吸和血液循环。吸入热空气或氧气，对心、肺等生命器官有优先复温作用。如吸入加热增湿的氧气则效果更为可靠。腹膜透析法可直接加温腹腔内脏器官及血液，并通过隔膜传热有利于心脏的复温。透析液为 40~42℃ 含 1.5% 葡萄糖的等张溶液，每 40 分钟换液 1 次，复温效果更佳。应用时要注意检测血钾和血糖水平。

3. 全身冻伤、肢体冻僵、意识丧失者，搬运时要注意动作的轻巧柔和，防止扭伤、断裂等意外。

4. 对有心脏纤颤、心跳停止、呼吸停止的病人应施行心肺复苏术。在快速复温中常出现肺炎、心肾功能不全、休克、肺水肿等并发症，应密切注意，及时诊治。

附：非冻结性冻伤

非冻结性冻伤是指身体局部或全部长时间在低温潮湿环境中造成的冻伤，组织不发生冻结病理改变。

1. 冻疮　为初冬或开春时好发的局部组织非冻结性损伤；主要与冷刺激所致真皮血管周围炎症有关；好发于身体暴露部位和末梢处，以手、足尤为多见。初起时皮肤红斑、发绀、发凉、肿胀，并出现大小不等结节，感觉异常，有灼热、灼痛，局部温暖时尤甚。有时出现水疱，破裂后形成浅表溃疡，并可继发感染。如无感染，一般在离开低温环境后可自愈。每日用温水浸浴或局部用药可加速治愈。愈后无后遗症，但往往易复发。

2. 浸渍足　为下肢在 10℃ 左右水中长时间浸泡，且缺乏活动所发生的损伤，可分为缺血期、充血期、充血后期和后遗症期。缺血期主要表现为足背发凉、肿胀，有麻木感，此时足背动脉搏动很弱以至消失；充血期表现为红、肿、热、痛等炎症反应，病人有时出现水疱，患肢出现功能障碍症状，严重者可有肌无力和萎缩；充血后期患肢肿胀和炎症反应症状逐渐减轻，但皮肤温度下降，严重者可发生组织坏死和脱落；后遗症期患部对寒冷敏感、疼痛和多汗，可维持数月甚至数年。

3. 战壕足 为战斗人员长时间在低温潮湿的战壕或防空洞中停留，且体位长时间不变而发生的脚和小腿的非冻结性冻伤。除湿冷的基本因素以外，长时间不活动或取蜷姿势影响下肢血液循环、鞋袜潮湿、脚汗过多等常促进这种损伤的发生。战壕足的症状与浸渍足大致相似，严重者甚至在肢端形成溃疡或坏疽。

浸渍足和战壕足的治疗原则为早期治疗、预防感染和对症治疗。

第二节　中暑的护理

中暑是指在暑热天气、无风和湿度大的高温环境下，由于体温调节中枢功能紊乱、汗腺功能衰竭、水和电解质丧失过多而引起的以中枢神经系统功能和（或）心血管系统功能障碍为主要表现的急性疾病。除了高温、烈日暴晒以外，工作强度过大、时间过长、睡眠不足、过度疲劳等均为常见诱因，夏季多发。

【病因与发病机制】

在烈日暴晒下没有遮阳物，在田地里劳动、步行者；在高温（室温>35℃）环境下从事重体力劳动，如烧窑、炼钢者；或室温高且从事重体力劳动者易发生中暑。

中暑的发病机制尚不完全清楚，但一般认为是身体过热所致。当人体在热环境下进行各种劳动时，由于身体产热量大，加上外界气温高，相对湿度大，散热困难；又因大量出汗，汗腺疲劳，汗液减少或停止分泌，影响蒸发散热，因而使体热积蓄，体温不断上升，致下丘脑的体温调节功能发生障碍。脑组织对身体过热很敏感，较长时间的身体过热能使脑组织细胞受到严重损害，从而引起一系列的病理生理改变，导致中暑。

【临床表现】

1. 在热浪袭击的高温气候条件下，或接触高温，或较长时间在强烈的阳光下暴晒后，出现疲乏无力、出汗、口渴、头昏、头痛、耳鸣、眼花、恶心呕吐、烦躁不安、步态不稳等中暑先兆症状者。

2. 出现各种中暑的典型临床表现，如高热无汗、皮肤灼热、烦躁或嗜睡；或面色苍白、皮肤湿冷、脉搏细速、血压下降；或呈现肌痉挛者，均为不同类型的中暑症状。体温在38℃以上。

3. 重度中暑：除了先兆中暑的表现以外，还伴有晕厥、昏迷、痉挛或高热。

【救护措施】

1. 马上将病人转移到远离高温环境且通风、阴凉、干燥的地方（如树荫下），及时补充水、盐，病人可在短时间内恢复。

2. 将病人仰卧，解开其衣扣，如衣服已经沾湿应及时更换，使用电风扇、空调等尽快散热。

3. 降体温：用凉湿毛巾敷头部、腋下、腹股沟等处；或用中药（温热水）擦拭。

4. 意识清楚或经过降温处理清醒者可口服绿豆汤、淡盐水等解暑。

5. 伴有意识不清的中暑者，可以按压或针刺人中、水沟、十宣等穴位；若伴有头晕、恶心、呕吐或腹泻时，可给予十滴水、藿香正气水等口服。

6. 尽快转运到医院继续救治。

【预防】

1. 健康教育　应对热区民众进行防中暑的健康教育，提高人们在炎热季节的自我保护能力，使其懂得防暑知识，了解中暑先兆，及时采取纳凉、休息，避免中暑。

2. 重点人群的防暑工作　从事高温作业的劳动生产者和在炎热气候下坚守岗位的人员，更应加强防中暑措施。要适当减轻劳动强度和减少劳动和训练时间，防止过度疲劳，提供充足饮料，保证足够睡眠，发现中暑先兆者要及时处理。

3. 耐热锻炼，提高热适应能力　耐热锻炼是一项有效的防中暑措施。通过在炎热气候条件下一定强度和一定时间的劳动或体育活动的锻炼，人体对热环境会产生一定的耐受力，表现为循环功能增强、心率减慢、血压稳定、出汗增多、汗液中盐丢失减少、体温和皮肤温度上升变慢等，这些变化表明机体对热的耐受能力提高，从而提高了防中暑的能力。

4. 饮料与营养的合理补充　给予合理的饮料与营养补充是预防中暑措施之一。例如，高温作业者必须注意水和无机盐的补充，主张在膳食中多配一些含水溶性维生素较多的食品，如标准粉、小米、豆类中含维生素 B_1 较多，动物内脏和蛋类含维生素 B_2 较多，各种绿叶蔬菜中含维生素 C 和胡萝卜素较多。含钾丰富的食品对预防中暑有一定的作用。

第三节　高原病的护理

急性高原病是指驻平原地区人员进入高原或由高原进入更高海拔地区而发生的一种病理生理变化。本病常发生于进入高原后的 6～96 小时，吸氧不能完全缓解症状，常需要脱离低氧环境 2～3 天后才能恢复。因此，本病被认为是低氧引起的超时反应。

急性高原病的发生过程及其演变机制还不十分清楚。目前大多数学者认为，不同类型的急性高原病的发病机制有共同之处，其中液体潴留、液体转移（主要是肺和脑）、睡眠时低氧血症加重、低氧通气反应降低和心功能不全等在发病中起重要作用。

一、急性低氧症

急性低氧症导致病人运动耐力下降，判断和解决问题能力也受影响。当出现代偿性过度通气时表现为呼吸困难。如果暴露于高原环境的时间较长，则会出现昏睡、乏力和头痛。深度低氧症可能是由于迅速上升到非常高的高度引起的，可导致病人意识丧失或死亡。当血氧饱和度在40%~60%（相当于PaO_2在30mmHg以下）时，有的人就会出现意识丧失。

【救护措施】

1. 快速降低所处的高度。

2. 给氧。

3. 观察病人有无急性高山症、高原肺水肿和高原脑水肿的征象。对意识丧失者需要迅速给予处理。

二、急性高山症

近年来由于登山运动的普及，急性高山症（AMS）已经逐渐被人们所认识。

【临床表现】

1. 头痛、头昏和疲劳，恶心、呕吐和食欲减退。常伴有精神状态改变，包括神情淡漠、易怒或头脑不清。无力感可能加重。双颞部或枕部有跳痛，在弯腰时会加重。

2. 运动时常见呼吸困难，而且病人可能会有不伴发热的寒战。

3. 若出现共济失调、头脑不清和方向感丧失，提示可能只是疲惫或脱水。但若病人有登高病史则必须首先考虑AMS并立即采取适当治疗；而且，有登高病史并出现共济失调时，提示AMS加重并预示可能发生脑水肿。

急性高山症的症状与宿醉的症状相似，应注意鉴别。

【救治措施】

1. 快速降低高度，下降500~1000m的高度即可有效地减轻症状。如果有神经系统改变或较重的气促（提示肺水肿）表现，则尤其要降低高度。

2. 病人应该尽可能多休息；将活动量减到最少；并以每分钟1L的低流量吸氧，以减轻头痛。

3. 如果病人必须停留在此高度，给予乙酰唑胺可使病人能较快适应环境并减轻症状，其作用机理在于产生轻度代谢性酸中毒，从而增加通气（呼吸刺激效应）；它同时还有利尿作用。

4. 地塞米松可有效治疗AMS的中度和重度症状。

5. 更严重者则需住院行高压氧治疗。

三、高原肺水肿

高原肺水肿（HAPE）是一种非心源性的肺水肿，急性严重低氧引起肺动脉压急剧升高，肺血容量增加，通气血流比例失调，液体通过肺毛细血管漏入肺间质和肺泡，阻碍了正常气体交换的急性恶性高原病，是高海拔环境中最常见的潜在的、迅速的致命原因。

【临床表现】

早期出现疲劳，头痛、头晕，胸闷，心悸，极度呼吸困难；咳嗽，咳泡沫痰或血性痰，发绀和心理状态改变。病人肺部可有湿啰音，甚至不用听诊器也能闻及。病人起初看起来可能是健康的，但其病情可在几小时之内迅速恶化，进入昏迷甚至死亡。

【救护措施】

高原肺水肿的成功治疗取决于对该病早期诊断、及时治疗和安全下送。

1. 快速地降低高度。

2. 尽可能卧床休息。

3. 立刻以 4～6L/min 的流量并酒精湿化吸氧来减低肺动脉高压和泡沫痰张力，还可迅速缓解呼吸困难和心动过速。

4. 注意保温。

5. 虽然药物治疗的疗效不如降低高度或吸氧明显，但使用呋塞米可以通过扩张周围血管以降低肺动脉高压。硝苯地平能通过直接扩张肺血管而起预防作用。吸入沙美特罗也有一定的保护作用。

四、高原脑水肿

高原脑水肿（HACE）是发生在高原环境下的一种严重的神经系统病变，其特点为起病急，进展快，是一种以意识障碍为主要特征的全身低氧性疾病。

【临床表现】

本病的特征表现是极度倦怠、步态不稳和精神状态变化。其他典型表现有头痛和恶心，还可能出现幻觉、面瘫、视网膜出血、偏瘫、窒息、癫痫和病灶性神经系统体征。

病人的体征可能从头脑不清迅速发展到木僵或昏迷。病人常有苍白、发绀及深度缺氧等表现，并常同时合并 HAPE。

【救护措施】

1. 快速地降到较低的高度，绝对卧床休息。

2. 吸氧（每分钟 4～6L）。

3. 药物治疗，如地塞米松、呋塞米、甘露醇等。

4. 如果病人意识丧失，可考虑行气管插管以达到有效通气（减少脑水肿）的效果。

五、其他高原医学现象

1. 紫外线角膜炎 在高原，紫外线辐射明显增强，而且雪的反射使紫外线的辐射强度更进一步增大，角膜接受过多的太阳光紫外线成分而产生病理变化，导致紫外线角膜炎，即雪盲。其症状表现是双眼痛、光敏、结膜发红和水肿。治疗方面，除了给眼睛冷敷以外，还包括使用局部和全身止痛剂（丁卡因、阿片制剂）、抗炎药（布洛芬）和用敷料覆盖眼睛至少 12 个小时。

2. 高原视网膜病　高原视网膜病是指登高冒险者时常发生的视网膜出血。通常没有症状，无须治疗。

3. 高原支气管炎　许多人在海拔较高处出现持续的咳嗽，即使没有感染也会咳脓痰，即是所谓的高原支气管炎。其可能是由于呼吸道的热丢失伴随过度通气所致。

4. 静脉血栓栓塞现象　在高海拔的地方似乎也易出现静脉血栓栓塞现象，如肺栓塞和脑卒中。而且高海拔甚至和免疫抑制有关，使病人更易于感染。因此，免疫抑制在高海拔创伤者中有特殊意义。

第七章　灾害常见并发症的护理 ▷▷▷▷

第一节　特殊感染的护理

一、破伤风

【概述】

破伤风是破伤风杆菌芽胞通过微小创口侵入人体，破伤风外毒素阻滞中枢神经系统中的抑制径路，以肌痉挛和自主神经功能紊乱为主要特征的一系列临床综合征。

破伤风杆菌及其毒素不能侵入正常的皮肤和黏膜，故破伤风都发生在伤后。一切开放性损伤，均有发生破伤风的可能。本病多见于战时和平时意外创伤，还可能发生于不洁条件下分娩的产妇和新生儿，死亡率较高。

（一）病因与发病机制

破伤风杆菌是一种 G⁺厌氧性梭状芽胞杆菌，泥土与粪便是其重要的传染源，耐煮沸、干热、潮湿和一般消毒剂，在缺氧的环境中才能繁殖。伤口深、污染严重者发生破伤风的可能性大大增加。

在机体缺氧环境中，破伤风杆菌的芽胞发育为增殖体，迅速繁殖并产生大量强烈的外毒素。外毒素有痉挛毒素和溶血毒素两种，主要是痉挛毒素起作用，它对中枢神经系统有特殊的亲和能力，是引起肌肉紧张、痉挛的直接原因。

本病的致病机制主要是毒素与灰质突触小体膜的神经节苷脂结合，阻止突触释放抑制性传递介质，以致 α 和 γ 运动神经系统失去控制，导致特征性的全身横纹肌的痉挛和强直，运动不协调。此外，痉挛毒素还在外周阻断神经肌肉结合点，并能直接作用于肌肉产生肌肉收缩。

（二）临床表现

1. 潜伏期　长短不一，6~12 天，个别病人可于伤后 1~2 天发病，最长可迟达数月。潜伏期越短者，预后越差。

2. 前驱期　大多数在 12~24 小时之间，其症状有全身乏力、头晕、头痛、烦躁不安、咀嚼无力、局部肌肉发紧、扯痛、下颌僵硬、张口不便、吞咽困难、咀嚼肌和颈项肌紧张或酸痛等。

3. 发作期　一般在最初症状后 24～72 小时发作，受累肌肉呈阵发性痉挛，形成特征性的"苦笑面容""角弓反张"，以及牙关紧闭、颈部强直、头后仰等症状；甚至面唇青紫、通气困难、呼吸肌麻痹而死亡。任何轻微的刺激如光、声、接触、饮水、注射等都会诱发强烈的痉挛发作。每次发作时间由数秒至数分钟不等，间隙期长短不一，发作频繁者常提示病情严重。

4. 恢复期　病程一般为 3～4 周，在破伤风治愈后的一段较长时间内，某些肌群仍可有紧张与反射亢进现象。

并发症：肺不张、肺炎是常见并发症。此外，还会发生骨折、尿潴留、呼吸性酸中毒、代谢性酸中毒、心动过速、心衰等，甚至发生休克或心搏骤停。

（三）诊断

破伤风的临床症状比较典型，诊断并不困难。诊断时应注意与脑膜炎、低钙性抽搐、狂犬病、癔病、精神病等引起的张力障碍性反应等相鉴别。

【救护措施】

（一）治疗措施

1. 保持呼吸道通畅，防止窒息：把握指征及时进行气管切开，以便改善通气，同时注意清除呼吸道分泌物，清洁导管，吸入雾化气体和定期滴入抗生素溶液，必要时可进行人工辅助呼吸。

2. 病人应住隔离病室，控制和解除肌肉痉挛，避免光、声等刺激，避免不必要的侵入性操作与打扰。根据病情可交替使用镇静、解痉药物，以减少病人的痉挛和痛苦。可供选用的药物有安定、水合氯醛、硫喷妥钠等。

3. 中和游离毒素：TAT（破伤风抗毒素）的用药方法有肌注、静脉给药、鞘内注射等。

4. 全身支持治疗：反复的痉挛和持续性的肌肉收缩造成体内严重消耗，要注意营养（高热量、高蛋白、高维生素）的补充和水、电解质平衡，必要时可采用鼻饲和静脉营养。

5. 预防并发症。

（二）护理措施

1. 接触隔离　病人应安排住单间，室内保持安静、避光；尽量使用一次性医疗用品，用后及其敷料予以焚烧。重复使用的换药器具等，用后灭菌次数加倍。

2. 中和毒素　使用 TAT 前必须先做过敏试验。众多文献提示，传统的皮试方法假阳性率较高，如厂家生产的药液量不足、一次性注射器存在死腔等造成皮试液浓度过高，皮试观察时间过短，皮试结果判断标准过于简单等。护士在操作过程中应该引起高度重视。

皮试阳性者，应当给予脱敏注射，即将 1mL TAT 用等渗盐水稀释 10 倍，每隔 30 分钟依次皮下注射 1mL、2mL、3mL、4mL。如此法仍引起变态反应，可用人体破伤风免疫球蛋白做深部肌肉注射。

3. 严密观察病情变化　密切注意抽搐发作的持续、间隔时间，抽搐发作时可遵医嘱给予镇静药。病人使用牙垫，床旁加护栏，防止意外发生。床旁备好气管切开包与氧气吸入设施，保持呼吸道通畅。已经行气管切开术者，按照气管切开护理常规进行护理。

4. 配合医生进行充分清创　用过氧化氢或高锰酸钾溶液反复冲洗与湿敷。清创后的伤口保持开放状态。

5. 人工冬眠治疗过程中做好监护　遵医嘱注射冬眠药物，补充水和电解质，重症病人在抗痉挛药物的控制下留置胃管进行鼻饲，或给予胃肠外高营养。协助病人咳嗽、排痰，避免肺部感染。留置导尿管。

（三）　防护措施

1. 彻底清创　在受伤早期对伤口彻底清创，是预防破伤风的关键环节。一般小伤口表浅者，可用清水或肥皂水把伤口外面的泥、灰冲洗干净，有条件者，可在伤口涂上碘酒或云南白药等消毒药物，然后在伤口上盖一块干净的布，轻轻包扎好即可。当伤口比较大且深，可用 3% 过氧化氢溶液及甲硝唑溶液反复冲洗，清除一切坏死和无活力组织，剔除异物，敞开伤口。

2. 主动免疫　注射 TAT，使机体产生抗体，达到免疫的目的，是目前最有效、最可靠、最经济的预防方法。一般前后共注射 3 次，每次 0.5mL。

3. 被动免疫　对伤前未接受主动免疫者，伤后应尽早采取联合免疫措施。除应用破伤风类毒素以外，还应尽早皮下注射 TAT。

TAT 马血清制剂容易发生变态反应，注射前必须常规做皮内敏感试验，若为阳性，应用脱敏法进行注射。

二、气性坏疽

【概述】

气性坏疽是由梭状芽胞杆菌侵入伤口引起的一种以肌坏死或肌炎为特征的急性特异性感染，又称梭状芽胞杆菌性肌炎或肌坏死，多见于创伤后伤部肌肉组织严重开放性挫伤。若不经治疗，死亡率将达 100%，治疗后的病人死亡率在 20%~40%。

（一）　病因与发病机制

气性坏疽的病原菌是一组 G^+ 梭状芽胞杆菌，以产气荚膜梭状芽胞杆菌最常见和最重要。其生物特性是易在缺氧、失活的组织中生长繁殖。这类细菌广泛存在于泥土和人、畜粪便中，极易污染创伤伤口，在适宜的条件下，可在局部生长繁殖并产生多种外毒素和酶损害人体，其中 α 毒素是一种致命的坏死性溶血毒素，能裂解卵磷脂、破坏红细胞、组织细胞和血管内皮细胞等多种细胞的细胞膜，导致溶血、组织坏死和血管通透性增加而产生水肿。

（二）　临床表现与诊断

创伤并发气性坏疽的时间一般在伤后 1~4 天，但也有短至 6 小时以内者。

1. 局部表现　伤口剧痛是最早出现的症状。早期感觉伤肢沉重，以后出现胀裂样剧痛，用止痛药无效。伤口周围水肿，皮肤苍白、紧张和发亮，皮肤表面出现大理石样斑纹。伤口中有大量恶臭味的浆液性或血性渗出物，并出现气泡。触诊肢体有捻发音（又称握雪感）。伤口肌肉大量坏死，呈砖红色，无弹性，切割时不收缩，不出血，最后呈黑色腐肉。

2. 全身严重毒血症表现　口唇、皮肤苍白，表情淡漠，神志恍惚，烦躁不安，呼吸急促，脉数无力，节律不整，体温不高但脉搏很快。由于毒血症加重，体温可高达40℃以上，进而昏迷，严重贫血并发生多脏器衰竭。

（三）　诊断

本病早期诊断很重要。由于病变进展非常迅速，耽误诊断 24 小时就足以致命。早期诊断的 3 项主要依据是：伤口周围有捻发音，伤口渗出液体涂片可见 G^+ 短粗杆菌，X线平片检查发现肌群内有积气阴影。

【救护措施】

（一）　治疗措施

1. 手术治疗　诊断一经确定，立即进行急诊手术。即使病人处于濒死状态，也应在抢救休克的同时立即进行手术。彻底清创引流、最大限度地切除坏死组织和切开筋膜减压是治疗的关键。

术前静脉给予大量抗生素（青霉素和甲硝唑），输血、输液，纠正酸碱失衡。术前准备时间尽量缩短。手术采用全身麻醉，伤肢严禁用止血带。

手术方法是在病变区域做广泛、多处的纵行切开，迅速切除所有坏死不出血的组织，直至颜色正常、出血良好的正常组织。如整个肢体肌肉均已受累，应在健康部位进行高位截肢，残端开放，不予缝合。术中用大量 3% 过氧化氢溶液或 1:1000 高锰酸钾或生理盐水溶液反复冲洗创腔，以改善无氧状态。术后伤口保持开放状态，并用过氧化氢溶液浸泡的纱布覆盖，每日更换数次，直至伤口感染控制为止。

2. 抗生素治疗　术后继续应用大剂量青霉素和甲硝唑治疗。

3. 高压氧治疗　目的是提高组织的含氧量，造成不适合细菌生长繁殖的环境，可作为辅助疗法。

4. 其他治疗　根据贫血情况，少量多次输血；维持水、电解质和酸碱平衡；给予三高（高热量、高蛋白质、高维生素）饮食；保护心、肺、肝、肾功能，尿量需 >1500mL/d，以利于毒素排出。

（二）　护理措施

1. 接触隔离：将病人置于单人病房，尽量使用一次性医疗用品，用过的一次性医疗用品及敷料予以焚烧，重复使用的换药和手术器械等用后灭菌次数加倍。

病房的空调封闭禁用，以防空气中病菌传播。净化室内空气，按时开窗通风，每天3次，每次1小时。每天用1000mg/L有效氯消毒剂、3%过氧化氢交替擦拭地面2次，湿度保持在50%~60%。医护人员要严格按照规范做好个人防护。

2. 遵医嘱按时按量给予抗感染药物治疗及高压氧治疗。

3. 协助医生扩大伤口，用大量氧化剂冲洗创口，切除坏死组织及受累肌肉，切口敞开不缝合，固定和抬高患肢。

4. 严密观察创面切口有无渗血、渗液、恶臭及伤口周围组织的病变情况。伤口红肿或疼痛严重者给予严密监测，记录疼痛特点与发作情况，遵医嘱给予止痛药；观察伤口分泌物、引流物的性状并留取标本做细菌培养和药物敏感试验。

5. 术后禁食1~2天，待肠蠕动恢复后，可进流质饮食，3~4天可进软食。给予高蛋白、高热量、高维生素饮食；注意水与电解质平衡。

6. 伤口愈合后或创面清洁、无坏死组织、分泌物厌氧菌培养3次阴性，且全身症状消失时，可解除隔离。

第二节　创伤性休克的护理

【概述】

休克是由各种致病因素引起，以有效循环血容量锐减、组织灌注不足、细胞代谢紊乱和器官功能受损为主要病理生理改变的临床综合征。

临床上一般采用病因分类，把休克分为低血容量性、感染性、心源性、神经性和过敏性休克五类。创伤和失血引起的休克均划入低血容量性休克。灾害条件下死亡的主要原因是创伤性休克。

创伤性休克是由于剧烈的暴力打击或撞击、重要脏器损伤、大出血使有效循环血量锐减，以及剧烈疼痛、恐惧等多种因素综合形成，常见于严重创伤，如多发性骨折、挤压伤等。另外，如合并多发性骨折、高位截瘫等严重创伤，呼吸功能障碍和血管神经调节功能障碍也是诱发休克的原因。此外，精神紧张、体力消耗、疲劳过度、饥饿、脱水、炎热、寒冷及感染等，都是创伤性休克的诱发因素。腹部伤、骨盆伤及胸部穿透伤的休克发生率较高。

（一）休克的原因及分期

1. 休克的原因　休克是人体对有效循环血量锐减的反应，是组织灌注不足引起的细胞缺氧代谢紊乱和器官受损的过程。机体遭受严重创伤后，发生血容量锐减的常见原因是：①机体重要的实质性脏器，如心脏、大血管损伤，引起大量失血或大量血浆外渗，而又未及时纠正。②肢体挤压伤后，软组织血管内血浆大量外渗到组织间隙。③弥散性血管内凝血或肺小动脉栓（组织碎片、脂肪颗粒、微血栓等）造成血流障碍，使回心血量及左心排血量减少，属于相对性血容量减少。

2. 休克的分期　休克的原因复杂多样,休克时体内变化是微循环障碍。根据微循环的改变,休克可分为休克早期(微循环收缩期)、休克中期(微循环扩张期)、休克晚期(微循环衰竭期)3 个阶段。

(二) 休克的临床表现及分级

1. 休克的临床表现

(1) 意识变化　休克初期病人出现烦躁不安,呼吸浅快,心率增快,早期血压正常,脉压较小,脉快、弱。收缩压<90mmHg、脉压<20mmHg 是休克存在的表现。此时救治,休克可以逆转。

随着休克程度加重,收缩压降低至 50mmHg,神经系统反应由兴奋转为抑制,病人出现目光黯淡,精神萎靡,表情淡漠,反应迟钝,意识模糊甚至昏迷。这时若立即救治,常向可逆性方向发展。

(2) 皮肤颜色和温度的变化　观察肤色的主要部位有面颊、口唇和甲床。休克早期皮肤黏膜苍白,伴斑状纹,毛细血管充盈时间延迟至 1 分钟以上,是微循环血流淤滞之征,应特别引起重视。休克后期因缺氧、瘀血,皮肤色泽青紫,有时四肢皮肤出现灰白斑。肤色的改变往往出现在血压、脉搏变化之前,而恢复在后。

休克时肢端温度可降低,与躯干温差变大。休克早期温度降低只限于手指和脚趾,晚期则出现四肢厥冷。在温暖环境或无周围血管疾病的病人中,肢端-躯体温差不超过 3～4℃。温差的缩小或加大,可作为判断周围循环血液灌注的参考。

(3) 脉搏的变化　①脉率增快可作为早期诊断休克的依据之一。休克早期病人脉搏细快,常超过每分钟 120 次。②脉搏细弱。③脉搏慢而弱,见于休克晚期心衰时。④心律失常。

(4) 血压的变化　低血压是诊断休克的一个重要指标,但不是一个早期指标。

(5) 呼吸频率及幅度的变化　无呼吸道梗阻时,休克早期呼吸浅快,随着休克的进展,出现代谢性酸中毒,呼吸深而大,严重时呼吸深而慢;休克晚期,因发生"休克肺"和心衰,呼吸浅速,呼吸困难进行性加重,甚至极度窘迫。

(6) 尿量的变化　肾脏是休克发展过程中受神经、内分泌反应影响较为显著的内脏之一。尿量是观察毛细血管灌注的简单而有效的指标,提示肾脏血流灌注情况。血压≥80mmHg 时,若肾功能正常,每小时平均尿量为 20～30mL。休克时尿量减少,严重休克时尿量极度减少(24 小时<100mL)或无尿(24 小时<50mL),尿比重低。

(7) 颈静脉和外周静脉的变化　休克时,静脉萎陷,血容量补充后可重新充盈。如颈静脉怒张,则提示输液过度或心功能不全。有条件可监测 CVP 的变化,可反映全身血容量与右心功能之间的关系,其正常值为 0.49～0.98kPa(5～10cmH$_2$O)。

2. 休克的分级　休克在发展过程中由于严重程度的不同,临床常将其分为轻度、中度、重度、极重度,以确定救治方案(表7-1)。

表 7-1 休克分级与临床表现

休克程度	血容量不足（%）	收缩压（mmHg）	脉率（次/分）	呼吸（次/分）	尿量 [mL/（kg·h）]	一般情况
代偿期	<15	正常或稍低	90 左右	14~16	开始减少	口渴、神志正常、肤温色泽基本正常
轻度	20~30	90~80，脉压正常或升高	100~110	16~20	减少，但>0.5	口渴、面色苍白、肢端变凉
中度	30~40	70~60，脉压显著缩小	100~120 快而无力	20~30	<0.5	口干渴、表情淡漠、四肢发凉、面色苍白
重度	40~50	50 以下或测不到，脉压显著缩小	>120，细弱而快	30~35	无尿	表情抑制、皮肤发绀、四肢厥冷
极重度	>50		难以触及	>35	无尿	神志模糊或昏迷、皮肤湿冷、重度发绀

【救护措施】

救护原则：创伤性休克伤势严重，其生命体征在伤后 1 小时内即会显示出极大的变化，故国际急救界有"伤后黄金 1 小时"的专业急救理念。治疗休克的重点是恢复灌注和对组织提供足够的氧。近年来强调氧供应和氧消耗超常值的复苏概念，最终目的是防止多器官功能障碍综合征（MODS）或多器官功能衰竭（MOF）。

（一）现场急救

1. 抗休克体位 即头和躯干抬高 20°~30°，下肢抬高 15°~20°。保持安静，禁止突然改变体位，少搬动。转送途中尽量防止颠簸。有呕吐时头偏向一侧。对有骨折的病人应因地制宜地进行有效固定，有开放伤口进行适当处理。目前认为，头低位可以影响呼吸的容积，使肺瘀血。现在主张头及胸部稍微抬高，可避免腹腔脏器压迫横膈影响呼吸，以利静脉回流。

2. 快速补充血容量 首选平衡盐液，其次是等渗盐水或葡萄糖盐水、全血，电解质溶液与胶体液的比例应为 3:1。补量的原则是"需要多少补多少"，边输入边观察边调整。

（1）正确选择静脉通道 选择远离伤口的静脉血管，如头部、胸部、上肢受伤，应选择下肢静脉；腹部、盆腔、下肢受伤，应选择上肢静脉；四肢受伤，选择颈外静脉。穿刺部位应避免在关节上方，以防活动时滑脱。

（2）准确控制输液速度 抗休克的根本措施是尽快恢复有效循环血量。因此，尽快用 16 号以上的留置针在外周静脉建立两条以上静脉通道，加压输液。外周静脉穿刺困难时，应立即给予深静脉置管，保证液体的快速输入。

3. 维持呼吸功能 及时清除呼吸道血块、异物、分泌物，给予雾化吸入，协助翻身、叩背，鼓励病人咳嗽排痰，必要时吸痰，舌后坠时用舌钳牵出固定。鼻导管或面罩给氧，2～6L/min。观察呼吸频率、深浅度、血气分析及有无急性 ARDS 的高危征象，以便及早行气管插管或切开，给予呼吸机辅助呼吸。

4. 用药护理

（1）血管活性药物

1）熟悉血管活性药物的药理作用、常用剂量和方法：休克时微循环处于收缩状态，故一般应使用血管扩张剂，慎用血管收缩剂。常用的血管扩张剂有硝普钠、苄胺唑啉；常用的血管收缩剂有去甲肾上腺素、间羟胺、多巴胺等。

2）使用药量要准确：用输液泵、注射泵准确，匀速泵入。

3）使用血管活性药的注意事项：①从小剂量、低浓度、缓慢滴入。②随时观察输液部位有无红肿、疼痛，疑有外渗时立即更换输液部位，避免药液漏入皮下组织而导致组织坏死。③使用血管活性药应密切监测血压，并根据血压调整药物浓度和滴数，避免血压剧烈波动。④密切观察微循环的变化，如皮肤的温度、湿度、颜色，尿量应＞30mL/h。⑤应用血管扩张剂时，心率应控制在每分钟120次以下。⑥血压稳定6～8小时后病情无变化者，可考虑减少药物剂量，不可突然大幅度减药和骤然停药。

（2）激素类药物　密切观察血压、脉搏变化，病情好转即可停用。同时注意观察有无消化道出血和水肿等不良反应。

（3）抗生素　及早选用有效足量的抗生素控制局部和全身感染，选择静脉给药，避免肌内注射和口服。可先用广谱抗生素，随后根据细菌培养和药敏试验结果予以调整。尿少或肾功能不全时，抗生素剂量应调整，以防蓄积中毒。

（4）纠正酸碱平衡紊乱的药物　①目前酸碱平衡处理多主张宁酸勿碱。②根据病情及检验结果决定碱性药物的应用，使血浆二氧化碳结合力维持在20mmol/L左右。

5. 配合医生处理原发损伤　对心搏、呼吸骤停者，立即行心肺复苏。对骨折及出血伤口，应加压包扎、止血、固定，以控制体表出血。如创伤后引起内脏破裂出血，应立即做好交叉配血、备皮、皮试、留置各种导管等术前准备。

6. 营养支持　严重创伤者往往合并有酸碱失衡和电解质紊乱，机体处于高代谢和负氮平衡状态，导致体液大量消耗、免疫力下降，易出现各种并发症，故一旦循环呼吸平稳，即开始进行营养支持。目前主张在病情允许的情况下以肠内营养为主，肠外营养为辅。

（二）病情监护

1. 意识　注意病人意识改变。若神志清楚，对外界刺激能正常反应，说明病人循环血量已基本足够；若表情淡漠、烦躁不安、谵妄、意识模糊或昏迷，则反映大脑因循环不良而发生障碍。

2. 体温　体温过低是创伤性休克的一大症状。根据病人情况调高室温，加盖毯子，但不能用热水袋、电热毯在体表加温。

3. 脉搏　休克时脉搏比血压改变更为明显，血压下降前，脉搏已加快；血压还较低，但脉率已恢复，且肢体温暖者，常表示休克趋于好转。常用脉率/收缩压计算休克指数，帮助判断休克有无及轻重。正常指数为 0.5；>1 提示有休克；>2 为严重休克。

4. 血压 监测血压强调定时测量、比较。通常认为收缩压<90mmHg、脉压<20mmHg 提示休克存在。

5. 呼吸 注意呼吸频率、节律、幅度的改变。观察口唇、末梢有无发绀，同时注意监测经皮血氧饱和度、PaO_2、$PaCO_2$ 等血气变化。若 $PaCO_2$>6.6kPa，PaO_2<8kPa，提示有呼吸窘迫综合征，立即配合行气管插管，给予机械通气。

6. 准确记录 24 小时出入量 对疑有休克或诊断为休克者均应留置导尿管监测每小时尿量并记录。若每小时尿量<20mL，说明肾灌注严重不足；若每小时尿量为 30 ~ 50mL，则表示肾灌注良好。

7. 皮肤和肢端温度 休克早期仅有面色苍白和手足发凉。如果皮肤温度下降，范围扩大，延及肘和膝部以上，表示休克加重。当病人皮肤由苍白转为发绀，提示进入严重休克。出现皮下瘀斑、注射部位出血、输液针头易于堵塞，则提示有 DIC 的可能。

8. 中心静脉压（CVP）监测 CVP 可反映全身血容量与右心功能之间的关系，其正常值为 0.49 ~ 0.98kPa（5 ~ 10cmH$_2$O）。休克时血容量不足，CVP 降低，小于 0.49kPa；休克并发心功能不全时，CVP 升高，大于 1.47kPa；休克伴充血性心力衰竭时，CVP 超过 1.96kPa。

9. 其他 怀疑有腹腔内出血引起的低血容量性休克时，应注意观察腹部有无压痛、肌紧张及移动性浊音。有无外伤、骨折引起的改变，注意肢体躯干有无挫伤、撕裂伤、瘀斑及骨关节异常。

（三）心理护理

灾害条件下，病人不仅身体受到损伤，精神上也承受很大的刺激，处于身心受损状态。对病人而言，如不及早地进行心理干预，其中部分病人可能发生严重的、长期的心理障碍，而这种心理伤害将成为受伤者的二次灾难，这次灾难的打击不亚于身体受伤的程度。

突然的创伤性事件引起休克，起病急骤，病人多缺乏心理准备，加之对病情转归不利的担忧，抢救过程中紧张的气氛，各种监护仪器的使用都可能激发病人恐惧、无助甚至精神障碍。护士在抢救休克过程中，应情绪稳定，技术熟练，用通俗易懂的语言解释休克的可治疗性和采取各种救护措施的必要性，减轻病人的心理压力，以便以良好的心态配合治疗。心理支持性干预最好在受伤后 7 天内进行。可使病人在倾诉感受的同时，从他人那里获得安慰，消除灾后病人可能出现的各种不良心理应激反应及行为。

在进行心理疏导的过程中应注意：①要俯下身体，注视病人，耐心地倾听病人的讲述，不要随意打断其讲话。②不要主动让病人谈当时的惨状，以及失踪和罹难的亲人，以免造成再次的创伤。③要带着感同身受的心态，根据不同民族、年龄、性别、性格、文化程度对病人进行心理疏导，不要拒绝病人的正常感情。

【预防】

1. 预防皮肤完整性受损 休克病人活动受限，末梢循环差，易引起压力性溃疡，应及时帮助更换体位，取放便器轻柔，避免拖拉，可给病人使用气垫床等。

2. 预防和减少 MODS 的发生　在早期处理原发损害及抗休克的基础上，积极预防感染、综合监测，及早发现衰竭征象，可预防和减少严重创伤所致的 MODS 发生。

第三节　应激性溃疡的护理

【概述】

应激性溃疡是指病人在遭受多发性外伤、严重全身性感染、大面积烧伤、休克、多器官功能衰竭等严重应激反应情况下，出现胃、十二指肠黏膜的急性病变，主要表现为胃、十二指肠黏膜的糜烂、浅溃疡、渗血等。

应激性溃疡是上消化道出血常见原因之一。近年来的医学研究认为，由于各种应激因素作用于中枢神经和胃肠道，通过神经、内分泌系统与消化系统相互作用，产生胃黏膜病变，主要表现为胃黏膜保护因子和攻击因子的平衡失调，导致应激性溃疡形成。

（一）　病因与发病机制

本病常见病因包括低血容量休克、大面积烧伤、颅脑损伤、败血症、呼衰、肾衰、肝衰、脑血管意外、黄疸、非甾体类抗炎药物治疗。

本病是胃黏膜细胞被胃酸和胃蛋白酶消化破坏而引起的，胃酸是产生溃疡的必要条件。

（二）　临床表现

消化道出血是最具特征性的表现。出血时并非病变开始时，在此前病变已有一段时间。起初黏膜病变浅而少，不引起出血或仅有大便潜血阳性等隐性出血，以后病变增多加深，可见呕血、黑便等典型表现，可伴有恶心、上腹痛等症状。出血一般发生在应激情况开始后 5 ~ 10 天。

【救护措施】

（一）　病情观察

对严重创伤和大手术后等重症者，应积极预防和及时发现应激性溃疡。密切观察体温、脉搏、血压，有无腹胀、呃逆，有无呕吐及呕吐物的性质和量，有无黑便，排便次数及颜色、性质、气味和量。意识障碍者给予留置胃管。上腹疼痛时，观察疼痛的性质、部位和伴随症状。

（二）　对症护理

1. 消化道出血的护理　对于应激性溃疡发生大出血时，由于病人全身情况差，不能耐受手术，加上术后再出血发生率高，故一般先用内科治疗，无效时才考虑外科治疗。

（1）发生呕血时，病人取侧卧位，备好吸引器。建立两条以上静脉通道，迅速补充血容量。给予吸氧，抽血做急诊配血。尽量不要搬动病人，注意保暖。

（2）观察并记录呕吐物和粪便的颜色、性质和量，监测血压、脉搏、呼吸等生命体征的变化情况，休克病人观察尿量。

（3）遵医嘱应用止血药物。应用垂体后叶素时注意控制速度和浓度，防止外渗。需内镜下止血或急诊外科手术止血时，做好胃镜检查治疗前及术前准备。

（4）出血急性期禁食，给予全胃肠外营养。出血停止 24 小时后，给予流质饮食。病情稳定后给予半流质饮食。忌食刺激性食物。

2. 溃疡并发穿孔的护理

（1）行胃肠减压，固定好胃管和引流瓶，保持引流通畅，准确记录引流液的颜色、性质和量，做好口腔护理。

（2）建立静脉输液通道，遵医嘱应用抗感染药物。

（3）嘱病人暂时禁食、水，遵医嘱给予全胃肠外营养，准确记录每日出入量。

（4）观察腹部疼痛、反跳痛、腹肌紧张及肠鸣音情况。出现高热时给予物理降温和遵医嘱应用降温药物。有手术指征时，做好术前准备。

第四节 挤压综合征的护理

【概述】

挤压综合征是战时战伤、交通事故、自然灾害伤员救护中的重点与难点之一。尤其是在强烈地震、海啸、飓风等突然发生时，由于大面积建筑物坍塌使大量伤员被长时间掩埋、压砸，以致挤压伤大批量突然发生，加之灾害救援相对困难、医务人员匮乏、伤员挤压时间长，更容易导致挤压综合征的发生。以往资料统计显示，在地震伤员中由于挤压综合征导致的急性肾损伤是仅次于建筑物坍塌外伤的第二大死亡原因。

挤压伤是灾害事故中常见的创伤，由此引发的挤压综合征通常是指身体肌肉丰富的部位遭受挤压伤后出现的以肌红蛋白尿、高钾血症、高血磷、代谢性酸中毒和氮质血症等为特点的急性肾功能衰竭症候群（又称挤压性肾功能衰竭症候群）。

Bywater 等学者于 1941 年二战期间首次提出"挤压综合征"的基本概念，随后在自然灾害、生产事故、战争创伤中不断有挤压综合征病例的报道。由于挤压综合征伤员病情危重、病死率与伤残率高，如我国唐山大地震挤压综合征报道死亡率为 20% ~40%，故广大医务工作者对此予以了高度关注。在"5·12"汶川特大地震救援工作中，采取了一系列积极有效的救护措施，从而使挤压综合征者的致残率和死亡率均较唐山大地震时有较大幅度的下降。

（一）病因与发病机制

1. 病因 人体肌肉丰富的部位（如躯干和四肢）受到挤压，可发生缺血、缺氧、变性、坏死等一系列病理变化称为挤压伤，是挤压综合征发生的主要原因。各种致伤原因，如重力长时间挤压、压砸或长期固定体位的自压，均可累及四肢或躯干肌肉丰富的部位，使肌肉、血管和神经受到不同程度的损伤。如在昏迷、中毒、醉酒等意识丧失的情况下，体位长时间固定，可引起自压性肌肉损伤；烧伤后组织水肿、无弹性的焦痂限制筋膜间室容积，导致局部软组织压力急剧升高；此外，一些不恰当的救护措施（如止血带绑扎时间过长等）也可导致肢体肌肉挤压伤的发生。

2. 发病机制 挤压伤发生后，容易形成缺血–渗出–水肿–血流阻断–缺血的恶性循环，最终导致本病的发生。挤压综合征的发病机制包括：肌红蛋白的作用，肌肉组织破坏产生的大量酸性物质形成酸性尿，使得经肾脏排泄的大量肌红蛋白阻塞肾小管，并与上皮细胞结合产生毒性作用，引起肾血管收缩及肾小管破坏，导致肾缺血。肌肉组织大量破坏使一些有害因子在体内浓度骤然增高，如凝血因子大量入血、血管内液体大量外渗等，从而诱发 DIC、循环血量不足等。有效循环血量下降，进一步加重肾缺血。

（二） 临床表现

1. 肢体遭受重物砸压损伤，受伤肢体严重肿胀、疼痛及活动障碍。

2. 伤后 24 小时内发生无尿或尿量 $<17\text{mL/h}$。

3. 尿色褐红，出现肌红蛋白尿。

4. 休克：除损伤因素以外，大量血浆渗入组织间区中，使有效血容量减少而发生轻或中度休克。

5. 高钾血症：肌肉组织坏死，细胞内钾离子大量释放入血，发生急性肾衰竭（ARF），排尿少，排钾困难，使体内血钾浓度迅速增高。

6. 酸中毒：受挤压的肢体局部肌肉坏死产生大量酸性物质，使血液 pH 显著降低，NPN（非蛋白氮）、BUN（尿素氮）迅速增加，引起代谢性酸中毒的发生，可出现神志不清、呼吸深大、烦躁、恶心、呕吐等一系列的临床表现，且由于肌肉坏死等进行性加重，难以纠正。

（三） 诊断

1. 身体躯干或（和）肢体受严重挤压，持续时间较长（通常 2 小时以上），即应注意挤压伤和挤压综合征的可能性，不能因早期局部与全身症状、体征不明显而放松警惕。

2. 伤后出现肢体严重肿胀，皮肤出现点状出血点，红斑或大水疱，伴有感觉、运动障碍及远端动脉搏动减弱或消失，排除血管神经直接损失者可判断为"筋膜间隙综合征"。

3. 有脱水、创伤性休克、代谢性酸中毒的全身循环衰竭的临床表现。

4. 出现严重的肌红蛋白尿，尿中出现蛋白、红细胞、白细胞及管型。红棕色、深褐色或茶色尿应高度怀疑为肌红蛋白尿。

5. 持续少尿（$<400\text{mL/24h}$）或无尿（$<100\text{mL/24h}$）48 小时以上。

6. 对有上述外伤史和体征的病人应严密观察血压、尿量、血钾、血肌酐的变化。当低血容量被纠正，CVP（中心静脉压）正常而仍然少尿或无尿，血肌酐水平明显升高时，本病的诊断基本成立。

7. 挤压综合征常有高血钾、低血钠、低血氯、低血钙及酸中毒等代谢紊乱，注意监测并动态追踪其变化。

【救护措施】

（一）现场急救

现场及时正确的抢救是减轻病情、减少挤压综合征发生的关键。

1. 尽早解除伤员受压可预防挤压综合征的发生或降低其严重程度。解除受压后应限制伤员活动，对受伤部位进行固定，制动肢体严禁活动，给予肢体适当降温，禁止按摩、热敷，伤肢不宜抬高和不做加压包扎，尽量不使用止血带以免加重局部缺血性损害。

2. 伤员若需长途运送，应予静脉输液防治休克；口服或静滴碳酸氢钠制剂碱化尿液；伤肢肿胀严重者应就地早期切开减压，应将深筋膜切开；留置导尿管观察尿量；有开放伤口或做伤肢切开引流者应注射 TAT。

（二）病情观察

1. **受压部位** 观察并记录受压部位肿胀速度，肢体增粗程度，张力大小，皮肤色泽、温度（正常皮温 33～35℃）、有无水疱形成，远端动脉搏动及感觉是否减弱或消失等。注意疼痛性质、持续时间、有无压痛及牵拉痛和伴随症状及诱发因素，有无筋膜间隙综合征的发生。

2. **生命体征** 动态监测血压、脉压、脉搏、呼吸的变化，对判断病人有无失血、体液丢失、酸中毒及休克至关重要。

3. **神志** 由于受压肢体在解除压力后迅速肿胀，致使肢体有效循环血容量减少，可迅速发生休克并不断加重，而出现意识障碍、表情淡漠。

4. **尿液** 肌红蛋白尿是诊断挤压综合征的一项重要指标。监测尿的量、颜色、比重，准确记录每小时尿量，观察有无"红棕色""茶色"尿；测定尿的比重及其酸碱度，以了解肾功能损害情况。

5. **动态监测心、肾功能** 应连续监测血钾、钠及钙的变化，密切观察有无心、肾功能受损及其受损程度。

6. **做好基础护理** 保持病人床单位整洁干燥，勤换衣裤，满足病人的一切生活需要，为病人提供良好的治疗环境，严防并发症，为康复创造一切有利条件。

（三）治疗措施的护理配合

1. **补液** 补液对维护循环十分重要。晶体液首选乳酸钠林格注射液；胶体液可选用血浆或右旋糖酐。输液量的计算：每1%受压面积输入胶体液 80～100mL，每受压 1

小时，补液 3~4mL/kg，按 24 小时需要量 1500mL 计算。

2. 切开减压 凡肢体肿胀明显，张力高或有水疱形成，有相应的感觉障碍和肢体远端动脉搏动减弱或消失者均应尽早施行切开减压，术后及时更换敷料。

切开减压后的护理：切开后应敞开伤口，以无菌敷料覆盖，不可加压包扎。如创面过大，渗出液较多，可内置引流条或给予负压吸引。换药时如剪除肌肉组织时不出血或夹之无收缩反应者，表明肌肉已坏死，应及时彻底清除，不可姑息，否则易造成继发感染；同时应注意观察伤口渗出液的颜色、气味、量等，并做好记录。

3. 防治急性肾功能衰竭 ①密切观察记录尿量、比重、尿 pH。每天测血肌酐、电解质及血气分析。若尿比重低于 1.018，是诊断的重要指标。②每小时尿量<30mL 时，在补足血容量不足的基础上可用甘露醇及呋塞米等药物利尿。③出现少尿和无尿时要首先排除低血容量因素。当血容量补足后仍然持续少尿或无尿、血肌酐升高者，按急性肾功能衰竭处理。

4. 连续性肾脏替代治疗 连续性肾脏替代治疗（CRRT）可清除毒素、纠正体液电解质紊乱、维持内环境稳定、保护和维持器官功能，提高抢救成功率。

（1）CRRT 房间的准备 要求有专用配液室及透析用病房；清洁整齐，室温在 18~26℃，注意通风。配备有监护仪、呼吸机、除颤仪、急救药品和物品、负压吸引、氧气等救治设备并正常运转，严格执行消毒隔离制度。

（2）透析中的观察与护理 正确连接各种管路，保持管路的通畅，防止接头松动导致大量出血；注意观察血透机各部运转是否稳定正常；遵医嘱正确应用抗凝剂、置换液，并做好记录。

（3）准确配制置换液 尽量维持正常的水、电解质、酸碱平衡是 CRRT 的一个重要治疗目标。在严格遵守无菌技术操作的原则下，根据病人病情变化，遵医嘱准确无误配制置换液，正确记录病人出入量，维持水、电解质平衡。

5. 开放性伤口 若有开放性伤口要彻底清创，大剂量应用广谱抗生素，防止气性坏疽的发生。

6. 加强感染监控 凡进入病房、治疗室、配液室必须穿工作服，衣帽整洁，注意医务人员手的消毒。病房设施、治疗室、配液室台面每日 2 次以含氯消毒剂擦拭消毒，空气用紫外线消毒或消毒剂喷雾，定时做细菌学培养；医疗垃圾分类并按要求集中处理等。

7. 营养供给 由于筋膜切开减压后，伤口渗出较多，严重创伤后组织分解代谢旺盛，应给予高热量、高维生素、高脂肪、低蛋白的饮食，少量多餐。每日热量不少于5000J。但应注意禁用钾盐，禁食含钾丰富的食物、水果。

（四）心理护理

面对致伤原因的回忆、自身的伤痛、预后的担心以及对各种治疗手段的不了解等，病人往往产生强烈的恐惧、悲伤、无助、无望的心理反应。

为此，护理人员要在正确评估病人心理状况的基础上，制定符合个体的、可以解决现存的或以后可能出现的心理问题、防止问题进一步恶化的方法，确定应提供的心理支持。要求护理人员具备良好的心理健康状态、沟通能力、实际工作能力及解决问题的能力，与病人及其亲友建立良好的护患关系，要善于取得相关人员的支持和帮助，达到共同对病人进行心理疏导的目的，及时了解心理疏导的效果并进行方案调整，使病人能积极配合治疗与护理。

第八章　灾后心理干预 ▷▷▷▷

灾害常会给人们造成心理创伤和其他不同的心理后遗症。灾害救援指挥系统的组织者、救援者和救援政策制定者一定要清楚地认识到心理反应的重要性。处理好心理问题不仅在照顾好灾民方面，而且在医疗和公共健康方面都有很重要的意义。并且救援者必须保证自己不成为受害者，组织者和救援者必须考虑自身脆弱和恐惧的一面。

一、灾后心理反应的流行病学调查

灾害心理学研究从方法上来说难以开展。通过近期研究筛选出的影响灾后心理反应状态因素有以下几点。

1. 性别　女性比男性更易发生心理问题。

2. 年龄　各年龄段对灾害都有明显的反应。儿童的反应主要取决于他们父母和其他亲人对灾害的反应。老年人由于其他因素（如健康状况）更易产生强烈反应，但他们毕生的经历能使其挺过危难期。中年人被称为"三明治一代"，常肩负多种责任，既要照顾年老的长者，又要照顾幼小的家庭成员，发生心理问题的危险度较高，但常被忽视。

3. 婚姻状况　已婚状态对妇女而言是个危险因素，但对男性是个保护因素，对这说法的解释是通常妇女在社会中要扮演的角色较多而复杂。

4. 灾前角色　在灾前处于上层社会的人，对灾害的反应能力常强于其他人。

二、影响灾害心理反应的因素

1. 影响心理健康的灾害特点　灾害对心理造成的冲击程度不尽相同。能够影响受灾人群心理健康的灾害大多具有如下特征。

（1）缺乏或无预警性　许多灾害常在无征兆情况下发生。有预警的灾害能使人们有机会在心理和生理上采取防护措施，以应对灾害。但无预警的灾害则使人没有采取防护措施的机会，造成伤亡增加，人们心理承受能力下降，从而也增加了无助、脆弱和心理失调等精神心理问题产生的可能性。

（2）人身安全受到严重威胁　对个人健康造成的危害程度与其今后发生的心理症状密切相关。

（3）潜在未知的健康影响　暴露于一些不明的、有害的或明确能影响健康的物质，导致人们对长期健康或后代健康问题产生恐惧，增加了发生心理疾病的危险，如生物、化学和核恐怖袭击则大大增加了这种心理问题发生的可能性。

（4）灾害持续时间不定　某些灾害，如龙卷风来去都很快，持续时间短暂。但有些灾害，如逐渐上涨的洪水、有害物质对环境的侵蚀和无尽头的恐怖威胁，持续时间不定，加剧了人们的心理反应。

（5）人为和（或）蓄意造成的灾害　人为的灾害，特别是因为无能力应对或被蓄意攻击造成的灾害，似乎能引起受害者更强烈的心理反应。需注意的一点是，对个人经验以外的灾害，人们总归咎于灾害本身。

（6）恐怖袭击目标的象征意义　恐怖袭击者不是随意选择目标的。他们通常是希望借助被选中的目标的个人和社会以及象征意义，造成人们心理失控、社会紧张和社会秩序破坏，最终对社会和（或）国家造成严重的心理和社会影响。

2. 影响心理反应的个体和集体因素　经历过灾害的人，不管是受害者还是救援者都会受灾害影响，对灾害都可能会产生某些程度的心理、生理、认知和（或）感情的反应，但幸运的是，这并不意味着所有人会发生精神疾患。个人和集体在从灾害恢复正常的过程中，同样也有各自不同的反应，并且两者可相互作用。

3. 影响个体对灾害反应的因素

（1）身体和心理与灾害的接近程度　那些在身体和心理都临近事件的人发生心理问题的风险更大。

（2）可怕情景的亲临　尤其是长时间接触一些特别可怕的场景，会增加发生心理问题的危险。灾害救援中的救治者、营救人员、遗体寻找和辨认人员与幸存者一样，都面临发生心理问题的危险。

（3）心理健康状况每况愈下　灾后心理健康状况下降的人更容易发生心理问题。同时也要关注那些灾前健康状况不佳的个体。

（4）损失程度　在灾害中损失惨重的人心理受创的程度较重。

（5）创伤史　在灾害中有过肉体或心理创伤史的人更易产生心理问题。

4. 影响集体对灾害反应的因素

（1）社区破坏的程度　灾害常毁坏社会基础设施，破坏社会构架，导致社会群体产生不良心理反应。

（2）灾前家庭和社会稳定　灾前稳定的家庭和社会，灾后的影响则要小得多。

（3）社区领导层　在灾后有积极、果断和社会责任感的领导的社区，通常比无领导或领导不力的社区恢复工作进展得好。

（4）重建工作的敏感度　灾后需要重建房屋、工作场所、学校和其他一些设施。如果重建设施对灾区的文化、社会经济的反应灵敏，则重建通常是健康有效的。

三、灾后心理后遗症

（一）受难者的心理反应

灾后产生的心理后遗症并不能一概而论，其范围很广，从轻度的紧张反应到严重的创伤后紧张性精神疾病、严重抑郁或急性进展性精神紊乱。其中，多数人可能仅表现出心理压力，少数人（15%～25%）会发展成精神疾病。

1. 灾后相关压力 在灾害发生期间和之后，许多人在肉体、情感、行为和认知方面会产生一些压力。经过宣教、事前行为指导（指导下一步发生的事情）和相对非正式的咨询后，这种压力会明显减轻，并建立新的或更为稳定的家庭和社会支持系统。

2. 精神疾病 典型的有创伤后紧张性精神疾病、抑郁、急性紧张性精神障碍和恐惧症。但是需要特别提醒的是：不要只是关注创伤后紧张性精神疾病，而导致忽视其他类型的精神紊乱。特别要注意那些灾前就有精神障碍史的病人，他们在灾后早期和恢复期往往与常人无异。但当他们的健康、社交和工作没有完全或快速恢复时，他们就会表现出特殊的心理问题。而人们往往将他们与灾害相关的正常压力夸大为其原有精神疾病的恶化。

（二）工作人员的心理反应

从事灾害救援的工作人员在赢得奖励和满足感的同时，也可能成为压力或其他心理后遗症的继发受害者。这不仅给他们的工作带来不利影响，而且可能危及个人健康以及家庭和工作关系。

每个工作人员的心理反应状况有所不同，常见的共同表现有以下几点。

1. 压力造成的生理征象 疲惫（即使休息之后）、恶心、频细运动性震颤、抽搐、感觉异常、眩晕、胃肠不适、心悸、气哽或窒息感。

2. 压力造成的情感征象 焦虑、易怒、感觉不知所措、可能伤害自己或别人。

3. 压力造成的认知征象 健忘、决断困难、唤名困难（不能说出常见物品和熟人的名字）、注意力不能集中或易分散、注意范围缩小、计算困难。

4. 压力造成的行为征象 失眠、警觉过度、易哭、不恰当的幽默、仪式性行为。

四、灾害心理危机干预的基本方法和措施

（一）受难者的干预

1. 为那些未被诊断有精神疾病的人提供一些宣传材料，有助于他们了解自身及其家庭目前所面临的以及可能将要面对的问题。

2. 政府对大批有心理问题的民众的应急方案，应着重教育、简短的危机咨询及灾害救援人员的培训，必要时应及时转诊治疗。

3. 重大灾害压力管理是非常普遍的团体干预方式，特别对灾害的首批救援者来说更是如此，多数报道称此方法有效，但对其功效（包括潜在危害）的研究结果尚不统一。对其他干预方式的功效，如灾害应对紧急处理，也仍存有争议。

4. 一旦诊断有精神疾病，应立即给予精神治疗。认知行为治疗及精神病药物治疗都是有效的治疗方法。

（二）工作人员的干预

1. 工作人员回家和正常工作后，要尽可能快地恢复正常的生活，对小事也要有耐

心，要理解每个人的工作节奏有所不同；对家庭的需求要保持灵敏性，当其外出工作的时候，家庭成员对有些事情会不得不做出改变；谨慎谈论自己的救灾经历，避免使那些对灾害医疗救援方面不熟悉的人受到精神创伤；思考自己在灾害救援中所经历的和学到的，并作为人生中一个积极的改变。

2. 使工作人员压力缓解的因素：工作的价值、意义和社会的肯定；工作的新鲜感；在受灾一线工作的机会及灾区的"紧张忙碌"感。

3. 现场缓解工作人员压力的措施：减少创伤场面的接触刺激；合理安排工作时间，充分休息，合理饮食，常规锻炼；有私人时间，向善解人意的人倾诉，监测压力征象；有明确的工作终点。

第九章　遇难者善后处理 ▷▷▷▷

任何灾害都可能造成重大伤亡，而自然灾害和恐怖袭击造成伤亡的人数往往比其他灾害更多。根据灾害的性质、范围和地点，可联系专业的灾害死亡应答队来处理受害者的遗体，但是，所有救援者都应该对此项工作的原则有基本的了解。

一、救援人员的安全

在任何救援或搜寻工作中，应把救援人员的安全放在首位。

1. 在尝试找回遗体之前，需动员现场救援人员，必要时还要动员工程师，保证现场安全。

2. 在爆炸现场，遇难者的衣物中或体内可能嵌进尖锐的物品。救援人员在搬运遗体时应格外小心，避免伤害自身或对遗体造成进一步损害。

3. 在遗体旁边或身上找到的物品，包括子弹、碎玻璃片、飞机部件等，都应移去、装袋，以标签注明。确保登记和保存。

4. 救援人员只有在规范的防护措施下，才能处理沾有化学和（或）生物制剂的遗体，做好身体防护措施才能最有效地抵御这些制剂的侵蚀。

5. 在将受污染者移送前，都必须先进行去污染处理，该过程应尽可能由受过训练的专业人员完成。脱去受污染者的鞋和衣物能减少90%的污染危险，脱下的衣物必须用三层袋子包裹。

6. 在恐怖袭击中，遇难者身上或附近往往有装有炸药的武器，如枪支、手榴弹、炸弹或可疑包裹。在受过训练的执法人员去除这些危险物件之前，救援者不应移动尸体。

二、临时停尸房的建立

当不便或不能将死者转送去太平间时，救援人员需建立一个现场临时停尸房。可采取的措施包括以下几点。

1. 利用冷藏车，尽快将遗体冷藏至 2~4℃。

2. 在冷藏前，尽量将遗体移置阴凉处，搁置于混凝土或金属表面（千万别用木头）。

3. 出于对宗教信仰和文化习俗的尊重，不能对遗体进行防腐处理。

4. 若没有条件冷藏，须集体安葬，以避免疾病流行。

三、遗体的处理

1. 一旦找到遗体，救援人员须将其放入尸体袋，运到临时停尸房，尽可能收齐遗骸并放到一起。

2. 对可能被毒物污染的遗体需先送至消毒站处理。

3. 在遗体能够被肯定辨别前，需要统一的辨认体系给每个尸体加以标签标识。

四、遇难者个人物品的保存

对遇难者个人物品的保存非常重要，用与遇难者相匹配的标识符标记其物品，便于日后辨认。遇难者个人物品从钱包、照片到信用卡、首饰、手提电脑和其他物品，都将有助于辨认死者，因此必须安全保存，最终返还给家属。

1. 遇难者的每件衣服都各用一个塑料袋保存，必要时用两层或三层塑料袋保存，标上与遇难者相同的标识符。为长期保存，湿衣服应先烘干，再装入纸袋，以防发霉。

2. 为防止物品间发生交叉感染，每个袋里只能装一件物品。

在恐怖袭击中，遗体、衣物和个人物品都可能是有用的证据，此时应用新的法则，即对每一具遗体和个人物品都严格遵照监管链的规定保管。监管链是指任何时候都能查出每件物品和每个遗体放置的位置，提供正确的文件证据，标明日期、时间以及物品和遗体对应的名字的首字母。

五、遗体辨认

"肯定标识"是指排除一切坚定错误可能，正确识别出死者的身份。通常用于肯定辨识的方法有 4 种：亲属的目视识别、指纹识别、牙齿记录识别、医用植入物识别（如起搏器）。DNA 也可用于死者的识别。

工作人员必须特别注意，不能仅靠家属的目视识别，因为家属由于受打击太大而不一定会很仔细地查看死者，或因为死者创伤导致肿胀或脸部受伤难以被正确辨认。因此，最好能有其他的方法支持识别。利用钱包、首饰、文身、衣服和其他个人物品可能有助于辨认死者，但也不能用于肯定辨识。

出于对文化和家庭因素的考虑，处理遗体时医疗救援人员首先需要考虑死者本人和家属的宗教信仰和文化习俗。文化方面的敏感性在任何一次成功救援工作中都至关重要，需特别注意。如犹太文化中，传统上需要尽可能快地安葬死者，甚至就是在死亡的同一天，最晚不能超过两个晚上。因此，救援人员需与死者家属和朋友进行交流，并尽可能尊重当地的习俗。

遇难家庭有的可能很快从事件中恢复过来，有的家庭可能恢复较慢，救援人员都应给予适当的支持和帮助。救援人员的任务就是支持遇难家庭，加快肯定性识别死者的进程，并通过所做的一切帮助他们尽早地从伤痛中走出来。

六、灾害死亡应答团队

灾害死亡应答团队通常包括 25 个主要应答人员和有 100 个额外人员组成的基地团队。成员包括丧葬承办者、执法人员、指纹专家、摄影人员、病理学家、精神心理健康医疗人员和救援人员。在美国，目前有 10 个这样的团队。

第十章　常见灾害的救护 ▷▷▷

第一节　地震的救护

【概述】

地震是地壳在内、外应力作用下，集聚的构造应力突然释放，产生震动弹性波，从震源向四周传播引起的地面颤动，属于自然灾害。当某地发生一个较大的地震的时候，在一段时间内，往往会发生一系列的地震，其中最大的一个地震为主震，主震之前发生的地震叫前震，主震之后发生的地震叫余震。

（一）地震的感受

地震所引起的地面振动是一种复杂的运动，它是由纵波和横波共同作用的结果。在震中区，纵波使地面上下颠动。横波使地面水平晃动。由于纵波传播速度较快，衰减也较快，横波传播速度较慢，衰减也较慢，故离震中较远的地方，往往感觉不到上下跳动，但能感到水平晃动。

（二）地震的危害

地震灾害是群灾之首，它具有突发性和不可预测性，以及发作频度较高，并产生严重次生灾害，对社会也会产生很大影响等特点。

地震灾害可分为直接灾害和次生灾害两大类。

1. 直接灾害　建筑物与构筑物的破坏，如房屋倒塌、桥梁断落、水坝开裂、铁轨变形等；地面破坏，如地面裂缝、塌陷，喷水冒砂等；山体等自然物的破坏，如山崩、滑坡等；海啸、海底地震引起的巨大海浪冲上海岸，造成沿海地区的破坏；此外，在有些大地震中，还有地光烧伤人畜的现象。

2. 次生灾害　①火灾：由震后火源失控引起。②水灾：由水坝决口或山崩壅塞河道等引起。③毒气泄漏：由建筑物或装置破坏等引起。④瘟疫，由震后生存环境的严重破坏引起。另外，地震还会造成难以估量的躯体伤害和心理伤害。

（三）地震致伤特点

1. 灾情突然，且伴有大量的人员伤亡。

2. 伤情重、合并伤多、病情复杂。

（1）外伤多，以跌打损伤常见，尤其以骨折伤为主。

（2）闭合伤多，容易漏诊和延误治疗。

（3）挤压综合征和多发伤多，死亡率高。

（4）救护环节时常中断，救护困难。

3. 受害人群多有应激损伤和心理障碍。

【自救与互救】

震后很有可能出现余震，而且余震的位置未必是震源很近的位置。所以，学习自救与互救是地震后很重要的措施之一。

地震发生时，至关重要的是要有清醒的头脑，镇静自若的态度。只要能掌握自救、互救技能，就能降低灾害的影响。

如果遇到地震晃动，应立即关闭一切火源，包括煤气炉和电源开关，最好拉下电闸避免火灾。同时打开房门，防止门变形而被困。

在室内：在地震来临时，应选择狭小空间，如墙脚、坚固的桌子或者床旁边、卫生间、厨房、储藏室等"三角"地带来躲避。注意保护头部。如是平房，可逃出房外，外逃时注意用被子、枕头、安全帽护住头部。就近"蹲下、掩护、抓牢"，注意避开空调、电扇、吊灯，以及其他场所的玻璃门窗、橱窗、高大的摆放重物的货架。如在高层注意不要下楼。地震后听从指挥，有秩序撤离。

在车内：驾车远离立交桥、高楼，到开阔地，停车注意保持车距。降低重心，躲在座位附近，地震过后再下车。

在开阔地：尽量避开拥挤的人流，照顾好老人和儿童。

地震中的标准求生姿势：身体尽量蜷曲缩小，卧倒或蹲下；用手或其他物件护住头部，一手捂口鼻，另一手抓住一个固定的物品。如果没有任何可抓的固定物或保护头部的物件，则应采取自我保护姿势：头尽量向胸靠拢，闭口，双手交叉放在脖后，保护头部和颈部。寻找安全躲避点时切记避开易燃易爆及有毒气体储存地域，远离高低压电线、玻璃门窗。

一般小震和远震不必外逃。

【医疗救护措施】

（一）救护人员和救援物资的准备和要求

地震发生突然、救治准备工作仓促以及受野战条件的限制，给救护工作的组织与实施带来了很高的要求。编配一支数量充足、结构合理的高素质救护队伍，制订严格、可行的规章制度，有效落实护理措施，加强物资管理可以保障医疗急救工作的顺利开展。

灾区的生活条件非常艰辛，还会受到余震、塌方、飞石的威胁。因此，参加抗震救灾医护人员除了具备扎实的业务素质以外，还需要具备良好的身体素质和心理素质。在选择救援队员的时候，充分考虑专业搭配和年龄、性别、资历等因素。

1. 救护人员的要求

（1）救护人员的专业要求 震后早期主要收治以急性创伤为主的伤员，需以手术室、骨科、脑外科、胸外科、普外科的医护人员为主。震后后期以外出巡诊、宣传防疫知识、为抗震救灾部队官兵提供医疗保障为主，需要大量的内科、传染科的医护人员。

（2）救护人员的素质要求 总体要求：思想作风硬、专业技术精、身体条件好、民俗礼仪熟悉。每位队员都必须进行体能、心理、自救互救训练；重点是野战外科、野战内科、卫生防疫、心理疏导等训练。熟练掌握 CPR、创伤急救技术等急救措施，有扎实的专业基本功。

（3）救护人员的个人准备 ①随身衣物至少 3 套，户外运动鞋和防水靴，以及个人常用必要的急救用品和药品。注意配备包装食品、高热量食品、高原抗缺氧食品等。通信设备及充电装置，最好尽可能多带备用电池。根据季节灾区地域特点，做好防冻伤、防中暑、防紫外线等必要措施。如果去高原，建议携带便携式供氧装置、抗缺氧药红景天等；同时学会自我识别高原反应，一旦出现自觉症状，应立即停止工作并吸氧。做好防紫外线、防鼻出血等措施。个人装备保证一个背囊能够满足野外生存的需要。②认真学习了解灾区人民的文化、信仰，生活饮食习惯，常见的民族禁忌、风俗礼仪等，避免产生不必要的误会，更有助于开展工作及心理辅导。

2. 急救物资的准备与管理

（1）救护装备的性能要求 恶劣的震后救援环境，对野战救护装备的性能要求按重要性依次列为：机动能力、救治能力、人员配备能力、物理稳定能力、环境适应能力和独立工作能力等。医疗装备应当具有轻巧便携、模块灵活多样，防水、防潮、抗摔打、易于操作、便于维修，适应实战需求的特性，具有非常高的机动性。

（2）物资内容 医疗队的物资主要包括生活物资和医疗物资。应根据医疗队员人数和预计时间准备充足的食物（如压缩饼干、野战食品等）、饮用水、卫生用品等。医疗物资主要包括便携式仪器设备、常规的手术器械、医用耗材和相应的药品。在野外情况下，一般不具备实施复杂、大手术的条件，物品准备必须有较强的针对性，以减少装载负担。

（3）医疗物资管理 严格出入库管理，所有物资分类定点放置、专人负责。医疗物资每周清点，建立专用登记本，做好出入库登记。积极采取防水措施，保证物品质量。

（二） 现场急救原则

地震伤是一种突发自然灾害造成的复杂的、多系统复合伤。其基本特点是突发性、集中性和严重性。根据地震灾害的特点，参照军队分诊救治的成功经验，提出三级救治的观点：即一级救治（现场急救）、二级救治（前方医院救治）、三级救治（后方医院救治）。

现场急救：灾后第一时间（多指震后 72 小时）在坍塌现场从事抢救伤员，同时进行检伤分类和留观后送。此阶段为救治伤员的"黄金阶段"，给予幸存者最及时的治疗，极大降低死亡率和伤残率。

1. 急救始于检伤分类　地震灾害现场医疗急救应遵循抢救先于诊断，先救"命"再救"人"的原则，按照"迅速评估病情—优先处理致命伤，维持生命体征—稳定病情—迅速安全转运"的程序展开救援工作。地震灾害现场伤员多、秩序混乱，常常造成轻伤者惊慌之中主动向医务人员求助，而重伤伤员因病情所致极度虚弱或者处于昏迷状态，表现较为安静，极容易延误重症伤员治疗的最佳时机，危及生命。

应让有经验的医护人员，如护士长负责检验伤情，并将其分为红、黄、绿、黑四类，根据分类分别进行救治。检伤分类是现代急救中特别重要的步骤，可在短时间内使急救队伍充分发挥作用，提高救援效率。

2. 迅速开展紧急救护　现场处理的首要任务是抢救生命、减少伤员痛苦、减少和预防伤情加重及发生并发症，正确而迅速地把伤病员转送到医院。

实施现场外伤救护的原则是：先抢后救，先重后轻，先急后缓，先近后远；先止血后包扎，先固定后搬运。

（三）几种常见伤情的现场急救

1. 创伤性休克早期救护　首先对伤员一般情况及神志进行评估判断。若神志淡漠，第一需考虑是否有血容量不足导致的低血容量休克，是否有心包填塞等；其次是否存在呼吸功能不全导致的低氧血症或高碳酸血症。

立即给予持续心电监测，迅速建立动脉及中心静脉通路急救措施，同时监测生命体征的变化。保持呼吸道通畅，及时清除口、鼻内分泌物；对呼吸骤停者行辅助呼吸，应用中枢兴奋剂，配合医生气管插管，给予辅助呼吸及高浓度吸氧。严重创伤因大出血而引起休克，应及早探明出血原因并及早控制出血，可优先转运。

2. 呼吸道梗阻和窒息早期救护　呼吸道梗阻和窒息是地震伤员最多见急症。早期救助原则是清除呼吸道异物、血块、黏痰和呕吐物，解开伤员衣领和腰带，保持气道通畅。舌根后坠者使用口咽管通气；脑外伤昏迷或严重胸外伤造成呼吸困难及窒息者应尽早气管插管及辅助呼吸；颌面伤有移位组织阻塞呼吸道时立即行复位包扎。

3. 颅脑损伤的早期救护　昏迷病人首先要保持呼吸道通畅；有瞳孔散大或呼吸功能不全者，应先就地抢救，稳定后尽快转往医院；脑膨出时应妥为保护，在伤口周围垫以棉圈、纱布或者搪瓷碗盖上加压包扎；创口内留有致伤物，不应该贸然拔出。有脑脊液耳漏或鼻漏者应以无菌棉球或敷料覆盖，切忌堵塞，并及时更换，以保持鼻腔、外耳道的清洁，防止感染。颅内血肿形成时，一侧瞳孔进行性散大，对光反应迟钝或消失；脑疝早期，病灶侧瞳孔可有短期缩小，随后又很快散大。侧卧或者俯卧位置于担架上，用衣物将头固定，立即转送后方医院。

4. 胸部损伤早期救护　遇有开放性气胸，应立即用厚垫、纱布块、洁净毛巾等封闭伤口，再用敷料加压包扎，敷料处最好加盖不透气的塑料布等。有多发性肋骨骨折或反常呼吸时，除用敷料包扎以外，应加以厚棉垫或衣物等垫在伤处，再用三角巾或绷带包扎固定。张力性气胸者立即在锁骨中线第 2 肋间用无菌 12 号针头刺入胸膜腔应急排气，并在针头末端套上一带孔的橡皮指套，作为排气活瓣，并尽快转运做进一步处理。

5. 腹部损伤早期救护 包扎伤部，如有脏器脱出不要送回，用纱布将脏器围好或用搪瓷碗盖上后再进行包扎。地震所致腹部伤以闭合性为多，且常有脏器损伤，应立即转送震区医院、医疗队行剖腹探查术处理损伤脏器。

6. 骨盆部损伤早期救护 现场急救包扎伤口，对伴有休克现象者进行抗休克处理。臀部创伤伴有大量出血时，对伤口施行压迫填塞止血或者加压包扎；有尿潴留和膀胱过度充盈者进行膀胱穿刺术（延腹中线，在耻骨联合上一指宽处，将长针头与皮肤垂直刺入 4～5cm，用注射器抽吸尿液）；对有骨盆骨折者，采用三角巾、多头带或宽皮带做环形固定。担架上取仰卧位，膝部垫高，两下肢略外展后转送。

7. 四肢伤早期救护 对伤口进行包扎、止血，有骨折、脱位者要进行复位，并利用夹板或就便器材临时固定。若骨折端已露出伤口，并已污染，但未压迫重要血管、神经，不给予立即复位，以免将污物带到伤口深处，立即清创处理后再行复位。对怀疑有或一旦确定有急性筋膜间隙综合征者，应立即将患肢置心脏水平位，松开一切外固定或压迫因素，同时应用封闭、解痉等药物并密切观察。如果初步解救无效，情况继续恶化，应立即切开筋膜间隙，进行彻底减压处理并尽快转送后方医院做进一步处理。

8. 脊柱、脊髓伤早期救护 现场早期处理主要是止血包扎。对于昏迷状态者注射强心剂及呼吸兴奋剂，注意保暖和保持呼吸道通畅，小心搬运后转送后方医院。

9. 完全性饥饿的早期救护 对在黑暗、饥渴、窒息环境下埋压过久的人员，救出后先应蒙上眼睛，医护人员应针对病情给予碱性液及注射兴奋剂，给予保暖、吸氧和适当热饮料内服，不可一下进食太多，在严密观察下进行转送。

10. 注意厌氧菌感染 在地震后 2～3 天，破伤风和气性坏疽的病人往往较多。对于开放性损伤在清洗、消毒伤口后不要包扎，以避免厌氧菌感染的发生。

11. 正确处理挤压伤 地震后，若伤员被埋在废墟中时间较长，其大腿、臀部等肌肉丰满的地方容易发生挤压伤，表现为肌肉缺血坏死、肢体肿胀，甚至出现急性肾功能衰竭等，应该限制其活动。可以给病人饮用少量碱性液体。

（四）地震中的安全转运

地震中由于恶劣的环境，需要对伤病员进行紧急转运至野战医院或者后方医疗队。对高处坠落伤者或者压埋伤员，根据首先着地部位及受伤机制选择搬运方法。如腰部、骨盆骨折，搬动时要放在硬诊查床平移，动作要轻而稳妥。搬运伤员时一定要用硬质担架，有条件时应该使用颈托。在条件不具备时可用门板或桌子搬运，切忌扶着伤员走，或"1 人抬手 1 人抬脚"的搬运方式，也不应该用软担架，避免因搬运不当造成高位截瘫。

（五）震后伤员的心理护理

研究表明，不论地震亲历者是儿童，还是成人，在地震发生数月、数年后，仍比没有经历地震者具有更高患心理和生理疾病的风险。应从地震伤员的实际需求出发，恰当运用跨文化护理理论，充分利用该地区文化固有的积极成分对伤者提供心理疏导，体现足够的尊重和人文关怀。

心理护理对策有以下几点。

1. 告知伤者现在安全了（如果这个人确实是安全的），引导鼓励伤员表达自己的感情，暗示病人激发勇气。告诉他（或她）一切都会好起来的。

2. 要尽快帮助伤员寻找亲人的下落、与其所在的单位机构联系，或者默默陪伴，让其知道他被大家挂念，让伤员感到爱与被爱，重建归属感。

3. 对儿童伤员应以安抚为主，让专业的人员照顾儿童伤员。

4. 对有较严重的 PTSD（创伤后应激障碍）应配合药物治疗，甚至需转诊至心理医疗专科和精神科进行更强化的心理治疗及药物治疗。

第二节　火灾的救护

【概述】

在各种灾害中，火灾是最经常、最普遍地威胁公众安全和社会发展的主要灾害之一。除了少部分自燃引起，大部分属于人为灾害。我国每年约有 3000 人死于火灾。89.4% 的火灾是人为因素所致，以用火不慎引起的火灾最为常见。

失去时间和物体上控制的燃烧称为"着火"，因此，造成物质财产损失、人员伤亡等灾害性事件称为"火灾"。火灾带给人类最直接的伤害就是机体的烧伤或烫伤。着火必须具备 3 个要素：易燃物、助燃剂、火种，三者缺一不可。

（一）　火灾的分类

火灾根据物质燃烧特性，可划分为 A、B、C、D、E、F 六类。

A 类：指固体物质火灾，如木材、煤、棉、毛、麻、纸张等火灾。

B 类：指液体火灾和可熔化的固体物质火灾，如汽油、煤油、柴油、原油、甲醇、乙醇、沥青、石蜡等火灾。

C 类：指气体火灾，如煤气、天然气、甲烷、乙烷、丙烷、氢气等火灾。

D 类：指金属火灾，如钾、钠、镁、铝镁合金等火灾。

E 类：指带电物体和精密仪器等物质的火灾。

F 类：烹饪器具内的烹饪物（如动植物油脂）的火灾。

（二）　火灾的危害

火灾的危害主要来自于火场烟雾及有关毒物。

1. 火场烟雾包括有毒气体和颗粒性烟尘　据报道，在 28% 的建筑物火灾中，一氧化碳是主要的毒物，10% 的火灾中，一氧化碳超过急性致死浓度（0.5%）；在非建筑性火灾中，氰化物和缺氧是潜在的致死因素。

2. 烟雾中可能有下列 5 种类型的毒物　①全身性毒物，包括重金属。②全身窒息剂。③单纯窒息剂。④呼吸道刺激剂。⑤支气管平滑肌刺激剂。

（三）火场烟雾中毒的临床表现

1. 眼睛可能有不同程度的刺痛感或流泪，大部分伤者呼吸加快，呼吸困难，声音嘶哑，胸闷，喘息，咳嗽，痰中有烟尘，甚至出现发绀和精神错乱等。

2. 多数伤者血中碳氧血红蛋白在10%～50%，但在停止烟雾吸入之后可发生解离，尤其在给予高浓度氧吸入后明显降低，这往往会使医师低估中毒的严重程度。

【自救与互救】

（一）火灾的扑救

1. 冷却灭火　条件许可，利用灭火器、消防给水系统灭火，没有消防器材，则用桶、盆等传水灭火。

2. 窒息灭火　①利用设备本身的顶盖，如船舱的舱盖，油罐、油桶的顶盖等。②室内着火，可用棉被、毯子、棉大衣等覆盖。水浸湿后覆盖效果更好。油锅着火立即盖上锅盖。③室外可用浸湿的麻袋、沙土覆盖，对忌水物质必须用沙土扑灭。④利用泡沫灭火器喷射燃烧物。

3. 扑打灭火　对固体可燃物、小片草地、灌木等小火用衣服、树枝、扫帚等扑打。但对容易漂浮的絮状物不宜采用扑打法。

4. 阻断可燃物灭火　①关闭可燃气体和液体的阀门。②采用泥土、黄沙筑堤，阻止流淌可燃液体流向燃烧点。③移走周围的可燃物。

5. 切断电源灭火　发生火灾时应尽可能做到立即断电。

6. 阻止火势蔓延灭火　关闭毗邻的房门和窗户，减少新鲜空气的流动，要设法防止火势向火点周围蔓延，如淋湿或移走周围的可燃物。

7. 防止爆炸　①对有爆炸危险的容器应快速冷却降温。②迅速转移易燃易爆物品，远离火场。③有手动泄压装置的应立即打开阀门泄压。

（二）报警

火灾初起，一方面积极扑救，另一方面火速报警。

1. 报警对象　①周围人员，召集前来扑救。②本单位消防与保卫部门，迅速组织灭火。③公安消防队，拨打火警电话119。④周围群众，发出警报，组织疏散。

2. 报警方法　①本单位报警，利用呼喊、警铃、汽笛、敲钟、敲锣等平时约定的手段。②利用广播。③电话。④距离较近的，可直接派人到消防队报警。

（三）自救措施

1. 平房起火　①如果是睡觉时被烟呛醒应迅速下床俯身冲出房间。②如果整个房屋起火，要以匍匐的方式爬到门口，最好取块湿毛巾捂住口鼻。③如果烟火封门，千万别出去，应改走其他出口。④如果被烟火困在屋内，应用水浸湿毯子或被、褥，将其披在身上，尤其要包好头部，用湿毛巾捂住口鼻，做好防护措施后再向外冲。⑤千万不要趴在床下、桌下或钻到壁橱里躲藏。⑥不要为抢救家中的贵重物品而冒险返回正在燃烧的房间。

2. 楼房起火 ①冷静地探明着火方位，确定风向，并在火势未蔓延前，朝逆风方向快速离开着火区域。②起火时，如果楼道被烟火封死，应该立即关闭房门和室内通风孔，防止进烟，随后用湿毛巾捂住口鼻，防止吸入毒气，并将身上的衣服弄湿，以免引火烧身。如果楼道中只有烟而没有火，可在头上套一个较大的透明塑料袋，防止烟气刺激眼睛和吸入呼吸道，并采用弯腰的低姿势逃离烟火区。③发生火灾时，不应乘电梯，应沿防火安全通道朝底楼跑。

3. 楼梯被烟火包围 楼梯一旦被烧断，可以按照下面的方法去做：①从窗户旁边安装的流水管往下爬，但要注意查看是否牢固。②将床单撕开连接成绳索，一头牢固地系在窗框或暖气上，然后顺绳索滑下去。③楼房的平屋顶是比较安全的处所，也可以到那里避难。④从突出的墙边、墙裙和相连接的阳台等部位转移到安全区域。

4. 当楼内房间被火包围 楼房发生火灾后，尽量冲出火场或设法转移到较安全处。如火势猛烈，实在没有通路逃离时，可采用下列方法等待救援：①紧闭房门，用衣服将门窗封堵住，同时要不断地向门窗上泼水。②室内一切可燃物，如床、桌椅、被褥等，都要不断向上泼水。③不要躲在床下、桌下或壁橱里。④设法通知消防人员前来营救。可用手电筒，或挥动鲜艳的衣衫、毛巾及往楼下扔东西等方法引起营救人员的注意。

5. 身上的衣服着火 首先扑打，可倒在地上来回打滚，也可跳入身旁的水中；其次，如果衣服极易撕开，也可以用力撕开并脱掉衣服。

6. 电影院、商场等公共场所起火 进入电影院、商场等公共场所，首先要观察太平门的位置，了解紧急救生路线，万一发生危险，也有望从容脱险；起火时，不要惊慌，应辨明方向，认准太平门、安全出口的准确位置，选好逃离现场的路线；沿着疏散通道往外走，千万不要来回跑；不要往舞台上跑，因为舞台上没有安全出口，而且围墙很高；如果烟雾太大或突然断电，沿着墙壁摸索前进，不要躲藏在座位底下、角落或柜台下。

【医疗救护措施】

（一）现场急救

1. 迅速移出伤员。

2. 迅速抢救生命，保持呼吸道通畅，对呼吸停止者应施行人工呼吸，给予高浓度氧气吸入，尤其是缺氧者和氰化物、一氧化碳等中毒者，氧吸入应持续到动脉血气和碳氧血红蛋白正常。对昏迷者，碳氧血红蛋白>40%时，给予高压氧治疗。

3. 判断有无吸入烧伤。

4. 保护创面。

5. 镇静、止痛、抗休克。

6. 预防并发症

（1）防止发生声门痉挛和喉头水肿，可用2%碳酸氢钠溶液、异丙肾上腺素或麻黄素雾化吸入，必要时行气管插管或切开。

（2）根据血压、尿量和血流动力学补充液体，减少肺水肿发生。发生肺水肿者给予相应治疗，如抗泡沫吸氧治疗，进行性缺氧需持续气道正压、呼气末正压、氧疗或用呼吸器配合氧疗。

（3）约15%的烟雾吸入中毒伤员有并发症，特别是肺部感染等，超声雾化吸入使痰易于咳出，以减少感染。剧咳可适量吸入酒精或乙醚。支气管痉挛喘息可输注氨茶碱或吸入舒喘灵。

（二） 几种常见烧伤情况现场急救

1. 热力烧伤

（1）火焰烧伤　迅速撕脱燃烧的衣裤，或就地卧倒滚压，或用衣被铺盖，或用水浇。

（2）热液、蒸汽烫伤　立即脱去热液浸湿的衣裤，用清洁冷水冲洗烫伤部位。

2. 化学烧伤　迅速脱去被化学制剂浸渍的衣裤，立即用大量的清水冲洗至少30分钟，在大量清水冲洗之前无论何种化学烧伤都不能用中和剂，以免产热使损害加重。

3. 电烧伤

（1）迅速脱离电源，可用木棍或绝缘物体使人体与电源脱离，切不可用手直接接触病人，以免引起触电。

（2）心跳、呼吸停止者，立即进行心肺复苏、人工呼吸及胸外按压，按压时间应稍长，因有时6~9分钟时出现心脏复跳。如出现心室纤颤，应立即行电复律。

4. 复合伤　在抢救体表烧伤时应注意可能伴发的复合伤，急救中应注意询问和了解事故发生的现场条件。对开放伤应采取无菌包扎，有活动性出血者，应予以压迫止血，骨折给予妥善固定，注意保持呼吸道通畅。

（三） 伤员运送

搬运伤员时要根据具体情况选择合适的搬运方法和搬运工具。途中应严密观察病情变化，必要时做急救处理。伤员送到医院后，应向医务人员交代病情，介绍急救处理经过，以便入院后的进一步处理。

（四） 火灾后的防疫

重大火灾发生后，不仅造成大量的人员伤亡和伤害，而且会使环境、空气、水源受到严重的污染，环境卫生和生态平衡遭到破坏，若火灾发生在酷热、潮湿的季节，还会引发诸如疟疾、菌痢等疫病的流行。

1. 火灾后的卫生防疫　卫生防疫的重点有：①做好尸体挖掘、搬运和掩埋、火葬等卫生防疫工作。②寻找水源，检验水质，进行饮水消毒。③大力组织杀灭蚊蝇、老

鼠。④搞好饮食卫生，防止食物中毒。⑤防寒、防暑，搞好临时环境卫生。

2. 防范对公共卫生的危害 其工作重点为：①迅速扑灭火灾、控制爆炸、制止泄露，从根本上消除污染源。②清理残火，实施监控，防止死灰复燃。③对散落在地面的化学危险品进行回收，妥善存放。④对溢流在地面、水面的易燃、可燃或危险性液体进行筑坝拦截、回收和掩埋。⑤对受毒性、放射性物质污染的区域进行甄检和洗消。⑥清除废墟、垃圾，改善环境卫生条件。

第三节　洪涝的救护

【概述】

洪涝是指洪水泛滥、暴雨积水、海潮侵袭和土壤水分过多对人类社会造成的灾害，属于自然灾害。洪涝可分为洪灾、涝灾、渍灾和潮灾。洪涝的主要危害是疾病，特别是传染病。

（一） 洪涝的原生灾害与次生灾害

洪涝水灾的祸患有明显的阶段性；洪水暴发瞬间的原生灾害，以及水灾之后由水灾引起的次生灾害。

1. 原生灾害 洪涝水灾直接对人的伤害主要是淹溺、浸泡、受害、断粮饥饿、建筑物倒塌砸伤、应激性心理–精神损伤等。

2. 次生灾害 常见次生灾害主要有电击伤、冻伤、中毒、瘟疫等。

（二） 洪涝对人体危害的特点

洪涝水灾主要是因连降暴雨，造成山洪暴发，在较短时间内使大片农田被淹，来不及躲避者可能被洪水卷走而溺亡；其次是各种创伤如建筑物倒塌砸伤，可使伤员伤情复杂严重，发生骨折、挤压综合征等复合性损伤。

另外，洪涝水灾后易形成各种传染病的流行，且疫情往往比较复杂，如呼吸道传染病、消化道传染病、虫媒传染病、动物传染性疾病及其他疾病，如食物中毒、脑炎、腹泻、流行性出血热、毒蛇咬伤等，给灾民带来更大的危害。

【自救与互救】

1. 洪水到来之前，要关掉煤气阀和电源总开关，以防电线浸水而漏电失火、伤人。

2. 在洪水到来之前，要采取必要的防御措施，首先要堵塞门的缝隙，如旧地毯、旧毛毯都是理想的塞缝隙的材料，最好在门口外侧放上沙袋。如预料洪水会涨得很高，那么底层窗槛外也要堆上沙袋。

3. 贮备一些食物及必要的生活用品，还要携带火柴或打火机，必要时用来生火。

4. 如果洪水迅速猛涨，当躲到屋顶或爬到高树上，或者要乘自救木筏逃生时，要收集一切可用来发求救信号的物品，如手电筒、哨子、旗帜、鲜艳的床单、布缎、蘸油破布（用以焚烧）等，及时发求救信号，以争取被营救。

5. 如果不得不逃出险境，可自制简易木筏逃生。身边任何入水可浮的东西，如床、圆木、木梁、箱子、木板、衣柜，都可制作木筏。如无绳子，可用被单绑扎木筏。婴幼儿还可放在大盆里涉水。出发之前，一定要先吃些含较多热量的食物，如巧克力、糖、甜糕饼等，并喝些热饮料，以增强体力。

6. 不到迫不得已不可乘木筏逃生。爬上木筏之前一定要试验其浮力，并带一些食物及船桨、发信号的工具。

7. 当在开阔地带驾车遇上洪水时，应把车迎着洪水开过去，并闭紧窗户。如果让洪水冲到车的侧面，它会把车掀翻并卷走。如处在峡谷或山地，要迅速驶向高地。

8. 在预防和防止低体温的过程中，除了接近高处、船只、救生人员或其他可抓靠的物体以外，一般不要游泳。不必要的游泳动作可使人体和衣物之间稍热的水流失。

【医疗救护措施】

（一） 救护组织的组建

救护组织的建立可根据具体情况而定，一般现场救护梯队可分为 3 个层次。

1. 一线救护组织 主要任务是寻找受困和受伤的人员，对危重伤员及时进行抢救并予以转运。

2. 二线救护组织 主要任务是对一线转来的危重伤员继续进行抢救，完成一些必需的急救手术；对一线转来的重伤员进行复查，做进一步处理后，进行分类、后送或留治。

3. 三线救护组织 这一线的救护任务主要是分工负责现场转送来的所有伤员；另外对由于短时间内发生的大批伤员，在现场经过初救、伤员分类后，有部分伤员必须组织力量继续后送。

（二） 几种常见伤害的现场救护

1. 塌方 塌方后伤员被掩埋或被落下的物件压迫之后的外伤，除易发生多发伤和骨折以外，尤其要注意挤压综合征。在抢救多发伤的同时，要防止急性肾衰竭的发生，如给碳酸氢钠、呋塞米和甘露醇以碱化尿液和利尿，避免肌红蛋白沉积而迅速随尿液排出体外。

现场救护措施有以下几点。

（1）迅速救出伤员。

（2）救出现场时，搬动要细心，严禁拖拉伤员而加重伤情。

（3）清除口腔、鼻腔泥沙、痰液等杂物，对呼吸困难者或呼吸停止者，做人工呼吸；大出血伤员须止血；骨折者就地固定后运送。颈椎骨折者搬运时需一人扶住伤员头部并稍加牵引，同时头部两侧放沙袋固定。

（4）伤员清醒后喂少量盐开水。

（5）送医院急救。

2. 溺水　溺水主要是由于人体被卷入水中或落水后，大量水进入呼吸道使呼吸道阻塞，或虽进入少量水，却反射性引起声门紧闭，空气不能进入肺内，发生窒息性缺氧死亡。

现场救护措施有以下几点。

（1）保持头脑清醒，尽快离开危险区域，有组织地撤离到高坡或山地上，尽可能寻找可用于救生的漂浮物作为救生器材。落水人员应尽量避开主流和水上的漂浮物。

（2）被洪水围困或落水后，必须尽可能地保留身体的能量。水中漂浮是专门用于水中求生的一种方法，而不是尽快地游离现场。

（3）尽快将溺水者打捞到陆地或船上，用手指探查口腔，清除口腔和咽部异物（泥沙、水草等），然后托起下颌，进行口对口人工呼吸。

（4）心脏停搏时，及时进行口对口人工呼吸。

（5）昏迷者可针刺人中、涌泉、内关、关元等穴。

（6）呼吸、心跳恢复后，人工呼吸节律可与病人呼吸一致，给予辅助呼吸，待自动呼吸完全恢复后可停止人工呼吸。

（7）有外伤者应对症处理，如包扎、止血、固定等。

溺水者经过现场抢救复苏后应迅速转送医学单位继续治疗。

3. 触电　洪涝灾害时，可破坏高压输电设备致人体电击损伤，也可有雷电击伤。前者多为人体直接接触电源线后损伤，后者往往是在暴雨时雷电击伤躲在树下和屋檐下的人员。

现场救护措施有以下几点。

（1）立即切断电源，距电源开关较近时，即刻关闭电源；距电源开关较远时，可就近取用竹竿、木棍等绝缘物将电源线挑开。

（2）将伤病员移至通风处，平卧，解开衣扣，抬起下颌，以保持呼吸道通畅。

（3）若呼吸、心跳微弱或停止者，应立即心肺复苏。

（4）伴有软组织或骨折者，应包扎止血，妥善固定，然后送医院进一步治疗。

伤员受伤后期个别会出现电击后综合征，胸部及手臂不适，脱发或毛发过多，女性月经不调等，护理人员应做好这方面的心理疏导工作，减轻伤员的心理负担。

4. 毒蛇咬伤　洪涝水灾多发生在夏季，正是毒蛇繁殖和活动最频繁的季节。洪涝水灾时，大批居民寄居野外，因而易被毒蛇咬伤。常见的毒蛇有眼镜蛇、银环蛇、金环蛇、五步蛇、响尾蛇等。

蛇毒是一种复杂蛋白质，其成分主要有3大类：①神经毒素：主要引起神经麻痹，表现为眼睑下垂，吞咽困难，呼吸肌麻痹，呼吸困难。②血液毒素：引起凝血功能紊乱，如鼻出血、牙龈出血，伤口流血不止，血尿，消化道出血，甚至脑出血、休克、循环衰竭等。③细胞毒素：可引起局部组织大面积肿胀、坏死。

现场救护措施：被蛇咬伤的部位多在四肢，应立即在伤口近心端 5～10cm 处，用止血带或绳子扎住肢体，阻断静脉血和淋巴回流，减少毒素扩散和吸收。每结扎 30 分钟后放松止血带或绳子 2 分钟，然后再次结扎。紧接着用清洁冷水冲洗伤口表面毒液，可用嘴吸吮伤口毒液，也可用三棱针或缝衣针在伤口周围穿刺，再用拔火罐、吸奶器等局部吸引，使毒液外流。或者采用扩创排毒法，即在咬伤处做"十"字形切开，切开皮肤及皮下组织，促使毒液排出。有条件时送往医院，全身可应用抗蛇毒血清治疗。四肢以外的地方被咬可参照处理。

5. 外伤　洪涝灾害主要由于连降暴雨，造成山洪暴发，建筑物倒塌，导致各种外伤，而且大多数伤员伤情复杂，主要以多发伤、骨折、挤压综合征为主。

（1）多发伤的现场救护措施　①密切观察伤员的生命体征及病情变化，判断伤情的严重程度。②正确进行止血、包扎、固定。体表有活动性出血应尽快止血。③建立静脉通道，防止或纠正休克，防止呼吸衰竭、心力衰竭和各种并发症。④做好伤员的心理护理。

（2）挤压伤的现场救护措施　①制动肢体，密切观察伤情、肢体的血液循环情况。②解除挤压外力，妥善固定伤肢，抗感染，尽早使用抗生素。③注意补充血容量及应用利尿剂，促使毒素的排出。④预防破伤风和气性坏疽。

（三）洪涝水灾后的防疫

洪涝水灾后的常见疾病有：①饮用水源污染后可能爆发腹泻类疾病。2004 年孟加拉国洪水后出现 17000 个腹泻病例，检出病菌包括霍乱弧菌（小川血清和稻叶血清型）和产毒性大肠杆菌。②甲型和戊型肝炎：主要通过粪-口途径传播，缺乏安全水源和卫生设施可引起流行。2004 年印尼海啸后就曾发生甲型和戊型肝炎爆发。③钩端螺旋体病（钩体病），可通过动物传染或因直接接触受污染的人而得病。2001 年中国台湾的 Nali 台风、2000 年印度孟买的洪水后都伴有钩体病爆发。④在灾后疏散人员的密集居住环境中，如果人群，尤其是 15 岁以下儿童的接种率低下，会增加麻疹等传染病的扩散，而在室内使用明火煮食和营养不良还会增加急性呼吸道感染的机会。⑤洪水过后，传病媒介可能在水退后几周才出现增多，此时如易感人群聚集，受蚊虫叮咬的露天活动增加，基本供水系统破坏、盛水容器成为传病媒介滋生地、垃圾处理设施破坏等公共健康基础设施受损，虫媒疫病就可能流行。⑥破伤风是由厌氧性破伤风杆菌释放的有毒物质造成，在破伤风疫苗接种率低的人群中，伤口感染出现破伤风。印度洋海啸两周半以后，印尼发生了 106 例破伤风，其中 20 例死亡。

1. 肠道传染病的预防　注意饮食和饮水卫生是预防肠道传染病的关键。

（1）洪涝水灾之后要清除垃圾、污物，消毒环境，管理好粪便、垃圾，减少污染。

（2）保护水源，特别是生活饮水免受污染。用漂白粉或漂白粉精片（净水片）消毒生活用水。

（3）洪水之后不要去游泳，以减少感染机会。

（4）注意个人卫生和饮食卫生。

（5）消灭苍蝇。

2. 钩端螺旋体病和流行性出血热的预防

（1）尽量减少或避免与疫水接触的机会，不在可疑的疫水中游泳、洗衣物等。

（2）管好猪、狗等动物，猪要圈养，不让其尿液直接注入水中，猪粪等要发酵后再施用。

（3）洪涝水灾后立即加强灭鼠、杀虫。

（4）注意个人卫生，禁止随地小便，下水作业时要尽量穿长筒胶鞋等，保护皮肤不受钩体侵袭。

（5）病人粪尿用石灰或漂白粉消毒。

（6）临时居所要新建在地势较高、向阳的地带，在周围挖防鼠沟，还要求有一定的程度，以利于排水和保持地面干燥。床铺应距离地面2尺（约67cm）以上，不要睡地铺。

（7）加强个人防护，在疫区作业时，应穿戴防护衣裤，防止皮肤破损。不要在草堆上坐卧、休息。

（8）有条件的可接种疫苗，或在医生指导下服用预防药物。

3. 疟疾、流行性乙型脑炎、登革热的预防　应采取灭蚊、防蚊及预防接种为主的综合措施。

（1）控制传染源，家畜、家禽圈棚经常洒灭蚊药，病人要隔离。

（2）开展爱国卫生运动，清扫卫生死角、积水，疏通下水道，喷洒消毒杀虫药水，消除蚊虫滋生地，降低蚊虫密度，切断传播途径。

（3）夜间睡眠挂蚊帐，露宿或夜间野外劳动时，暴露的皮肤应涂抹防蚊油，或者使用驱蚊药，做好个人防护，避免被蚊虫叮咬。

（4）及时进行乙脑疫苗预防接种，提高人群免疫力。

附：WHO 有关预防灾后疾病流行的优先顺序

1. 保护水源安全，氯化物是首选洁水药品。

2. 保证卫生条件和每个人一定的生存空间。

3. 保证基础医疗条件，尽早诊断和治疗腹泻、急性呼吸道感染以及疟疾等当地主要传染性疾病，伤口应注射破伤风疫苗。

4. 健康宣教的重点在于洗手习惯、熟食、饮水煮沸或氯化物处理。

5. 建立监测或早期预警系统，尽早发现有流行倾向的病例。

6. 在未广泛预防接种的地区，大规模麻疹免疫和补充维生素 A 非常重要。接种优先年龄在 6 个月到 5 岁，如果资源足够可至 15 岁。不推荐大面积应用伤寒疫苗和甲型肝炎疫苗。霍乱疫苗的有效性还未在灾区得到评估。

7. 大水可能推迟蚊子数量的滋长，预防疟疾和登革热应根据当地实际情况进行。在疟疾疫区，应免费提供以青蒿素为主的综合治疗。保证所有储水器皿随时用盖子封闭，清除能存水的器皿或残骸，如瓶子、轮胎和罐子等。

第四节　爆炸事故的救护

【概述】

广义地说，爆炸是一种极其迅速的物理或化学的能量释放过程，在此过程中，系统的潜能转变为运动的机械能，属人为灾害。爆炸的主要征象是爆炸点周围介质中压力突然急剧上升，由爆炸产生的这种突然上升的压力作用于人体而引起的损伤称之为爆炸伤。爆炸伤是战时和平时常见的一类损伤。在过去的 10 年里，爆炸和轰炸，尤其是与恐怖主义相关的爆炸和轰炸，仍然是世界范围内灾害事件中造成大量伤亡的重要原因。

（一）　爆炸伤的发生机制

爆炸与轰炸引起的损伤可分为以下 4 类，即初级爆炸性损伤、二级爆炸性损伤、三级爆炸性损伤和混合爆炸性损伤。虽然在爆炸性损伤中，二级爆炸性损伤是最常见的死亡原因，但伤亡人员常遭受的是混合爆炸性损伤。

1. 初级爆炸性损伤　初级爆炸性损伤主要是指由爆炸冲击波的超压和负压引起的损伤。初级爆炸性损伤常见于含气器官如耳朵、呼吸道和消化道。大多数肺爆炸性损伤会导致立即死亡（肺挫伤），而后期死亡也多是由于进行性肺功能不良造成的。对表现为初级爆炸性损伤的伤员应观察 12～24 小时。

2. 二级爆炸性损伤　二级爆炸性损伤是爆炸性损伤中最常见的死亡原因。其主要致伤机制为：①破片的直接损伤作用。②瞬时空腔作用。

而伤势的严重程度取决于飞行碎片的形状、速度以及受害者衣服的保护能力。贯通伤最常见于暴露部位，如头、颈、四肢等；其他较常见的损伤包括创伤性断肢、骨折、软组织损伤等。

3. 三级爆炸性损伤　爆炸冲击波的动压可导致人员位移或抛掷而致伤，所造成的钝性伤与车辆撞击和人员坠落所致的损伤机制类同，可引起肢体骨折、颅脑和内脏器官损伤。

4. 混合爆炸性损伤　爆炸产生的高温可造成热灼伤和吸入性损伤。核爆炸时原子核反应区的温度可达到 $10^2 K$，化学爆炸时爆轰产物可达到 $10^2 K$ 以上的高温，由此引起皮肤和呼吸道烧伤，易燃物着火可引起间接烧伤。核爆炸时放射线还可引起放射病。在较密闭的空间爆炸时，可产生各种有害气体，如一氧化碳、氮氧化物等毒性气体吸入使人员中毒。燃料空气炸弹爆炸时可消耗目标环境空气中大量的氧，由此造成人员窒息。其他诸如建筑物、工事等倒塌，可使人员产生挤压伤或掩埋等。

综上所述，爆炸伤的发生机制总结如表 10-1。

表 10-1 爆炸性损伤的发生机制

分类	损伤机制
初级爆炸性损伤	冲击波
二级爆炸性损伤	飞行碎片击中受害者
三级爆炸性损伤	受害者被撞向静止的固体物，或挤压
混合爆炸性损伤	烧伤、吸入伤、挤压伤

（二） 爆炸伤的特点

1. 伤员突然大量发生 由于高科技，局部战争具有突然爆发、武器毁伤能力和前后方可能同时受到袭击的特点。因此，可能会在某个时空内突然出现大量伤员。

2. 伤型伤类复杂，复合伤发生率高 爆炸伤伤情伤类复杂，可引起冲击伤、破片伤、放射伤、烧伤和有害气体吸入伤，建筑物倒塌还可引起挤压伤或伤员掩埋，复合伤发生率高。由于复合伤的复合效应，使伤情更为严重，并发症更多，救治更为困难。

3. 多发伤和多部位伤发生率高 爆炸冲击波和破片常导致多部位和多脏器损伤，使多发伤和多部位伤发生率明显升高。中度以上的冲击伤，常表现为多部位和多脏器损伤。在平时的城市爆炸事故中，多发伤的发生率也常在 50% 以上。

4. 外伤掩盖内脏损伤，易漏诊误诊 由爆炸冲击波超压和负压引起的原发冲击伤，体表多完好无损，但常有不同程度的内脏损伤，即呈现外轻内重的特点。当冲击伤合并破片伤、烧伤和其他创伤时，体表损伤常很显著，此时内脏损伤却很容易被掩盖。如果对此缺乏认识和仔细地检查观察，易造成漏诊误诊而贻误抢救的时机。

5. 伤情重、发展快、死亡率高 爆炸性破片可致肢体离断、缺失、骨折和颅脑及胸腹腔开放伤，心脏、大血管和内脏器官破裂出血，而爆炸冲击波可引起严重的肺出血和肺水肿、肝脾等内脏器官破裂出血、严重颅脑损伤和空气栓塞等。因此，爆炸伤伤情重，休克发生率高，伤情发展迅速，如不及时救治，伤员可迅速死亡。

【医疗救护措施】

（一） 现场伤员分类

基于爆炸事故或战争时可突发大量伤员，应采用简易、快速和准确的分类方法。通常可根据上述伤情估计，在现场迅速将伤员分为以下 3 类。

1. 轻伤员 意识清楚，多处软组织损伤，无须特殊处理。

2. 重伤员 需要手术治疗，但可以拖延一段时间，如胸外伤不伴有呼吸衰竭，胸腹贯通伤而无大出血可能的伤员等。

3. 危重伤员 因窒息、出血及休克造成伤员有死亡危险，需立即行紧急救命手术操作来控制大出血和改善通气功能，如急性呼吸道阻塞、胸部吮吸性伤口、不易控制的大出血等。

（二）现场急救

1. 正确应对险情，根据创伤的严重程度合理救护　到达现场后，应注意有无特殊的气体或化学物品、危害因素继续危害伤员。排除危险因素后，以伤员生命体征为基础，根据损伤部位、受损器官数量和意识等情况判断伤情严重程度及有无通气、循环等紧急威胁生命的征象，遵循"生命支持先于诊断，先救后送"的原则对伤者及时救治。

2. 积极抗休克，减少并发症　由于爆震伤是整个机体的损伤，全身各个脏器功能下降，此时如果快速输液或输液量过多，伤员容易发生心衰、急性肺水肿等不良反应。因此，抗休克治疗时，输液速度不宜过快和输液量不宜过多；晶体、胶体合理分配，避免短时间内输入大量晶体，减少外渗；严密监测心率、心律、呼吸、血压的变化。在救治过程中应注意控制血糖、积极抗休克并尽量缩短休克持续时间，从而减少并发症，提高存活率。

3. 畅通气道，维持有效通气　肺脏是爆炸性致伤最易受累的脏器之一，以低氧和呼吸困难、无明显的外部伤口为特征。因此，畅通气道和维持有效通气尤为重要。具体措施为：立即使伤员头偏向一侧，抬起下颌，颈部后仰，使呼吸道处于直通状态；清除口咽部血块、分泌物等异物；高浓度、加压给氧；必要时口咽通气、气管插管或使用呼吸机行机械通气。除密切观察生命体征以外，还应注意观察氧疗的效果，如呼吸困难、发绀是否缓解，呼吸音是否正常及动脉血氧饱和度的变化等。

4. 合理处理眼外伤　眼部爆炸伤是眼外伤中最严重的一种复合性损伤，可同时造成眼部多种组织结构的损伤。化学药品爆炸导致的眼外伤，需要用手指将眼皮尽量撑开，用生理盐水或大量清水反复彻底冲洗，切忌不加处理转送医院；眼球破裂者严禁冲洗伤眼或涂抹任何药物，在伤眼上加盖清洁的敷料，用绷带轻轻包扎即可，严禁加压。眼部的角膜非常敏感，再轻的眼外伤也要及时转送到医院控制炎症，避免因发炎导致角膜穿孔而失明。

5. 创面、伤口的处理　开放性气胸发生时，用厚敷料严密封闭伤口，变开放性气胸为闭合性气胸；爆裂伤有肠管溢出时，不可将其回纳入腹腔，可用大块无菌敷料将其盖住；断肢伤者，为防止大出血，用清洁敷料加压包扎断肢的近端，尽量避免用止血带；离体的断肢，用无菌敷料包扎后干燥冷藏保存，及时送往医院；烧伤创面应用冷水清洁10～30分钟或冷水浸泡直到无痛的感觉后剪开衣裤，再用干净纱布覆盖，切忌在烧伤处涂各种药水和药膏。可给烧伤伤员喝糖盐水，切忌喝白开水。搬运烧伤伤员时，动作要轻柔，避免拖拉、滚动，加重皮肤损伤。

6. 心理护理　经历恐怖的爆炸现场，多数伤者心存惊恐，加之伤痛和面对伤残肢体及耳膜损伤、听力障碍的现实，心理负担沉重，紧张焦虑或等负性心理尤为突出。护士应有高度的同情心，运用医学知识耐心解答伤者的问题。对于听力障碍者，注意与病人通过手势、写字等方式进行非语言沟通和交流，正确运用鼓励、指导、暗示等支持性心理疗法解决病人存在的心理问题，为其提供心理上的支持。

第五节 核事故的救护

【概述】

核事故是指任何的或一系列但源自同一的、引起核损害的事故，属人为灾害。2011年3月的福岛核事故再次让世界的视觉聚焦。另外，相似的概念还有核恐怖事件和放射恐怖事件。核恐怖事件和放射恐怖事件是指恐怖分子利用人们对于核辐射的恐惧心理，蓄意造成核事故和放射事故，以散布放射性物质制造恐怖事件。主要恐怖事件类型有攻击核设施、爆炸粗糙的核武器和利用常规炸药来散布放射性物质（即脏弹）。

（一）核事故的分级

国际核事故分级标准（INES）制定于1990年。这个标准是由国际原子能机构（IAEA）起草并颁布，旨在设定通用标准以及方便国际核事故交流通信。核事故分为0~7级，见表10-2。

表10-2 国际核事故分级标准

级别	名称	描述	实例
0级	偏差	安全上无重要意义	科斯克核电站事件（2008年发生于斯洛文尼亚）
1级	异常	对外部没有任何影响，仅为内部操作违反安全准则	2004年关西电力美滨发电站3号机、2次冷却水配管蒸汽喷出等
2级	事件	对外部没有影响，但是内部可能有核物质污染扩散，或者直接过量辐射了员工或者操作严重违反安全规则	1991年关西电力美滨发电站2号机蒸汽发生器导热管损伤等
3级	重大事件	很小的内部事件，外部放射剂量在允许的范围之内，或者严重的内部核污染影响至少1个工作人员	1955年至1979年英国塞拉菲尔德核电厂事件 2011年3月11日日本福岛县福岛第二核电厂：第一、二、四号机组发生不同程度的核事件
4级	没有明显厂外风险的事故	非常有限但明显高于正常标准的核物质被散发到工厂外，或者反应堆严重受损或者工厂内部人员遭受严重辐射	1973年英国温茨凯尔后处理装置事故、1980年法国圣洛朗核电厂事故、1983年阿根廷布宜诺斯艾利斯临界装置事故
5级	具有厂外风险的事故	放射性物质向外释放（等效放射性超过10^{14}~10^{15}Bq^{131}I）。这种释放可能导致需要部分执行应急计划的防护措施，以降低健康影响的可能性。核装置严重损坏，这可能涉及动力堆的堆芯大部分严重损坏，重大临界事故或者引起在核设施内大量放射性释放的重大火灾或爆炸事件	1957年英国温茨凯尔反应堆事故、1979年美国三里岛核泄漏事故

续表

级别	名称	描述	实例
6级	重大事故	放射性物质向外释放（数量上，等效射性超过 $10^{15} \sim 10^{16}\,Bq^{131}\,I$），这种释放可能导致需要全面执行地方应急计划的防护措施，以限制严重的健康影响	1957年苏联基斯迪姆后处理装置（现属俄罗斯）事故 2011年日本福岛核电站3号机组事故
7级	特大事故	大型核装置（如动力堆堆芯）的大部分放射性物质向外释放，典型的应包括长寿命和短寿命的放射性裂变产物的混合物（数量上，等效放射性超过 $10^{16}\,Bq^{131}\,I$）。这可能有急性健康影响；在大范围地区（可能涉及一个以上国家）有慢性健康影响；有长期的环境后果	1986年苏联（现属乌克兰）切尔诺贝利事故 2011年日本福岛第一核电站事故

（二）核损伤的危害与特点

放射性物质可通过呼吸道、皮肤伤口及消化道进入体内，引起内辐射。γ辐射可穿透一定距离被吸收，使伤员受到外照射伤害。

1. 急性辐射综合征 照射剂量超过 1Gy 时可引起急性放射病或局部急性损伤；在剂量低于 1Gy 时，少数人可出现头晕、乏力、食欲下降等轻微症状；剂量在 1~10Gy 时，出现以造血系统损伤为主；剂量在 10~50Gy 时，出现以消化道为主症状，若不经治疗，在 2 周内 100% 死亡；50Gy 以上出现脑损伤为主症状，可在 2 天死亡。急性损伤多见于核辐射事故。

2. 慢性核辐射损伤 全身长期超剂量慢性照射，可引起慢性放射性病。局部大剂量照射，可产生局部慢性损伤，如慢性皮肤损伤、造血障碍、白内障等。慢性损伤常见于核辐射工作的职业人群。

3. 胚胎与胎儿的损伤 胚胎和胎儿对辐射比较敏感，在胚胎植入前接触辐射可使死胎率升高；在器官形成期接触，可使胎儿畸形率升高，新生儿死亡率也相应升高。有研究显示，在胎儿期受照射的儿童中，白血病和某些癌症的发生率较对照组为高。

4. 远期效应 在中等或大剂量范围内，核辐射致癌已为动物实验和流行病学调查所证实。在受到急慢性照射的人群中，白细胞严重下降，肺癌、甲状腺癌、乳腺癌和骨癌等各种癌症的发生率随照射剂量增加而增高。

5. 后遗症问题 受辐射污染后 6 个月，产生机体变化，包括晶体浑浊、白内障、男性睾丸和女性卵巢受影响导致永久不育、骨髓受损出现造血功能障碍，以及出现各种癌症。

另外，还有遗传效应，使生殖细胞基因或染色体发生变异，导致畸胎等问题。

【医疗救护措施】

（一）救护的主要任务

1. 对公众和应急救援人员进行防护　组织或指导服用稳定性的碘；指导人员对呼吸道和体表的防护；组织或协助公众的撤离和隐蔽；对可能和已受到污染的食物或饮用水进行控制；协助或指导对体表进行洗消等。

2. 对公众进行宣传教育和心理咨询　任何较重大的灾害均可引起不同程度的公众心理反应，轻者可造成社会秩序混乱，重者可影响公众的健康或导致身心疾病。因此，需向公众进行广泛的宣传和教育，使公众对射线的特点、作用、危害和防护等有一个正确的认识，消除不必要的顾虑，减少人为的混乱和不良影响。

3. 救护放射性损伤和放射性复合伤的伤员　这是核事故紧急医学救护的特有任务，需由专业医护人员或经过短期培训的医护人员担任。我国对核事故时核辐射损伤伤员实行三级医学救护，即现场救护、当地（或地区）救护和专科医院救护。

4. 做好卫生防疫工作　核事故发生后，正常的生产生活秩序、公共设施、卫生设施均遭到一定程度的破坏，使卫生状况恶化，加之公众的疏散、撤离、紧张、疲劳等因素，使得某些呼吸道、消化道的传染性疾病极易流行。因此，核事故紧急医学救护也应把防病治病、加强卫生防疫作为一项重要的工作。

（二）分级救护

我国对核事故时核辐射损伤伤员实行三级医学救护体系。

1. 一级医学救护（现场救护）

（1）组织机构　一级医学救护即现场救护，主要由一级医疗救护单位，即营运单位的基层医疗卫生机构组织实施，必要时请上级医疗卫生部门或后援医疗机构派出救护力量支援。组成人员由经过专业训练的卫生人员、放射防护人员、剂量人员及医护人员等组成。

（2）救护的专属医疗和防护设备　应该在核设施机构内设有专属的医疗和防护设备，有隔离和快速清除放射性污染的设备条件，以及相应的实验室和仪器。

1）进行快速采样和生物学检测的设备。

2）具有处理多个伤员而不致引起放射性交叉污染或扩散的条件（如具有空气过滤隔离的房间，用于处理和存储污染衣物的场所，沐浴室和单向卫生通道等）。

3）配备适用于辐射监测的仪器，如多功能辐射检测仪，α、γ 射线巡测仪，中子射线巡测仪，表面污染检测仪，水和食物污染检测仪，数字式个人剂量计和全身计数器等。

4）配备事故抢救的必需药物，如防治药、阻吸收药、促排药、体表洗消去污药盒、局部放射损伤防治药及其他辅助治疗药物等。

5）配备放射防护用品，如污染防护服、带呼吸器的防护面具、带滤膜的防护口罩、防护靴、防护手套等。

6）为确保医护人员免受带有强放射性的伤员的照射，要采用高灵敏度检测器和个人剂量计进行连续性监测，尽可能减少或防止对救护人员的照射或污染。

7）其他应急设备和物资，如核辐射应急检测车、放射性物质回收车、除污染洗消器械、核辐射消毒喷雾器、担架、救护车等。

（3）救援人员的准备 救援人员在核设施出现严重故障，或核设施附近发生自然灾害危及核设施安全可能发生故障时，应做好应急待命。一旦事故发生，救援人员应迅速做好个人防护，如穿戴防护衣具、佩戴辐射剂量仪、酌情使用稳定碘和抗辐射药物等。根据地面照射量率和规定的应激照射水平，确定在污染区内的安全停留时间。离开污染区时，要接受体表和衣服的污染检测，做好更换衣服和洗消的准备。由污染区带出的物品、设备，必须在缓冲区经过检查和处理，达到去污标准后，才能进入清洁区。

（4）基本任务

1）发生核事故时要及时进行现场救护，尽快将伤员从事故现场撤离出来，并进行相应的医学处理，对病情重、危及生命的伤员应优先进行急救处理。

2）设立临时分类站，初步估计人员受照剂量，进行初步分类诊断和处理，必要时尽早使用稳定性碘和（或）抗放射药物。

3）对人员进行放射性体表污染检查和初步去污处理，并注意防止污染扩散；对开放性污染伤口去污后酌情进行包扎。

4）初步判断伤员有无放射性核素内污染，必要时及早采取阻吸收和促排措施。

5）尽可能收集、留取可供估计人员受照射剂量的物品和生物样品。

6）填好伤员登记表。

7）根据初步分类诊断，将中度以下急性放射病、放射复合伤和体内、伤口有放射性污染的伤员以及一级医疗单位不能处理的非放射损伤人员送至二级医疗救治单位；必要时将中度以上急性放射病、放射复合伤和严重内污染者直接送至三级医疗救治单位。伤情危重不宜后送者可继续就地抢救，待伤情稳定后及时后送。对怀疑受到照射或内污染者也应及时后送。

（5）应注意的问题

1）如何服用稳定性碘：碘化钾（KI）或碘酸钾（KIO$_3$）可以减少放射性碘核素进入甲状腺。但碘化钾溶解性比碘酸钾更强，在短时间内可完全被吸收。因此，在核事故现场首选碘化钾。服用碘化钾的时机：在摄入放射性碘前或摄入后立即服用效果最佳，最迟应在放射性碘进入体内6小时之内服用。但在放射性碘持续或多次进入体内的情况下，服用碘化钾的时间可不受上述限制。

2）如何处理放射性体表污染：对体表伤口污染的放射性物质必须及时进行医学处理，以减少或阻断放射性物质经伤口吸收和对局部组织的损伤：①如无伤口和需要急救处理等特殊情况，尽早就近全身洗消，可用清洁温水和中性肥皂擦洗，或用毛巾、软毛刷刷洗，清洁2~3遍。②如无水源，可用湿毛巾或软质布仔细擦拭局部，可消除60%以上的污染。③鼻腔内污染物先用棉签擦拭，剪去鼻毛，滴入血管收缩剂（如1%麻黄碱滴鼻液），用生理盐水冲洗；上呼吸道喷0.1%肾上腺素溶液收缩血管；用祛痰剂祛痰，以排出呼吸道污染核素；口腔也用生理盐水冲洗。外耳道、眼睑周围的污染，可用棉花蘸水擦洗多次。④如长寿命α核素污染毛发，将污染毛发和眉毛剔去或剪掉，并用肥皂洗涤。对粗糙、有裂痕和污染较重的皮肤，可根据具体情况采用 EDTA 肥皂、5% 枸橼酸钠、5% 碳酸氢钠溶液或饱和高锰酸钾溶液等浸泡数分钟进行洗消。

3）放射性污染伤口的医学处理：体表伤口遭受放射性物质污染后，伤口组织受射线作用引起放射损伤而影响伤口愈合，且增加放射性物质的吸收。

2. 二级医学救护

（1）组织机构　二级医学救护即地区救护，主要由二级医学救护单位，即核设施所在省、市、自治区的应急医学救护单位组织实施。必要时由三级医学救护单位派人支援。二级医学救护单位必须掌握一个多学科、可随时召集提供咨询和专业协助的专家名单，包括外科学、血液学、放射医学和辐射剂量学等方面的专家。

（2）基本任务

1）收治中度和中度以下急性放射病、放射复合伤、伤口或体内有放射性核素污染或体表有严重放射性污染的伤员，以及严重的非放射性损伤伤员。

2）对确定有放射性核素内污染的人员，应根据核素的种类、污染水平以及全身和（或）主要受照器官的受照剂量及时采取治疗措施，污染严重或难以处理的伤员及时转运到三级医学救护单位。

3）对有体表残留放射性核素污染的人员进行进一步污染检查和去污处理，对污染的伤口采取相应的处理措施。

4）详细记录病史，全面系统检查，进一步确定伤员的受照剂量和损伤程度，进行二级分类诊断。将重度和重度以上急性放射病和放射复合伤伤员以及难以确诊的伤员，尽快后送到三级医学救护单位进行救护。暂时不宜后送的，可就地观察和治疗；伤情难以判定的，可请有关专家会诊或及时后送。

5）必要时对一级医学救护单位给予支援和指导。

3. 三级医学救护

（1）组织机构　三级医学救护即专科医治，由三级医学救护单位实施。三级医学救护单位为国家指定的设有放射损伤治疗专科的综合医院。三级医疗机构的医务人员应当全面掌握有关核事故医学应急放射损伤防治诊治方面的理论与技术，还要熟悉有关隔离和无菌处理技术。涉及的专业人员是多方面的，其中包括辐射剂量学家。辐射剂量学家除需及时判断受照射剂量以外，还应提供关于事故受照剂量的空间和时间分布情况，这对于预后的判断十分重要。

（2）基本任务

1）收治重度和重度以上急性放射病、放射复合伤和严重放射性核素内污染人员。

2）对不同类型、不同程度的放射损伤及放射复合伤做出确定性诊断，采取综合治疗措施，使其得到良好的专科医治。

3）对严重的体表、伤口及体内放射性核素污染的伤员进行全面检查，确定污染核素组分和污染水平，估算伤员的受照剂量，并进行相应的医学处理。

4）治疗并发症和后遗症，并对伤员的劳动能力做出评价。

5）必要时派出救援分队指导或支援一、二级医疗单位的救护工作。在进行二级和一级医学救护时，均应根据实际情况做好以下救护工作：①全面的放射性污染检查：根据本级救护任务和条件，对伤员进一步做体表放射性污染监测。为了解体内污染情况，除测量生物样品（鼻拭物、血、尿、便等）放射性或核素组成外，还可根据需要进行甲状腺或整体放射性测量，以确定体内污染水平及放射性核素组分。②血液学检查：对血细胞（白细胞及分类，淋巴细胞和网织红细胞）进行连续动态观察，尽可能每天1次。必要时，应对淋巴细胞染色体畸变再次检查，以及做骨髓细胞等检查，以便对照射损伤程度做出判断。③其他检查：必要时应对伤员进行全面的血液学、血液生化学、细菌学、脑血流图、骨骼X线摄片、眼晶状体和眼底以及精液检查，作为临床救护、预后判断和远期效应对比分析的基础数据。④确定性诊断和治疗：各类伤员的确定诊断和治疗原则按有关标准和建议执行。所谓确定性诊断，是指对各类放射伤、放射复合伤和非放射伤的类型和程度做出明确诊断，并指出事故前原患疾病对各类损伤的影响（表10-3）。

表10-3　常见放射性核素体内污染的医学处理

放射性元素	体内分布及危害	处理措施
碘-131（^{131}I）	甲状腺炎、甲状腺功能减退，远期可发生甲状腺结节和癌变	服用稳定性碘
锶-90（^{90}Sr）	经食物由消化道或体表皮肤吸收后进入体内，主要蓄积于骨骼中，可引起再生障碍性贫血、白血病和骨肉瘤	及早口服含褐藻酸钠的饼干或面包，分次食用。可口服：①磷酸铝凝胶15~45g/d。②乳酸锶（稳定性锶），每次300mg，每天2~5次。③氯化铵肠溶片，每次1~2g，每天4次，连续5天，可造成代谢性酸中毒，促进骨盐分解，排出放射性锶和钙。此外，甲状旁腺激素和低钙饮食可使骨代谢增加，促进^{90}Sr由沉积的骨盐中排出，也可选择应用
铀-238/铀-235（$^{235}u/^{238}u$）	急性铀中毒，主要蓄积在肾脏、肝脏、脾脏，晚期在骨骼中蓄积明显，对人体的危害主要是对肾脏的化学毒性，引起中毒性肾病，晚期出现放射损害	碳酸氢钠，利尿剂
钚-238/钚-239（$^{238}Pu/^{239}Pu$）	主要由呼吸道、伤口和消化道吸收进入体内，可溶性钚较易吸收，主要沉积在骨骼和肝脏，导致骨髓、骨组织和肝脏损伤，远期可致白血病、骨肉瘤。吸入难溶性钚滞留在肺内，引起肺损伤	早期应用DTPACaNa（五醋三胺钙）
铯-137（^{137}Cs）	均匀分布于全身软组织，部分进入红细胞，全身和组织器官受照射，引起多器官放射性损伤	亚铁氰化铁（普鲁士蓝）和亚铁氰化镍；口服氯化钾或富钾食物

第六节　突发化学事件的救护

【概述】

突发化学事件，是指由于战争、恐怖组织破坏、生产性事故和地震等自然灾害原因，使大量化学毒剂、毒物泄漏，造成公众急性化学中毒的恶性事件，又称突发化学中毒事件，属人为灾害。

化学恐怖事件是指直接或间接使用化学战剂、化学毒物对社会公众生命和健康造成严重损害和重大政治影响的恐怖活动，如1995年3月19日的东京地铁沙林事件。

化学事故是指在有毒有害化学物品生产、使用、贮存和运输等过程中突然发生泄漏、燃烧或爆炸，造成或可能造成众多人员的急性中毒或较大的社会危害，需要组织社会性救援的化学事件。例如，2005年3月29日京沪高速运输液氯的液罐车因交通事故造成氯气泄漏，死亡29人，住院385人，1万人紧急疏散，消防官兵中毒20余人。

（一）化学武器的分类

化学武器是以毒剂的毒害作用杀伤有生力量的各种武器、器材的总称，是一种大规模杀伤性武器。

1. 神经性毒剂　为有机磷酸酯类衍生物，分为G类和V类神经毒。G类神经毒是指甲氟膦酸烷酯或二烷氨基氰膦酸烷酯类毒剂，主要代表物有塔崩、沙林、梭曼；V类神经毒是指S-二烷氨基乙基甲基硫代膦酸烷酯类毒剂，主要代表物有维埃克斯（VX）。

神经性毒剂可通过呼吸道、眼睛、皮肤等进入人体，并迅速与胆碱酶结合使其丧失活性，引起神经系统功能紊乱，出现瞳孔缩小、恶心呕吐、呼吸困难、肌肉震颤等症状，重者可迅速致死。

2. 糜烂性毒剂　主要代表物是芥子气、氮芥和路易斯气。糜烂性毒剂主要通过呼吸道、皮肤、眼睛等侵入人体，破坏机体组织细胞，造成呼吸道黏膜坏死性炎症、皮肤糜烂、眼睛刺痛畏光甚至失明等。这类毒剂渗透力强，中毒后需长期治疗才能痊愈。

3. 失能性毒剂　为一类暂时使人的思维和运动机能发生障碍从而丧失战斗力的化学毒剂。其中主要代表物是1962年美国研制的毕兹（BZ）。主要通过呼吸道吸入中毒，中毒症状有瞳孔散大、头痛幻觉、思维减慢、反应呆痴等。

4. 刺激性毒剂　是一类刺激眼睛和上呼吸道的毒剂。按毒性作用分为催泪性和喷嚏性毒剂两类。催泪性毒剂主要有氯苯乙酮、西埃斯。喷嚏性毒剂主要有亚当氏气。刺激性毒剂作用迅速强烈。中毒后出现眼痛流泪、咳嗽喷嚏等症状，但通常无致死的危险。

5. 全身中毒性毒剂　是一类破坏人体组织细胞氧化功能，引起组织急性缺氧的毒剂，主要代表物有氢氰酸、氯化氢等。主要通过呼吸道吸入中毒。其症状表现为恶心呕吐、头痛抽风、瞳孔散大、呼吸困难等，重者可迅速死亡。

6. 窒息性毒剂　是指损害呼吸器官，引起急性中毒性肺水肿而造成窒息的一类毒剂。其代表物有光气、氯气、双光气等。在高浓度光气中，中毒者在几分钟内由于反射性呼吸、心跳停止而死亡。

（二）发生特点

1. 发生突然，防救困难　在人们想不到的时间、地点突然发生。化学毒物毒性作用快，瞬间可能出现大批伤员需要同时救护，按常规医疗办法无法完成任务。救援需要专业的技术与装备，包括个人防护装备、侦检装备、洗消去污装备与特效抗毒药物等。

2. 扩散迅速，受害广泛　有毒有害化学品通过扩散可严重污染空气、地面道路、水源和工厂生产设施。有毒气体可迅速往下风方向扩散，在数分钟内扩散至几百米或数千米远，危害范围可达数平方公里，引起无防护人员中毒。染毒车辆人员可在染毒区外使污染扩散，造成间接中毒。

3. 污染环境，不易洗消　有毒液体和有一些高浓度、水溶性的有毒气体可长期污染环境。油状液体挥发度小，黏性大，不易消毒，毒性的持续时间长。使用的消毒剂或毒剂分解产物可能造成环境污染。

4. 社会影响大，危害久远　受影响居民必须疏散撤离，生活秩序受到破坏，生产将停止、打乱或重建。救援涉及面广，影响国家声誉。社会公众心理恐慌，危害久远。

【医疗救护措施】

（一）应急处置的现场分工

突发化学事件发生后首先要对事件危害进行快速评价，即危害评估，包括毒物种类、毒性和物理伤害，要使用的个人防护装备。根据快速评价得出的初步信息，迅速落实具体控制方案。通过政府灾害控制部门，迅速调集突发事件处理有关机构，根据职能落实具体任务。以下为各部门的任务安排。

1. 政府部门　法规、制度上的界定，事件处理中的指挥、调度、协调，事件责任确定，对规则的修订。

2. 公安部门　总体协调各部门的行动。负责事件现场的布控、保卫，刑事案件的调查。事件处理中的保障。

3. 消防部门　直接处理事故现场，协助或抢救染毒人员脱离毒区，处理泄漏物。配备有侦检与防护器材。

4. 卫生部门　现场对人员的医学抢救，中毒者的救治及事件卫生学评价。

5. 交通部门　协助人员疏散、伤员转移，救援物品的运送，危险物的处理。

6. 环保部门　对化学事故造成的环境影响做出评价，提出处理措施。

7. 军队　协助完成现场隔离、保卫、伤员抢救转运等任务，协助现场处理。

（二） 现场救护程序

1. 防护 进入重危区，人员实施 A 级防护，并安排水枪掩护；现场参与处置人员，最低防护不得低于 B 级。

2. 询情 被困人员情况；化学毒物、时间、部位、形式、已扩散范围；周边环境情况。

3. 侦检 搜寻被困人员；使用侦检仪器测定毒物种类、浓度、扩散范围；确认设施、建（构）筑物险情；确定救援路线、阵地；现场及周边污染情况。

4. 警戒 根据询情、侦检情况设置警戒区域；警戒区划分为重污染区（热区）、轻污染区（温区）、安全区（冷区）；分别划分区域并设立标志，在安全区外视情设立隔离带（表10-4）。

表10-4 突发化学事件警戒区域 3 种系统内容

温度术语	颜色术语	解释术语
热区	红色	限制区
温区	黄色	洗消区
冷区	绿色	支援区

5. 救生 组成救生小组，携带救生器材迅速进入危险区域；采取急救措施，将所有遇险人员转移至安全区域；对救出人员进行检伤分类，将需要救治人员交送医疗急救部门。

6. 洗消 设立洗消站与确定洗消的对象。洗消的对象包括：①轻度中毒的人员。②重度中毒人员在送医院治疗之前。③现场医务人员。④消防和其他抢险人员以及群众互救人员。⑤抢救及染毒器具。

7. 清理现场 包括发生的场所、封闭水源等。

（三） 现场抢救原则

抢救工作在染毒区进行，救援人员需穿好防护服。对速杀性毒剂中毒伤员的抢救，应分秒必争；皮肤消毒和注射抗毒剂同时进行；有危及生命的创伤时，应将创伤急救放在首位；并尽快阻止毒剂继续吸收。

划分区域抢救：先重伤员后轻伤员；先严重染毒区，后轻染毒区。

（四） 防护措施

防护原则：平时做好医学防护和自救互救训练。采取卫生防护和器材防护、"药防"和"救治"相结合；现场自救和互救与医学救治相结合。及时消毒，避免毒剂继续吸收、加重中毒和二次染毒。尽快救治中毒伤员，根据情况确定转移、集结或后送救治。对染毒区域水源、食品、饮料等进行卫生监督，及时取样检毒并上报。

1. 撤离防护　染毒区内人员紧急转移至无毒区域。如疏散到上风或侧风方向，高处或开阔区域。

2. 工事防护　如果来不及撤离或在无个人防护器材的情况下，毒区人员应迅速转移有滤毒通风设备的"三防"设施，或坚固而密封性能好的建筑物内，以避免化学毒物的伤害。

3. 器材防护　进入毒区以前，必须正确佩戴个人防护装备，包括防毒面具、防毒衣、防毒靴套等，必要时佩戴隔绝式防护服。

防毒面具可分为：①过滤式防毒面具：主要由面罩、导气管、滤毒罐等组成。滤毒罐内装有滤烟层和活性炭。滤烟层由纸浆、棉花、毛绒、石棉等纤维物质制成，能阻挡毒烟、雾、放射性灰尘等毒剂。活性炭经氧化银、氧化铬、氧化铜等化学物质浸渍过，不仅具有强吸附毒气分子的作用，而且有催化作用，使毒气分子与空气及化合物中的氧发生化学反应转化为无毒物质。②隔绝式防毒面具：主要由面罩，生氧罐、呼吸气管等组成。使用时，人员呼出的气体经呼气管进入生氧罐，其中的水汽被吸收，二氧化碳则与罐中的过氧化钾和过氧化钠反应，释放出的氧气沿吸气管进入面罩。

个人防护装备可以根据不同情况，分为 3 类。

（1）A 级个人防护装备　提供对毒性气体及液体最大保护，包括空气钢瓶、完全密闭的化学防护服、面罩、手套及长靴，可完全阻绝外有害物质入侵。到化学事故中心地带参加救援的消防队员，对不明毒源、含氧量低于 18% 的事件现场救援者均要达到 A 级要求。

（2）B 级个人防护装备　呼吸防护与 A 级相同。化学防护服可以对液体提供如 A 级一样的防护，但不是密封的。

（3）C 级个人防护装备　包括化学防护服与过滤式防毒面具、手套靴套。若有害物质已知，要求可有效防护低浓度之沙林或 VX 气体，临床急救除污人员多需要达到此级别。

4. 消化道防护　防止毒物进入消化道的关键是把住"入口关"。污染区的水源、食品须经检测无害后方可食用。

5. 药物防护　有机磷毒剂和氰化物都有预防药物，进入染毒区前可预先服用。

6. 制度防护　控制人员和车辆进出，按指定路线进行救护和抢险；在毒区内未接到命令不得解除个人防护等。

（五）化学毒剂的消毒与除污

化学毒剂的消毒与除污是指将环境、人体、器具上面的危害物质破坏或是去除，可分为技术除污及医疗除污。

1. 技术除污　对象是物体，包括车辆、防护衣、设备的除污。

（1）防护衣消毒　服装染毒后，可用防护盒内的皮肤消毒液或其他办法消毒，对染毒严重的外衣应脱去。具体办法有：①擦拭法：用消毒液对服装染毒部位擦拭 2～3 分钟。②洗涤法：对染毒服装进行冲洗。③煮沸法：将染毒服装加碱在水中煮沸，然后进行冲洗。④自然消毒法：把染毒的服装放在通风的地方日晒夜露，使毒剂蒸发、消散，从而达到消毒的目的。

（2）地面的消毒　通常采用化学药剂如漂白粉等进行兑水喷洒，也可以采用铲除法、掩盖法、火烧法、通风法进行消毒。

2. 医疗除污　针对伤员或是受污染的人的消毒除污。人员染毒后须尽快消毒，尤其是神经性毒剂和糜烂性毒剂，消除越早效果越好。

（1）不同部位的消毒

1）皮肤的消毒：在没有防护盒的情况下，应迅速用棉花、布块、纸片、干土等将毒剂液滴吸去，然后用肥皂水、洗衣粉水、草木灰水、碱水冲洗，或用汽油、煤油、酒精等擦拭染毒部位。可分3个步骤：①初步洗消：移出染毒区，去除染毒衣物。皮肤上的液滴用棉花或毛巾吸除。清水冲洗全身1分钟。②再次洗消：全身再次用清水冲洗。用洗涤液做1分钟冲洗后用水清洗。③精细消毒：全身再次做细部清洗，直到完全干净。用清水做完整的清洗。用干净的毛巾擦干，穿上干净的衣服。清水往往是最佳的选择，或清水加肥皂或沐浴液。化学药品通常具有刺激性，0.5%漂白粉水溶液不能使用在眼睛及黏膜上面，但依然是目前最佳的皮肤伤口消毒选择之一。

2）眼睛和面部的消毒：可用2%的小苏打水或凉开水冲洗；伤口消毒时，先用纱布将伤口处的毒剂黏吸，然后用皮肤消毒液加大倍数或大量净水反复冲洗伤口，再进行包扎。

3）呼吸道的消毒：在离开毒剂区后，立即用2%的小苏打水或净水漱口和洗鼻。

（2）不同毒剂的急救

1）对神经性毒剂中毒的急救：神经性毒剂属速杀性毒剂。人员中毒时，应首先给其戴上防毒面具，立即注射解磷针剂，再脱去或剪掉染毒衣物，对皮肤及时消毒。如注射针剂后中毒症状依然存在，间隔20分钟后注射第2支。

2）对糜烂性毒剂中毒的急救：糜烂性毒剂主要是通过皮肤染毒引起伤害，同时也能引起眼睛、呼吸道、消化道黏膜的组织损伤。其消毒方法与对人体的消毒方法相同。

3）对全身中毒性毒剂中毒的急救：全身中毒性毒剂也是速杀性毒剂，中毒后必须及时抢救。迅速捏破亚硝酸异戊醋鼻粉剂容器两端玻璃管头，放在鼻前吸入。如症状不见消失，可每隔四五分钟再次使用，但连续不得超过5支。

4）对失能性毒剂中毒的急救：中毒者一般不需急救，只要离开毒区或采取了防护措施，不再吸毒，过一定时间后症状会自行消失。互救时对处于昏迷状态者，要保持呼吸道畅通；当躁动不安时，要进行监护。

5）对窒息性毒剂中毒的急救：窒息性毒剂的中毒人员，应安静保温，尽量减少体力消耗。呼吸困难时，严禁人工呼吸，应立即送医治疗。

6）对刺激性毒剂中毒的急救：中毒轻者一般不需要急救。中毒严重时，可用2%的小苏打水或净水洗眼、漱口、洗鼻，鼻吸抗烟混合剂解除呼吸道刺激症状，皮肤可用肥皂水和净水冲浇。

第七节　生物恐怖主义威胁的救护

【概述】

"恐怖主义"一词源于拉丁文 terror（意为畏惧、恐怖）。"恐怖主义"作为一个专用名词，最早出现在 18 世纪末法国大革命中的雅各宾派专政时期。此后不久，恐怖主义一词开始作为一个贬义词，在英语中流行起来。恐怖主义威胁非常广泛，从自杀性爆炸、常规爆炸、军用武器到大规模毁灭性武器（核武器、生物武器或化学武器）的使用。

所谓"生物恐怖主义"指的就是利用可在人与动物之间传染或人畜共患的感染媒介物，如细菌、病毒、原生动物、真菌，将其制成各种生物制剂，发动攻击，致使疫病流行，人、动物、农作物大量感染，甚至死亡，造成较大的人员伤亡、经济损失或引起社会恐慌、动乱，属人为灾害。

（一）生物恐怖主义威胁的危害

生物恐怖主义威胁具有以下特征：潜在性、散发性、隐蔽性、突发性、欺骗性、传染性。生物恐怖主义威胁造成的大规模伤亡事件，对医学应急救护人员来说无疑是最具有挑战性的。

生物恐怖主义威胁危害后果严重，可引发群体的疾病暴发或流行。人畜共患病病原体的袭击会同时伤及人类和易感动物。对动物的危害可毁伤养殖业、肉类食品来源，甚至野生动物群体。对植物的危害会危及经济作物产量、食物供应，甚至生态环境稳定。对人类社会来说，会造成人心理上的恐慌，影响社会的稳定安全。

（二）生物制剂的种类、特点及接触途径

1. 种类　《生物和化学武器的公共卫生应对措施——WHO 指南》（2004）中公认最可能使用的细菌制剂有炭疽芽胞杆菌、鼠疫杆菌、土拉菌、布氏菌和立克次体战剂；病毒制剂有天花病毒、出血热病毒和脑炎病毒；毒素制剂有肉毒毒素、葡萄球菌肠毒素和蓖麻毒素。

2. 特点　能够被大规模生产；拥有非常高的传染性，具有便于扩散和传播，便于储存、运输和投放的物理性质。常见的有气溶性或粉末状两种形式；有很高的毒性和杀伤性，感染后致死率或致病率很高。

3. 接触途径

（1）吸入途径　生物恐怖主义袭击中，大多数生物战剂的接触途径是吸入。恐怖分子制造的生物战剂烟雾剂会产生大小和直径合适的微粒，当人们吸入这些微粒即可致病。由于烟雾剂无色、无味，且其粒子大小不易被察觉，所以成为主要的接触途径。2001 年秋天，在美国炭疽热邮件攻击期间，导致死亡的炭疽杆菌接触途径即是吸入。

（2）经口途径　生物战剂的经口途径被认为是次要的，但仍然值得注意。发生气雾型生物战剂的生物恐怖主义袭击后，导致直接污染和继发污染的途径是人们摄食有污染的食物。

（3）经皮肤途径　完整的皮肤能有效预防大多数生物战剂的入侵。

【医疗救护措施】

（一）应急处置的现场分工

建立高效的医学应急救援指挥和编组体系。医学救援包括疾病预防控制、临床治疗、急救等多系统的协同。其中医学救援队作用独特、关键，必须明晰事件处置指挥和协同关系，提高应急反应和处置能力。

医学救援活动的分工要明确，保证人员、车辆、急救设备、药械供应和通信联络的畅通，以提高救援效率。

医学救援队要进行力量编成，分先遣分队和后续分队。先遣分队现场执行任务，协助并支援地方救援力量开展核化生医学救援与突发公共卫生事件应急处置任务，重点开展现场调查、侦检、采样、伤病员及标本后送与医学防护，指导现场伤病员急救，提供事件调查、判断专业咨询和技术指导任务；后续分队主要作为基地保障力量，展开病原实验室检验和系统鉴定，在紧急情况下实施技术支援。

（二）现场救护要点

1. 保护现场，采取封锁措施，启动应急预案　可疑受生物恐怖袭击时，应对可疑现场采取保护措施；组织专家对事件发生现场进行监测、勘验及流行病学调查，确定危害程度，初步判断突发事件的类型。对接触人员进行随访观察，立即进行调查及检验，尽快做出判断。确认遭受生物恐怖袭击时，向指挥部提出启动相应应急预案的建议，应根据作战情况报告当地政府，做出决定后，立即封锁污染区，根据现场情况细化分工，指示各专业组赴现场开始调查处理，具体指导民众的防护，疏导心理恐慌，维护社会秩序。

2. 做好疫区防护与消毒

（1）对救护人员的防护　救援的人员，在进入疫区之前，首先把防护用品准备好，包括应戴防护口罩或面具，亦可使用防疫防尘口罩；应为人员佩戴防护眼镜，防生物恐怖剂，以防经结膜侵入人体；穿着防毒衣或防疫服，扎紧三口，进行皮肤防护，如穿上雨衣或披上斗篷塑料布等，防护效果更好。皮肤接触任何生物制剂后均应立即用肥皂水冲洗，在不完全去除污染前，急救人员必须使用身体防护装置防止二次感染（通过污染者的衣服传播感染）。已被生物恐怖剂污染的人员，进入工事时，应先在防毒通道里脱去外衣、鞋帽并装入密闭袋或放在规定地点，然后进入洗消间洗消，更换衣服，方可进入室内。

（2）对疫区人员的防护

1）对可能受到感染人群：应用应急预防接种和药物预防以防止感染或减少发病；

①应急预防接种：天花的预防，应对疫区人群普种牛痘疫苗，体弱者应及时注射抗天花或抗牛痘球蛋白。鼠疫的预防，对发现鼠疫地区的人群普种或实验室工作的人员采用EV76鼠疫冻干活菌疫苗接种。进入疫区工作的人员，在工作之前2个月内进行预防接种。②药物预防：对污染区内有严重的其他慢性病或急性病，不宜进行预防注射者，有特殊任务要离开疫区不能进行检疫者，病人的密切接触者，以及同病人曾在相似条件下受到污染的人，在未查明病原体或未出现症状前，应给予口服四环素，每日4次，每次0.5g，或增效联磺片，首次1g，以后每次0.5g；查明病原体后，按治疗方案给药。

2）对已感染和发病的人群：首先采取分级隔离措施，并有针对性地积极进行临床治疗。同时对污染区与疫区内应进行消毒、杀虫、灭鼠，防止病原体散发传播。

3）对接触人员的消毒：大多数情况下只需将接触人员身体表面的污染用简便易行的方法消除即可。先用可能获得的消毒液（如含氯消毒剂）喷洒污染人员的身体表面，以喷湿为度，防止造成二次污染。接着脱下污染的衣物，再用洗涤剂与大量的水冲洗污染暴露的手、头发、皮肤等表面（最好采用淋浴法），换上干净的衣服即可。对眼睛部位，可用清水或生理盐水冲洗。对破损皮肤部位，可在正常冲洗后，再用含氯消毒液（500~1000mg/L有效氯）冲洗或擦拭1分钟以上。也有部分学者提出，对污染的人员采用消毒液（如1000mg/L有效氯）浸泡或淋浴，会得到更为安全的效果。

另外，保护好食物、水源，保障疫区的供给安全，防止食物链受到污染。

（3）对环境物品的消毒

1）室内空气与通风系统的消毒：可选择的方法主要有二氧化氯气体消毒、臭氧气体消毒、过氧化物类消毒剂气溶胶喷雾消毒、紫外线加过滤除菌消毒等方法。

2）环境与物品表面消毒：对污染地面及物体表面可用过氧乙酸或含氯消毒剂喷洒后拖地或擦拭；餐、饮具可蒸煮或用含氯消毒剂浸泡；被褥、书籍、电器、服装、被单等可用过氧乙酸熏蒸；耐热物品可采用压力蒸汽灭菌或用煮沸消毒法。一些高水平的消毒剂均有杀灭炭疽杆菌芽胞的作用。过氧乙酸、甲醛、含氯消毒剂、高锰酸钾、过氧化氢、二氧化氯、戊二醛等均可有效杀灭炭疽杆菌芽胞。这些消毒剂不仅可用于环境表面的消毒，也可用于污染物品的消毒。

3）纸质文件与邮件的消毒：首选电离辐射消毒。也可选择环氧乙烷消毒法对污染区派出专业队伍并组织群众至现场进行围歼式消毒、杀虫和灭鼠工作。根据现场情况，在统一指挥下，依据先内后外、先密集处后稀少处、先重要地点后次要地点的原则，依次进行处理。

4）粮食、食物等污染后的处理：少量的要销毁，有密封包装的粮食、食物，可用消毒剂对外包装擦拭2~3次，放置30分钟后，方可蒸煮食用。蔬菜、水果等，可用0.1%的高锰酸钾浸泡30分钟，检验合格后再食用，饮用污染区无防护的水时，可选择流动的水，煮沸15分钟以上。

5）对地面和建筑的消毒：对土地可采用火烧法、铲除法、喷洒法。对工事内部，可用喷洒法、药物熏蒸法和通风法消毒。

3. 标本的采集和送检　正确地采集和送检各种标本，对保证迅速查明生物恐怖的种类和性质具有重要的意义。利用生物技术检查环境中的可疑物品及病人排泄物中的微生物和毒素，或是通过检出感染机体的特异性抗体来确认。取样要注意时间性和代表性，检测方法要可靠。

（1）标本的采集方法 对病人临床标本的采集采样，应根据临床诊断需要取其呕吐物、血液、尿液、痰液、粪便及组织等。一般情况下，呕吐物取 10mL，血液取 5 ~ 10mL，尿液取 100mL，痰液取 3 ~ 5mL，粪便取 3 ~ 5g，组织取 100g。尸体标本的采集按尸检常规。

（2）标本的运送 对于所采的任何标本，应争取在采集后 2 ~ 3 小时内送达实验室检验，如不能则需立即冷藏（但以不超过 24 小时为宜）。运送样本应注意：运送样本前，应与收件人联络，然后由专人专车按事先选定的送检路线运送。在每个试管或其他容器贴上标签，上面要写明样本名称、采集时间、地点、采集人姓名。装有样本的试管或其他容器应有盖、密封，严防液体、粉末样本外泄，污染环境。样本应分 3 层包装：第 1 层是装有样本的容器；第 2 层是由足够的吸附性材料（如纸巾或吸水棉）构成的防水层；第 3 层是外部包装。样本包装上应贴有"生物危险"的标签。

（三） 几种常见生物恐怖袭击的救护措施

1. 细菌性疾病

（1）炭疽 炭疽是由炭疽芽胞杆菌引起的一种人畜共患急性传染病，主要危害畜牧业，人群中一般以散发病例和小的暴发为主。潜伏期从数小时至 7 天，一般为暴露后 2 天发病。平时 95% 以上为皮肤炭疽；吸入性（肺）炭疽自然情况下较少发生；口咽部或胃肠道炭疽平时很少见；脑膜炎型炭疽可继发于以上 3 型，也可能直接发生。剧烈头痛、呕吐、颈项强直，继而出现谵妄、昏迷；炭疽败血症可继发于各型，严重的出现全身中毒症状，皮肤出现出血点或大片瘀斑，腔道中出现活动性出血，迅速出现呼吸与循环衰竭。

救护措施：病人严格隔离，给高热量流质和半流质饮食。保持呼吸道通畅，必要时实施气管切开术以解决口咽部炭疽引起的上呼吸道阻塞。给予复苏的液体，有休克指征时给予血管加压素；静脉内补液，出血严重者应适当输血。皮肤恶性水肿则应用肾上腺皮质激素，对控制局部水肿的发展及减轻毒血症有效。对皮肤局部病灶除取标本做诊断以外，切忌挤压，也不宜切开引流清创，以防感染扩散而发生败血症。

预后：如果不进行救治，皮肤炭疽的病死率为 10% ~ 25%，吸入性炭疽和胃肠道炭疽的病死率近 100%；在使用抗生素的情况下，吸入性炭疽的病死率也能达到 90%；经过合适治疗，皮肤炭疽的病死率极低，仅 1% ~ 2%。

（2）鼠疫 鼠疫是人类历史上最严重的烈性传染病之一。它是由鼠疫耶尔森菌引起，通过跳蚤传播，是人畜共患病。本病的特点是传染性强，病死率高，临床特征为高热、淋巴及血管炎症和组织出血，是国际检疫的传染病，我国《传染病防治法》将其列为甲类传染病。对鼠疫的封锁隔离时间规定为 9 ~ 12 天。由于细菌毒力、侵入途径与部位以及机体状况的不同，可出现不同的临床分型及表现。

救护措施：①一般护理：急性期绝对卧床，给流质或半流质饮食及足量水分，并按需静脉补液，给氧，以及呼吸支持。②对症救护：在维持机体内环境稳定与平衡的基础上，中毒症状严重者可给予肾上腺皮质激素，烦躁和局部疼痛者适量给予镇静和止痛剂。出现休克时应按感染性休克治疗。烦躁不安、局部淋巴结疼痛者给予镇静、止痛药。呼吸困难者吸氧，出现休克、DIC、心力衰竭等做相应处理。对严重毒血症病人可短期应用肾上腺皮质激素，如 100 ~ 300g 氢化可的松静滴，但必须与有效抗菌药物同用。

（3）土拉菌病　土拉菌病又称兔热病、野兔热、土拉热，是由土拉热弗朗西斯菌引起的一种急性传染病，是一种流行在多种野生动物中的典型的自然疫源性疾病，也是人畜共患病。其潜伏期 1 ~ 10 天，一般为 3 ~ 4 天。起病大多急骤，高热可达 39 ~ 40℃，伴寒战及毒血症症状，如头痛、肌肉酸痛、出汗、明显乏力等。热型多呈持续型，少数呈弛张型或间歇型。未治疗者热程可持续 1 ~ 3 周，甚至可迁延数月，皮肤可出现斑丘疹。由于入侵途径较多，损害脏器的轻重不一，故临床表现常多样化。

救护措施：本病的治疗与护理应分类进行，视病情严重程度区别对待，一般方法如下：①一般治疗及护理：给予含足够热量和适量蛋白质饮食，局部溃疡无须特殊处理，肿大的淋巴结若无脓肿形成，不可切开引流，宜用饱和硫酸镁溶液做局部湿敷。②抗菌治疗：链霉素为首选药物。经充分抗菌治疗后，病死率<1%。人类急性感染后，可获得终身免疫力。

（4）布鲁菌病　布鲁菌病简称布病，又名波浪热、波状热，是一种由布鲁菌引起的人畜共患的传染、变态反应性疾病。19 世纪末，因该病首先在地中海发现并予以描述，故称为地中海热、马耳他热。本病是一种传染-变态反应性疾病，能引起全身性网状内皮细胞增生。布鲁菌进入人体后，其感染过程大致可分为 4 个阶段：局部增殖、菌血症、全身性散播及病灶局限化。

救护措施：病人应卧床休息，注意水、电解质及营养的补充，给予足量的维生素 B 和维生素 C，以及易于消化的饮食。出汗要及时擦干，避免吹风。高热者可用物理方法降温，持续不退者可用退热剂。睾丸肿痛者可用皮质激素；关节肿痛严重者可用 5% ~ 10% 硫酸镁湿敷。慢性布鲁菌病的治疗是一个非常困难而又复杂的问题，迄今尚无良策。

2. 病毒性疾病

这里主要介绍天花。天花是由于天花病毒引起的烈性传染病，对人类曾经造成巨大危害。天花病毒属于痘病毒科，脊索动物痘病毒亚科，正痘病毒属，是人类目前唯一被消灭的传染病，是公认的生物制剂。典型天花临床病程可分为 3 个阶段，即前驱期、发疹期和结痂期：①前驱期：起病急骤，有时有轻度呼吸道感染症状，以后出现寒战、高热、乏力、畏光、显著头痛、腰背部及四肢疼痛、腹痛。儿童呕吐、痉挛较多见，易与流感、脑膜炎、肺炎混淆。②出疹期：出疹有特定的时间、部位及顺序。多于病程 3 ~ 4 天开始，皮疹先为红色斑疹，很快变为直径 2 ~ 4mm 质较坚实的丘疹，深藏皮内。6 ~ 7 天时，丘疹变为疱疹，又称脐形疱疹，此时体温又逐渐上升。进入 8 ~ 9 天时，疱疹在 24 小时左右变为脓疱疹，皮下组织疏松部位如眼睑等处出现水肿，在皮肤与皮下组织紧密的部位，如头、手掌等处水肿可引起局部明显疼痛。腋下及腰部皮疹稀少或无疹。此时体温继续升高，呈脓毒血症表现，如合并细菌感染则症状更重，可并发肺炎、心力衰竭或外周循环衰竭而死亡。皮疹出现的同时，口腔及上呼吸道黏膜也有黏膜疹出现。黏膜转为疱疹阶段时，表层破裂形成炎症小溃疡，出现流涎、嘶哑、鼻塞、畏光、流泪、咽痛、吞咽困难及大小便痛苦等症状。③结痂期：在发病后第 3 ~ 12 天，脓疱开始皱缩干枯，红晕消失，结成黄绿色厚痂，此时体温逐渐降至正常。皮肤常出现难以忍受的瘙痒。在病程第 3 ~ 4 周，痂壳脱落，如皮肤损害较深，形成终身存在的凹陷瘢痕，称痘疤或麻点，以面部较明显。

救护措施：①对症治疗，常规护理：注意预防和治疗各种继发感染。高热和全身疼痛时，可物理降温或给予小量退热止痛剂，烦躁者用镇静剂。保持口腔、鼻咽、眼睛清洁。皮肤可用 1 : 4000 高锰酸钾液清洗或湿敷，或 2% 硼酸溶液、2% 碳酸氢钠溶液消毒、止痒。保证充分液体和营养，在继发性病毒血症时应争取早期输血，最好是采用恢复期病人血液，其中含有较高的抗体，可中和病人血液中的病毒。②特效治疗：天花无特效药物，可试用西多福韦。据报道，在动物实验中该药在体内外都有显著的抗天花病毒活性。③并发症处理：并发细菌性感染者可选适当的抗生素及时控制感染。已有化脓性病灶形成者，必要时可切开引流。并发心肌炎、感染性休克等往往是致死的原因，需及时给予相应的治疗。

预后：本病的预后取决于病人的年龄、营养状况、免疫状态、病毒的毒力、临床类型及治疗措施等。年龄小、营养状况差者，病死率高；接种过痘苗比未接种者预后良好。本病病死率平均为 16%，类天花的病死率低于 1%，重型天花病死率可达 20% ~ 40%，出血紫癜性天花病死率可高达 100%。

3. 立克次体性疾病

这里主要介绍流行性斑疹伤寒。流行性斑疹伤寒又称虱传斑疹伤寒或"典型性斑疹伤寒"，是普氏立克次体通过体虱传播的急性传染病。病程一般 12 ~ 18 天。如不经治疗，病死率可达 10% ~ 40%，最高可达 60%，平均为 20%，经抗生素治疗可以降至 10% 以下。本病潜伏期一般为 5 天，大部分病人约为 1 周。感染剂量越大，潜伏期越短。少数病人有前驱症状，如不适、头痛、头晕、畏寒、恶心及疲乏等，为期 2 ~ 3 天。主要症状与体征为：发热，持续性剧烈头痛，皮疹。本病病情经过一般分 3 期，即侵袭期，约 2 周；发疹期 5 ~ 7 天；恢复期 2 ~ 4 天，整个病程约 3 周。

救护措施：①一般治疗与护理：供应富有营养易消化的饮食，补充大量维生素 B、维生素 C 及足够的水分和电解质。②对症治疗与护理：高热以物理降温为主，必要时可给小剂量解热镇痛药。毒血症症状严重者给予肾上腺皮质激素。有低血容量倾向或休克时按感染性休克处理。头痛可给止痛药。有精神症状者可给予地塞米松治疗。③病原治疗：氯霉素、四环素、多西环素等对本病均具特效，服药后 12 ~ 24 小时病情即有明显好转：毒血症症状（包括头痛）迅速改善或消失；2 ~ 3 天内完全退热；皮疹于体温正常后数日消退。

第八节　航空事故的救护

【概述】

（一）突发航空事故的发生原因

导致突发航空事故最主要的原因有：①发动机故障。②误入跑道，撞到障碍物。③飞鸟撞击，损坏飞机。④起落架脱落或无法放下。⑤飞机上打斗、抢劫或纵火。⑥起飞时漏油，摩擦起火导致爆炸。⑦机体机械疲劳。⑧飞行员操作失误或者情绪化使飞机失控。⑨恐怖分子劫机或被导弹击落。⑩塔台失误指挥，导致飞行员操作失误。⑪风切变、夏日雷电。⑫安检失误等。

（二）突发航空事故的致伤因素

1. 机械性损伤　机械性损伤发生机制为直接损伤、间接损伤和惯性损伤。

（1）直接损伤　是指致伤物直接造成的，如皮肤擦伤、皮下出血、挫裂伤、骨折。大都是飞机坠地或其他障碍物相撞时，机上人员未系安全带或安全带松脱导致人体与机舱物体相碰撞的损伤。

（2）间接损伤　是指远离致伤物直接作用点而出现损伤，如外力作用于臀部，造成长骨骨折。间接伤的特点是骨折处相应部位软组织没有损伤。

（3）惯性损伤　是飞机在紧急制动或碰撞时所致，如骨间关节断离，多由于安全带的固定，乘客头部发生"甩动"致头颈部伤，身体惯性前移导致双下肢离断；还可能造成悬附于体腔内的器官发生裂伤，如使大动脉受到扭转作用力而发生致命性裂伤。

2. 起火与爆炸　由于飞机失火导致的损伤主要是烧伤、烟雾吸入伤及毒物中毒。飞机的失火与爆炸可分为以下两种类型。

（1）飞机在飞行中失火　这种情况可能随时都会发生，它的严重性决定于以下几方面：①失火的性质、火势、舱内最初和最主要的失火部位。②机组的反应能力。③能否正确使用安全措施和有效控制可能出现的乘客恐慌。④失火与着陆之间可利用的时间。一架飞行中的飞机失火，由于机舱狭小，温度将会骤然升高，同时燃烧产生的烟雾迅速蔓延，随着事态的恶化，飞机很快呈现出不可救药的状态。

（2）飞机在机场坠毁后起火或撞山后起火　飞机坠毁时油箱破裂，随之发生飞机使用的高挥发性燃油等易燃液体的溢出，它们同时着火的可能性很大。

3. 溺水　常见于飞机掉入江、河、湖、海之中所致。是否引起窒息死亡则与溺水前是否已有其他损伤有关。

4. 减压病　高空飞行时密封增压座舱突然失密发生迅速减压，就会立即产生缺氧和气压性损伤。迅速减压对人体的主要影响是：在 4000m 以上高度出现爆发性或急性高空缺氧；在 6000m 以上高度出现高空胃肠胀气；在 8000m 以上高度出现减压病。

（1）高空飞行时增压舱突然失密的主要表现　迅速减压可听到"轰"的爆破声、天昏地暗、轰鸣震耳（慢性减压可听到漏气声），机舱内出现水蒸气烟雾，舱内压力表指向零。

（2）减压病的机理　大气压力突然降低使人体内溶解的氮气形成气泡而发生减压病，导致肺损伤，如不采取紧急措施，一般人只能坚持十几秒到数分钟即可出现意识丧失，最严重时暴露时间超过 4 分钟即可引起急性心力衰竭、脑组织损伤如水肿，甚至死亡。

（3）事故性减压对人体的危害　主要取决于两个因素：一是发生减压的高度，高度越高，对人体的影响越大，如发生在中低空对人体安全威胁较小；二是减压的速度，减压速度越快影响越大，机舱容积越小则减压速度就小，称为慢性减压。

5. 航空毒物中毒　航空毒物对人体的损害主要以气体形式且多在飞机失火或爆炸后出现。由于是气体，一般看不见、摸不着，也很难闻到特别异样味道，易被人们忽视，但是其潜在的威胁不可忽视。常见的有害气体有一氧化碳、二氧化碳、醛类、航空燃料等。

（1）一氧化碳　主要来自于燃油废气、润滑油及电器设备绝缘物的热分解产物。轻者头痛、头晕、恶心、呕吐，重者心慌、意识障碍、血压下降。

（2）二氧化碳　主要来自化学灭火剂，喷气式发动机废气。二氧化碳中毒的主要症状有呼吸快而深、有窒息感、头痛、头晕等。

（3）醛类　为喷气式飞机座舱中常见的有害气体，可刺激眼、鼻黏膜，引起疼痛、流泪，影响视觉，还可导致注意力不集中、心理功能障碍。

（4）航空燃料　航空煤油和航空汽油均属碳氢燃料，急性中毒时头痛、恶心、兴奋、口干，严重时可发生意识障碍。如气体中加入抗爆剂四乙基铅，其毒性更大。其蒸汽浓度过高时则有可能出现双重危险——中毒及爆炸。

（5）毒物的联合作用　飞机上的高分子化合物本身是微毒或无毒的，但遇热分解以后可产生碳氧化合物、氮氧化物、氟化物、氢化物、硫化物等。一些遇难者可直接由于急性中毒而死，但更多的是合并烟雾吸入伤与烧伤。

6. 心理应激反应与伤害　空难的发生不仅导致机体生理上的可见性损害，其对心理的打击也是巨大甚至是难以承受的。心理损害程度与个体体质、心理素质、应对能力、社会支持力度相关。有些当事人由于突发的心理创伤，可能出现反应性精神障碍或加重原有疾病（如高血压、急性心梗、糖尿病），孕妇则可能导致流产等。

（三）　航空事故中影响生存的不利因素

飞机在起飞、着陆阶段发生在机场及机场周边地区的飞行事故占航空事故总数的60% 左右。也就是说，仍有一定比例的航空事故是发生在远离机场和城市的地区。如果发生在偏远山区或环境恶劣地区，而救援人员不能立即到达，这对于幸存者是一个严峻的考验。因为一旦发生事故，生存便是主要的问题。生存几乎与事故同时开始，生存需要清醒的头脑、机智和对生存的希望。但航空事故发生后存在以下不利于生存的因素。

1. 疼痛　是一种自然反应，促使人们注意身体某一受伤部位。

2. 寒冷　对生存者也是一个重大的威胁。它不仅能使人的注意力降低，而且容易使人丧失采取措施的意愿而只想使身体保持暖和。

3. 干渴　即使不十分严重，也可使人们的思想迟钝。然而，如果生存的愿望十分强烈，人们几乎可以把干渴忘掉。

4. 饥饿　能削弱人们合理的思维能力，使人粗心大意和缺乏动力。疲劳可能是一种对艰难环境的逃避。但幸存者必须抵抗住强烈睡眠的愿望。

5. 厌烦和孤独　是生存中两大顽敌。

（四）航空事故伤情特点

航空事故伤情最大的特点是复合伤、多发伤多，并发症多，死亡率高。坠机或撞机伴飞机失火、爆炸的事故，除机械性致伤因素以外，大都有烧伤、冲击波伤，以复合伤居多；即使不伴随失火、爆炸等情况，也以多发伤常见。

所谓多发伤，国内外大多数学者认同的标准为：同一致伤因素；两个或两个以上解剖部位或脏器受到损伤；至少应该有一个部位的损伤是严重的。多发伤、复合伤属于急性严重创伤。这种严重创伤涉及全身各脏器与组织，可使人体完整的生理解剖系统遭到崩解，重要的生命器官失去功能，甚至可迅速导致伤者死亡。在多发性创伤中，即使每一种创伤本身似乎并不严重或无致命的危险，然而由于合并伤的存在，就会使生命功能的损害明显加重，合并伤越多，死亡率越高。

【自救与互救】

面对空中出现的不同紧急情况，机上人员应该采取相应的措施进行自救和互救。

1. 增压舱失密的紧急处理　增压舱失密时机组人员会立刻打开紧急用氧开关，让机上人员戴氧气面罩、吸氧，并将飞机紧急下降高度；乘务员就近使用氧气面罩或活动氧气瓶，边吸氧边广播；乘客头顶上的氧气面罩会自动下垂，此时应立即吸氧，绝对禁止吸烟。

2. 飞机失火的急救　飞机在飞行中失火的严重性取决于失火和着陆之间可以利用的时间，乘客和机组人员的生命是否可以保住常在于此。如果机舱内失火，应迅速利用机上消防设备扑灭火势，可用二氧化碳灭火瓶和药粉灭火瓶（驾驶舱禁用）；非电器和非油类失火，应用水灭火瓶。乘客要听从指挥，尽量蹲下，处于低水平位，屏住呼吸，或用湿毛巾堵住口、鼻，防止吸入一氧化碳等有毒气体。若飞机能在几分钟内到达一个机场，则可能获救。而对于飞机坠地后失火的应对是紧急撤离现场，幸存者因离机方法不当仍可导致死亡。

3. 飞机机械故障的应对　飞机机械故障可能表现为机身颠簸，飞机急剧下降，舱外出现黑烟，发动机关闭，一直伴随着的飞机轰鸣声消失等，飞机随时都有可能紧急迫降。此时乘客仍应系好安全带；认准自己的座位与最近的应急出口的距离和路线；若头顶部有重而硬的行李必须挪至脚旁；保持最稳定的安全体位（弯腰，双手握住膝盖下，把头放在膝盖上，两脚前伸紧贴地板）；若飞机在海洋上空失事，要立即换上救生衣；飞机下坠时，要对自己大声呼喊："不要昏迷，要清醒！兴奋！"并竭力睁大眼睛，用这种"拼命呼喊式"的自我心理刺激避免"震昏"；当飞机撞地轰响的一瞬间，要飞速解开安全带系扣，猛然冲向机舱尾部朝着外界光亮的裂口奔跑。

【医疗救护措施】

（一）应急救援组织构建及救护运行模式

航空飞行事故导致的空难像其他灾难一样，同样具备突发性和群发性的特征。虽无人能够预测，但必须做好防范措施及应急准备，要有组织领导，有周密计划，有专业人员，有必需设备，有分工协作。

1. 应急救援组织构建 航空事故发生时，各级政府和职能部门都有相应的救治预案、条例和措施。中国民航《民用航空器飞行事故应急反应和家属援助规定》第四十三条规定，机场应当成立由当地人民政府、民航地区管理局或其分支机构、机场管理机构、空中交通管理部门、公共航空运输企业和其他驻场单位共同组成的机场应急救援领导小组，负责机场及其邻近区域内民用航空器飞行事故应急救援的组织和协调。制定应急预案，负责领导、指挥、协调各方面工作。所谓"3C"概念，即指挥（command）、通讯（communication）、合作（cooperation）。

2. 救护运行模式 美国的一项统计表明，飞行最危险的阶段是起飞和着陆，占事故的60%，起飞占事故的20%，起飞和着陆两者加起来是飞行最危险的两个阶段，国际上把起飞后6分钟、降落前7分钟称为可怕的13分钟。目前国内各地急救模式可能有不同之处，现有机场中人员配备尚无统一标准，但均有医务人员及相应急救设备，国内大部分机场均有急救中心。欧美国家机场的医疗急救也各不相同，大都社会化。机场大都无专职医护人员，有的为"红十字"会培训的急救人员随消防车或急救车救护；有的通过政府部门指挥机场（如英国利物浦市急救指挥调度中心）或成立相应急救体系（如丹麦哥本哈根机场有应急救援中心）；有的机场与当地消防部门合为一体（如美国洛杉矶机场消防局担负着当地紧急救援指挥与协调救援工作，医疗急救受其指挥）。我国目前某些大型机场医疗应急组织构建与救护运行模式如下。

（1）指挥组 由卫生行政部门的行政主管或当日医疗行政总值班班长担任组长，相应管理者参与。主要任务是听从机场指挥部门的调遣及与其联络，指挥和现场协调医疗急救人员抢救等工作。

（2）事故伤情营救组 主要由"红十字"会员（兼职）将伤亡者从飞机或飞机残骸中救出，搬运至伤员集中区域（伤情分类组），并负责抬担架、搬上救护车（限在事故现场）。

（3）伤情分类组 要由有经验的内、外科（主要为外科）医护人员组成。按民用航空局有关文件精神，将伤员分为四类（0类～Ⅲ类），并用统一标签标示：①0类致命伤（死亡）：用黑色标签。②Ⅰ类危重伤：需立即抢救，用红色标签。含严重头部外伤、开放性骨折、严重挤压伤、大面积烧伤、各类休克、内脏损伤等。③Ⅱ类中重伤：允许暂缓抢救，用黄色标签。如无症状休克、外伤、闭合性骨折、<30%面积轻度烧伤等。④Ⅲ类轻伤：无生命危险，用绿色标签。除以上分类以外，部分旅客虽无躯体受伤，但精神创伤或心理受到不同程度的刺激，亦应重视。

（4）紧急处置治疗组　主要负责抢救Ⅰ类、Ⅱ类危重伤员，稳定病情，以便尽快脱离现场，运送至附近医疗机构做进一步诊治。

（5）转送运输组　由医护人员、司机和救护车组成。按伤情分类及抢救情况，以先重伤、后轻伤原则转运送，并负责转运途中的救护工作。

（二）救护人员和急救医疗设备的要求

1. 救护人员的要求

（1）抢救人员　抢救人员包括机场消防人员、机务人员、各种车辆的司机及部队战士。最好能动员专门急救组织的人员，如红十字会和消防部门的急救人员。救援和消防人员是主要力量，他们应有良好的品质，强壮的体格，反应灵敏，训练有素。他们的主要任务首先是登机寻找和抢救幸存伤员，能有主动献身精神，有能力对火情做出较为明确的判断，能迅速打开飞机紧急出口和驾驶舱门，能安全转运出伤员。

（2）医务人员　医务人员包括现场的医生和护士，医生必须由经过专门训练、有从事急诊医学临床经验的高年资医生担当。

第一现场医务人员要掌握四种特殊技术：一是登机抢救技术，特别在烟雾和毒气存在时的抢救技术；二是现场初步急救技术，包括止血、包扎、固定和心肺复苏等；三是对伤员分类运送技术，尽快将伤员分为0类（致命伤）、Ⅰ类（危重伤）、Ⅱ类（中重伤）、Ⅲ类（轻伤），并用不同交通工具尽快运送到医院；四是特殊抢救技术，包括航空中毒（飞机燃料燃烧产物一氧化碳、氰氢酸、氮氧化物中毒）和严重烧伤、休克处理。同时，医务人员又有一定的行政管理和协调能力。在整个过程中坚持先抢后救、抢中有救，先救命后治伤、先重伤后轻伤，先分类、后运送的救护原则。对护士的要求是能主动、有效地协助医生抢救。

2. 急救医疗设备的要求　急救护理设备包括担架（普通担架和产式担架）（150副）、颈托及颈椎固定板、固定垫（成型袋内的空气抽出后变为较硬的不易弯曲的固定垫，轻便实用）、夹板（普通夹板或充气夹板）（100副）、急救箱内装有一套四种伤情分类颜色的塑料标签、止血带、止血垫、环甲膜穿刺针、吸氧管、剪刀和敷料等。医护常用的物品如急救药品、注射器、复苏体液、吸引器、外科切开缝合包等。急救医疗设备还包括交通工具、通信设备等。

（三）空中常见急症的救护要点

当在空中出现急症时，哪怕是简陋的现场紧急救护也会显得特别重要，空中救护的目的是给病人以持续的生命支持，为进一步的治疗赢得时机。对于危及生命的急危重症，如果继续飞行会危及生命，机组往往会采取紧急措施，即到最近的机场备降。

1. 异常情况表现的判断 病人出现以下情况，应引起重视：胸痛、腹痛或头痛、昏迷、呼吸声音的消失、躯体较长时间的不活动、颜面及嘴唇颜色的异常改变、痛苦表情的出现、面部及躯体大汗淋漓、衣物和地面的非正常性潮湿、呼吸急促或喘气、震颤、突然性摔倒或身体委顿、呻吟、微弱的呼救或求救动作、异常气味等。

2. 把握重点 正确判断病人的生命体征，如意识状态、瞳孔变化、呼吸、心率、血压。

3. 抢救要求 飞机上空间相对狭小，不可能为救护提供充足的空间。有许多疾病应该选择在病人的座位上进行，尽量减少病人的移动，减少对病情的不利影响；还有许多症状较轻（在服用某些药物后就可以得到缓解），且不需要特殊护理的疾病，原则上也应该在原座位上完成。科学地进行人工呼吸和胸外按压，常常是病人得以重生的关键。

（四）其他注意事项

1. 严防重大漏诊。

2. 要警惕飞机第二次爆炸，避免伤员再受伤及医护人员受伤。由于短时间内有大批伤员，救治力量肯定是有限的，存在着伤员救治需要与可能之间的矛盾。因此，必须进行快速、准确验伤、鉴别和伤情的分类。

3. 在现场要尽快明确既死与非既死、致命与非致命、器质性与非器质性的界限；对于批量多发性创伤伤员要分清绝对救治、紧急救治、优先救治、相对急救、次要急救（外科治疗可延迟至18小时进行）、第三位急诊（18小时后手术）、无须住院治疗的创伤、超限度急救（由于时间、地点和医疗技术的限制，无条件立即治疗或生存希望很小，可仅给予镇痛治疗）。

4. 航空事故致急性严重创伤强调抢救优先于诊断和治疗，或者诊断与伤情评估同时进行，正确判断生命体征，把生命放在第一位。

5. 航空事故致急性严重创伤时采用损伤控制外科技术（DCS）。病情不允许实施确定性手术时，可用最简单的方法控制出血和污染，伤员送重症监护室进行复苏，包括纠正低温、纠正凝血障碍和酸中毒、呼吸支持，直到伤员身体条件允许时再实施确定性手术。

第九节 突发传染病的救护

一、传染性非典型肺炎

【概述】

传染性非典型肺炎又称重症急性呼吸综合征（SARS），为一种由 SARS 冠状病毒引起的急性呼吸道传染病。主要通过短距离飞沫、接触病人呼吸道分泌物及密切接触传播。

（一）临床表现

1. 发热及全身症状 多以急性发热为首发症状，体温多高于 38℃，可呈弛张热，伴畏寒、头痛、关节酸痛、全身酸痛、乏力。

2. 呼吸系统症状 在中后期逐渐出现咳嗽、少痰，个别病人有少量血性痰；可有胸痛、咳嗽或深呼吸时加重；部分病人出现气促，甚至缺氧的表现，个别进展为急性呼吸窘迫综合征（ARDS）。可有肺实变体征，少量胸腔积液。

3. 其他系统症状 可出现腹泻、心悸。个别病人出现心脏、肝脏、肾脏等器官功能损害的表现。

严重病例的临床表现：①多叶病变或 X 线胸片 48 小时内进展>50%。②呼吸困难，呼吸频率>30 次/分。③低氧血症。④休克、ARDS 或多器官功能障碍综合征。

（二）诊断

1. 流行病学资料：2 周内有密切接触史，或群体起病，或有明确传染他人的证据。

2. 症状和体征：起病急，多以发热为首发症状，多数体温>38℃，可伴畏寒，伴或不伴有头痛、关节酸痛、全身酸痛、乏力、胸痛、腹泻；可有咳嗽，多为干咳、少痰，偶有血丝痰。严重者出现呼吸加速、气促，或进展为 ARDS。肺部体征不明显，部分病人可闻及少许湿啰音，或有肺实变体征。

3. 实验室检查：外周血 WBC 计数一般不升高，或降低；常有淋巴细胞减少。

4. 胸部 X 线或 CT 检查：肺部有不同程度的片状、斑片状浸润性阴影或呈网状样改变，少数病人进展迅速，呈大片状阴影；常为双侧改变，阴影吸收消散较慢。大部分病人肺部阴影与症状、体征不一致。

5. 抗菌药物治疗无明显效果。

符合上述 1+2+3 条或 2+3+4 条者，为疑似病例；符合上述 1+2+3+4 条或 2+3+4+5 条者，为临床诊断病例。

少数病人（尤其是有基础病、高龄、手术后等）可无发热，但符合 1+3+4+5 条，若明确传染他人的证据，也可建立临床诊断。

在非流行区符合 1+2+3+4+5 条者为临床诊断病例。

【医疗救护措施】

（一） 治疗方案

1. 一般性治疗：休息，适当补充液体及维生素，避免用力和剧烈咳嗽。密切观察病情变化，定期复查胸片及心、肝、肾功能等。每天检测体表血氧饱和度。

2. 对症治疗：①有发热超过 38.5℃、全身酸痛明显者，可使用解热镇痛药。高热者给予冰敷、酒精擦浴等物理降温措施。②咳嗽、咳痰者给予镇咳、祛痰药。③有心、肝、肾等器官功能损害，应做相应的处理。④气促明显、轻度低氧血症者应早给予持续鼻导管吸氧。⑤腹泻病人注意补液及纠正水、电解质平衡紊乱。⑥白细胞减少明显者应做相应处理。

3. 预防和治疗继发细菌感染。

4. 抗病毒治疗。

5. 糖皮质激素的应用。

6. 中药辅助治疗。

7. 免疫治疗。

（二） 收治医院的消毒隔离

1. 基本要求

（1）全体医护人员要提高认识，特别是急诊、门诊工作人员，要掌握传染性非典型肺炎的临床特征、诊断标准、治疗原则和防护措施，及时发现病人，避免漏诊、误诊。

（2）医院应设立相对独立的发热病人诊室，诊室应通风良好。

（3）实行首诊负责制，一旦发现传染性非典型肺炎疑似病人，应立即收治到专门的留观室，留观室须与其他留观室隔离。无特殊原因，传染性非典型肺炎病人或疑似病人应转到当地的指定医院进行治疗。但异地转送，有增加疫情扩散的危险，不应轻易转送。定点医院专门病房应由感染（传染）科、呼吸科和重症监护病房（ICU）医护人员组成的联合救治小组进行管理。

（4）医院要重视消毒隔离工作，各部门要密切协作，确保消毒隔离措施落实到位；要定期做好消毒监测，保证消毒效果。

（5）医院内所有病区都要注意环境卫生、通风换气，做好消毒、清洁工作。

2. 病区管理

（1）必须把传染性非典型肺炎病人收治在专门隔离病区。

（2）收治传染性非典型肺炎病人的 ICU 病房必须专用，不能收治其他病人。

（3）住院病人均需戴口罩，严格隔离，严格管理，不得离开病区。

（4）严格近视制度，不设陪护，不得探视。

3. 病区的消毒

（1）空气消毒 需要定期消毒的有 ICU 病房、隔离病房、病区走廊、治疗室、医护办公室、病区值班室、更衣室、配餐室、病人电梯间、门诊候诊室、放射科机房及其他传染性非典型肺炎病人所涉及的区域。

在病房有人的情况下可采用以下消毒方法：①循环风紫外线空气消毒机消毒。②静电吸附式空气消毒机消毒。

在病房无人的情况下可采用下述消毒方法：①臭氧空气消毒机消毒。②紫外线消毒。③化学消毒剂熏蒸或喷雾消毒。

（2）地面和物体表面的消毒　地面要湿式拖扫，可用 0.1% 过氧乙酸拖地或 0.2% ~0.5% 过氧乙酸喷洒，亦可用有效溴为 500 ~1000mg/L 的二溴海因溶液或有效氯为 1000 ~2000mg/L 的含氯消毒剂喷洒或拖地。

物体表面可用 0.2 ~0.5% 过氧乙酸、有效溴为 500 ~1000mg/L 的二溴海因溶液、有效氯为 1000 ~2000mg/L 的含氯消毒剂喷洒、擦拭，消毒作用 10 ~15 分钟。

病房门口、病区出入口可放置有效溴为 1000mg/L 的二溴海因溶液或有效氯为 2000mg/L 的含氯消毒剂溶液浸湿的脚垫。

（3）污水处理　收治传染性非典型肺炎病人的医院现阶段可以适当增加消毒剂投放量，使总余量≥6.5mg/L。

（4）病人排泄物、分泌物的消毒处理　病人的排泄物、分泌物要及时消毒处理：①对病人的粪便加两倍量10% ~20% 漂白粉，呕吐物加1/5 量漂白粉，搅匀后加盖作用 2 小时；尿液每 100mL 加漂白粉 3g，作用 2 小时后倒入厕所。②分泌物用有效溴为 1000mg/L 的二溴海因溶液或有效氯为 2500mg/L 的含氯消毒液消毒，作用时间 30 分钟以上。

（5）病人使用物品的消毒

1）衣服、被褥：病人使用的被服、口罩等要定时消毒，无纺布帽子、衣物、口罩、鞋套等用后放入污物袋内集中进行无害化处理；棉质衣、被、帽子、口罩等，可用有效溴为 500mg/L 的二溴海因溶液或有效氯为 500mg/L 的含氯消毒液浸泡消毒 30 分钟，亦可用压力蒸汽 121℃，20 分钟灭菌。

2）食饮具：病人的食饮具应专用，用后单独消毒处理。剩余食物煮沸 15 ~20 分钟后方可弃掉。食饮具的消毒首选物理消毒方法，如流通蒸汽消毒 20 分钟（温度为 100℃）；煮沸消毒 15 ~20 分钟；使用远红外线消毒碗柜，温度达到 125℃，维持 15 分钟。对不具备热力消毒的单位或不能使用热力消毒的食饮具可采用化学消毒法，如用有效氯为 250 ~500mg/L 的含氯消毒液、200mg/L 的二氧化氯溶液、0.5% 过氧乙酸浸泡 30 分钟。消毒后清水冲洗、空干保存备用。

3）纸张、书报：可采用过氧乙酸气体熏蒸，方法同空气消毒。有环氧乙烷消毒柜的单位，可将被消毒物品置消毒柜内，在温度为 54℃，相对湿度为 80% 条件下，用环氧乙烷气体（800mg/L）消毒 4 ~6 小时。无应用价值的纸张、书报做焚烧处理。

4）生活垃圾：用双层垃圾袋盛装，并及时进行无害化处理，存放容器必须加盖，避免造成污染。

5）呼吸治疗装置：在使用前应进行灭菌或高水平消毒。建议尽量使用一次性管道，重复使用的各种管道应在使用后立即用有效溴或有效氯2000mg/L的消毒液浸泡30分钟后再清洗，然后进行消毒灭菌处理。

6）检查仪器：体温计使用后即用有效溴或有效氯1000mg/L的消毒液或75%乙醇浸泡30分钟。听诊器、血压计等物品，每次使用后立即用75%乙醇擦拭消毒。

（6）终末消毒　病人出院、转院或死亡后，病房必须进行终末消毒。

1）对室内空气和物体表面进行消毒：房间经密闭后，每立方米用15%过氧乙酸7mL（即每立方米用纯过氧乙酸1g），放置瓷器或玻璃器皿中，底部用装有适量酒精的酒精灯加热蒸发，熏蒸2小时，即可开门窗通风。熏蒸消毒时要注意防火，还要注意过氧乙酸有较强的腐蚀性。对于面积较大的房屋，密闭后应用2%过氧乙酸溶液按每立方米8mL的量进行气溶胶喷雾消毒，作用1小时后即可开门窗通风。空气消毒也可使用紫外线灯；物体表面消毒也可用0.2%～0.5%过氧乙酸喷洒或用有效溴为500～1000mg/L的二溴海因溶液或有效氯为1000～2000mg/L的含氯消毒剂喷洒、擦拭，消毒作用10～15分钟。

2）床垫、被、褥、枕芯：用床单位消毒器进行消毒。

（三）尸体处理

死亡病人尸体用0.5%过氧乙酸溶液浸湿的棉球或纱布堵塞人体孔道后，再用0.5%过氧乙酸溶液浸湿布单严密包裹后尽快火化。

（四）运载病人的交通工具及用具的消毒

救护车应开窗通风，随车的医护人员和病人家属应坐在上风处。病人离车后，应立即对车内空间及担架、推车等物品用有效溴为1000mg/L的二溴海因溶液或0.5%过氧乙酸喷洒消毒，作用30分钟。

（五）医护人员个人防护

医护人员必须提高对本病的认识，严格执行隔离消毒措施，并切实做好个人防护。

1. 医护人员进入病区必须戴12层棉纱口罩，4小时更换1次；进入病房均须穿隔离衣、鞋套，戴手套和工作帽。

2. 医护人员在每次接触病人后应立即进行手的消毒。可采用有效碘含量为0.3%～0.5%的碘伏消毒液，或含70%乙醇和0.5%醋酸氯己定复配的手消毒液，或75%乙醇溶液，或70%异丙醇溶液，或酸性氧化电位水消毒液浸泡，或擦拭手部1～3分钟，以防止因医护人员的手造成交叉感染。

3. 进行近距离操作时，除做好上述防护外，还应戴防护眼镜。

4. 医护人员在进入、离开病区时，要注意呼吸道及黏膜防护。

5. 要做好预防医院内发生感染的各项综合措施，医务人员要增强体质，注意劳逸结合，避免过度劳累，提高抵抗疾病的能力。

二、人感染高致病性禽流感

【概述】

人感染高致病性禽流感（以下称人禽流感）是由禽甲型流感病毒某些亚型中的一些毒株引起的急性呼吸道传染病。依据其外膜血凝素（H）和神经氨酸酶（N）蛋白抗原性的不同，目前可分为16个H亚型（$H_1 \sim H_{16}$）和9个N亚型（$N_1 \sim N_9$）。禽甲型流感病毒除感染禽类以外，还可感染人、猪、马、水貂和海洋哺乳动物。到目前为止，已证实感染人的禽流感病毒亚型为 H_5N_1、H_9N_2、H_7N_7、H_7N_2、H_7N_3 等，其中感染 H_5N_1 的病人病情重，病死率高。

（一）流行病学

1. 传染源　主要为患禽流感或携带禽流感病毒的鸡、鸭、鹅等禽类。野禽在禽流感的自然传播中扮演了重要角色。目前尚无人与人之间传播的确切证据。

2. 传播途径　经呼吸道传播，也可通过密切接触感染的家禽分泌物和排泄物、受病毒污染的物品和水等被感染，直接接触病毒毒株也可被感染。

3. 易感人群　一般认为，人类对禽流感病毒并不易感。尽管任何年龄均可被感染，但在已发现的 H_5N_1 感染病例中，13 岁以下儿童所占比例较高，病情较重。

4. 高危人群　从事家禽养殖业者及其同地居住的家属，在发病前 1 周内到过家禽饲养、销售及宰杀等场所者，接触禽流感病毒感染材料的实验室工作人员，与禽流感病人有密切接触的人员，为高危人群。

（二）临床表现

1. 潜伏期　根据对 H_5N_1 亚型感染病例的调查结果，潜伏期一般为 1~7 天，通常为 3~4 天。

2. 临床症状　不同亚型的禽流感病毒感染人类后可引起不同的临床症状。感染 H_9N_2 亚型的病人通常仅有轻微的上呼吸道感染症状，部分病人甚至没有任何症状；感染 H_7N_7 亚型的病人主要表现为结膜炎；重症者一般均为 H_5N_1 亚型病毒感染。病人呈急性起病，早期表现类似普通型流感，主要为发热，体温大多持续在 39℃ 以上，可伴有流涕、鼻塞、咳嗽、咽痛、头痛、肌肉酸痛和全身不适。部分病人可有恶心、腹痛、腹泻、稀水样便等消化道症状。

重症者可出现高热不退，病情发展迅速，几乎所有病人都有临床表现明显的肺炎，可出现急性肺损伤、急性呼吸窘迫综合征（ARDS）、肺出血、胸腔积液、全血细胞减少、多脏器功能衰竭、休克及瑞氏（Reye）综合征等多种并发症。可继发细菌感染，发生败血症。

3. 体征　重症病人可有肺部实变体征等。

（三）辅助检查

1. 胸部影像学检查　H_5N_1 亚型病毒感染者可出现肺部浸润。胸部影像学检查可表现为肺内片状影。重症者肺内病变进展迅速，呈大片状毛玻璃样影及肺实变影像，病变后期为双肺弥漫性实变影，可合并胸腔积液。

2. 实验室检查

（1）血象 白细胞总数一般不高或降低。重症者多有白细胞总数及淋巴细胞减少，并有血小板降低。

（2）抗原及基因检测 取病人呼吸道标本采用免疫荧光法（或酶联免疫法）检测甲型流感病毒核蛋白抗原（NP）或基质蛋白（M_1）、禽流感病毒 H 亚型抗原。还可用 RT–PCR 法检测禽流感病毒亚型特异性 H 抗原基因。

（3）病毒分离 从病人呼吸道标本中（如鼻咽分泌物、口腔含漱液、气管吸出物或呼吸道上皮细胞）分离禽流感病毒。

（4）血清学检查 发病初期和恢复期双份血清禽流感病毒亚型毒株抗体滴度 4 倍或以上升高，有助于回顾性诊断。

（四）诊断

1. 流行病学接触史 ①发病前 1 周内曾到过疫点。②有病死禽接触史。③与被感染的禽或其分泌物、排泄物等有密切接触。④与禽流感病人有密切接触。⑤实验室从事有关禽流感病毒研究。

2. 诊断标准

（1）医学观察病例 有流行病学接触史，1 周内出现流感样临床表现者。对于被诊断为医学观察病例者，医疗机构应当及时报告当地疾病预防控制机构，并对其进行 7 天医学观察。

（2）疑似病例 有流行病学接触史和临床表现，呼吸道分泌物或相关组织标本甲型流感病毒 M_1 或 NP 抗原检测阳性或编码它们的核酸检测阳性者。

（3）临床诊断病例 被诊断为疑似病例，但无法进一步取得临床检验标本或实验室检查证据，而与其有共同接触史的人被诊断为确诊病例，并能够排除其他诊断者。

（4）确诊病例 有流行病学接触史和临床表现，从病人呼吸道分泌物标本或相关组织标本中分离出特定病毒，或采用其他方法，禽流感病毒亚型特异抗原或核酸检查阳性，或发病初期和恢复期双份血清禽流感病毒亚型毒株抗体滴度 4 倍或以上升高者。

（五）鉴别诊断

本病临床上应注意与流感、普通感冒、细菌性肺炎、传染性非典型肺炎、传染性单核细胞增多症、巨细胞病毒感染、衣原体肺炎、支原体肺炎、军团菌病、肺炎型流行性出血热等疾病进行鉴别诊断。鉴别诊断主要依靠病原学检查。

（六）预后

人禽流感的预后与感染的病毒亚型有关。感染 H_9N_2、H_7N_7、H_7N_2、H_7N_3 者大多预后良好；而感染 H_5N_1 者预后较差，据目前医学资料报告，病死率超过 30%。影响预后的因素还与病人年龄、是否有基础性疾病、是否有并发症，以及就医、救治的及时性等有关。

【医疗救护措施】

（一）治疗方案

1. 隔离治疗　对疑似病例、临床诊断病例和确诊病例应进行隔离治疗。

2. 对症治疗　可应用解热药、缓解鼻黏膜充血药、止咳祛痰药等。儿童忌用阿司匹林或含阿司匹林以及其他水杨酸制剂的药物，避免引起儿童瑞氏综合征。

3. 抗病毒治疗　应在发病 48 小时内试用抗流感病毒药物。

（1）氨酸酶抑制剂　奥司他韦（达菲）为新型抗流感病毒药物。实验室研究表明，对禽流感病毒 H_5N_1 和 H_9N_2 有抑制作用，一般成人剂量每日 150mg，分 2 次服用。1～12 岁儿童根据体重计算每次给药剂量，每日 2 次。15kg 以内的儿童每次给药 30mg，16～23kg 每次给药 45mg，24～40kg 每次给药 60mg，40kg 以上及 13 岁以上儿童剂量同成人。

（2）M_2 离子通道阻滞剂　金刚烷胺和金刚乙胺可抑制禽流感病毒株的复制，早期应用可能有助于阻止病情发展，减轻病情，改善预后，但某些毒株可能对金刚烷胺和金刚乙胺有耐药性，应用中应根据具体情况选择。金刚烷胺和金刚乙胺成人剂量每日 100～200mg，儿童每日 5mg/kg，分 2 次口服，疗程 5 天。肾功能受损者酌减剂量。治疗过程中应注意中枢神经系统和胃肠道副作用。老年人及孕妇应慎用，哺乳期妇女、新生儿和 1 岁以内的婴儿禁用。金刚乙胺的毒副作用相对较轻。

4. 中医药治疗

（1）辨证治疗

1）毒邪犯肺

主症：发热，恶寒，咽痛，头痛，肌肉关节酸痛，咳嗽，少痰，苔白，脉浮滑数。

治法：清热解毒，宣肺透邪。

基本方：柴胡 10g，黄芩 12g，炙麻黄 6g，炒杏仁 10g，银花 10g，连翘 15g，牛蒡子 15g，羌活 10g，白茅根 15g，芦根 15g，生甘草 6g。

加减：咳嗽甚者加炙枇杷叶、浙贝母；恶心呕吐者加竹茹、苏叶。

2）毒犯肺胃

症状：发热，或恶寒，头痛，肌肉关节酸痛，恶心，呕吐，腹泻，腹痛，舌苔白腻，脉浮滑。

治法：清热解毒，祛湿和胃。

基本方：葛根 20g，黄芩 10g，黄连 6g，鱼腥草 30g，苍术 10g，藿香 10g，姜半夏 10g，厚朴 6g，连翘 15g，白芷 10g，白茅根 20g。

加减：腹痛甚者加炒白芍、炙甘草；咳嗽重者加炒杏仁、蝉蜕。

3）毒邪壅肺

主症：高热，咳嗽少痰，胸闷憋气，气短喘促，或心悸，躁扰不安，甚则神昏谵语，口唇紫暗，舌暗红，苔黄腻或灰腻，脉细数。

治法：清热泻肺，解毒化瘀。

基本方：炙麻黄9g，生石膏30g（先下），炒杏仁10g，黄芩10g，知母10g，浙贝母10g，葶苈子15g，桑白皮15g，蒲公英15g，草河车10g，赤芍10g，丹皮10g。

加减：高热、神志恍惚，甚则神昏谵语者加用安宫牛黄丸，也可选用清开灵注射液、痰热清注射液、鱼腥草注射液；口唇紫绀者加黄芪、三七、当归尾；大便秘结者加生大黄，芒硝。

4）内闭外脱

主症：高热或低热，咳嗽，憋气喘促，手足不温或肢冷，冷汗，唇甲紫绀，脉沉细或脉微欲绝。

治法：扶正固脱。

基本方：生晒参15g，麦冬15g，五味子10g，炮附子10g（先下），干姜10g，山茱萸30g，炙甘草6g。

加减：汗出甚多者加煅龙牡；痰多、喉中痰鸣、苔腻者，加金荞麦、苏合香丸、猴枣散。

（2）中成药的应用　注意辨证口服中成药或注射剂，可与中药汤剂配合使用。

1）解表清热类：可选用连花清瘟胶囊、柴银口服液、银黄颗粒等。

2）清热解毒类：可选用双黄连口服液、清热解毒口服液（或颗粒）、鱼腥草注射剂、双黄连粉针剂等。

3）清热开窍化瘀类：可选用安宫牛黄丸（或胶囊）、清开灵口服液（或胶囊）、清开灵注射液、醒脑净注射液、痰热清注射液、血必净注射液等。

4）清热祛湿类：可选用藿香正气丸（或胶囊）、葛根芩连微丸等。

5）止咳化痰平喘类：苦甘冲剂、痰热清注射液、喉枣散、祛痰灵等。

6）益气固脱类：可选用生脉注射液、参麦注射液、参附注射液等。

5. 支持治疗和预防并发症　注意休息、多饮水、增加营养，给易于消化的饮食。密切观察，监测并预防并发症。抗菌药物应在明确继发细菌感染时或有充分证据提示继发细菌感染时使用。

（二）预防措施

1. 尽可能减少人（特别是少年儿童）与禽、鸟类不必要的接触，尤其是与病、死禽类的接触。

2. 因职业关系必须接触者，工作期间应戴口罩、穿工作服。

3. 加强禽类疾病的监测。动物防疫部门一旦发现疑似禽流感疫情，应立即通报当地疾病预防控制机构，指导职业暴露人员做好防护工作。

4. 加强对密切接触禽类人员的监测。与家禽或人禽流感病人有密切接触史者，一且出现流感样症状，应立即进行流行病学调查，采集病人标本并送至指定实验室检测，以进一步明确病原，同时应采取相应的防治措施。有条件者可在48小时以内口服神经氨酸酶抑制剂。

5. 严格规范收治人禽流感病人及医疗单位的院内感染控制措施。接触人禽流感病人应戴口罩、戴手套、戴防护镜、穿隔离衣。接触后应洗手。具体的消毒隔离措施和专门病房的设置应参照执行卫生部《传染性非典型肺炎（SARS）诊疗方案》的相关规定。

6. 加强检测标本和实验室禽流感病毒毒株的管理，严格执行操作规范，防止实验室的感染及传播。

7. 注意饮食卫生，不喝生水，不吃未熟的肉类及蛋类等食品；勤洗手，养成良好的个人卫生习惯。

8. 可采用中医药方法辨证施治与预防。应用中药预防本病的基本原则为益气解毒，宣肺化湿。中医药治疗适用于高危人群，应在医生指导下使用。

三、流行性出血热

【概述】

流行性出血热（EHF）是一种由黑线姬鼠等野鼠传播、病毒感染引起的急性传染病。其主要病变是全身小血管和毛细血管广泛损害，临床表现以发热、休克、出血和肾脏损害为特征。在我国，由于流行性出血热多伴有肾功能损害，故也称为肾综合征出血热。本病是由汉坦病毒引起的，全年均有散发，发病高峰期为每年3~5月，地区分布广泛。人群普遍易感，高发人群以流动人口为主，青壮年发病较多，儿童罕见，且男性高于女性。

（一）流行病学

1. 宿主动物和传染源　主要是小型啮齿动物，包括姬鼠属（主要为黑线姬鼠），大鼠属（主要为褐家鼠、大白鼠），鼠（棕背、红背），田鼠属（主要为东方田鼠），仓鼠属（主要为黑线仓鼠）和小鼠属（小家鼠、小白鼠）。我国已查出30种以上动物可自然携带本病毒。除啮齿动物以外，一些家畜也携带本病毒，包括家猫、家兔、狗、猪等，证明有多宿主性。在我国，黑线姬鼠为野鼠型出血热的主要宿主和传染源，褐家鼠为城市型（日本、朝鲜）和我国家鼠型出血热的主要传染源，大林姬鼠是我国林区出血热的主要传染源。

2. 传播途径　主要传播为动物源性，病毒能通过宿主动物的血及唾液、尿、便排出，鼠向人的直接传播是人类感染的重要途径。目前认为其感染方式是多途径的，可有以下几种。

（1）接触感染　带毒动物咬伤或感染性的鼠排泄物直接接触皮肤伤口使病毒感染人。

（2）呼吸道传播　以鼠排泄物尘埃形成的气溶胶吸入而受染。

（3）消化道感染　进食含出血热病毒的鼠排泄物污染的食物、水，经口腔黏膜及胃肠黏膜感染。

（4）螨媒传播　螨类在本病毒对宿主动物传播中可能起一定作用。

（5）垂直传播　孕妇患病后可经胎盘感染胎儿。

（二）临床表现

1. 发热期　主要表现为感染性病毒血症和全身毛细血管损害引起的症状。大多突然畏寒发热，体温在 1~2 日内可达 39~40℃，以弛张热及稽留热为多，一般持续 3~7 日。出现全身中毒症状，高度乏力，全身酸痛，头痛和剧烈腰痛、眼眶痛，称为"三痛"。头痛可能与脑血管扩张充血有关；腰痛与肾周围充血、水肿有关；眼眶痛可能为眼球周围组织水肿所致。胃肠道症状也较为突出，常有食欲不振、恶心、呕吐、腹痛及腹泻等。重者可有嗜睡、烦躁及谵语等。但热度下降后全身中毒症状并未减轻或反而加重，是不同于其他热性病的临床特点。颜面、颈部及上胸部呈弥漫性潮红，颜面和眼睑略浮肿，眼结膜充血，可有出血点或瘀斑和球结膜水肿，似酒醉貌。在起病后 2~3 日软腭充血明显，有细小出血点。两腋下、上胸部、颈部、肩部等处皮肤有散在、簇状或搔抓状、索条样的瘀点或瘀斑。重者的瘀点、瘀斑可遍及全身，且可发生鼻衄、咯血或腔道出血，表示病情较重，多由 DIC 所致。

2. 低血压期　主要为失血浆性低血容量休克的表现。一般在发热 4~6 日，体温开始下降时或退热后不久，病人出现低血压，重者发生休克。可合并 DIC、心力衰竭、水电解质平衡失调。临床表现心率加快，肢端发凉，尿量减少，烦躁不安，意识不清，口唇及四肢末端发绀，呼吸短促，出血加重。本期一般持续 1~3 日，重症可达 6 日以上，且常因心肾功能衰竭造成死亡。此期也可不明显而迅速进入少尿或多尿期。

3. 少尿期　少尿期与低血压期常无明显界限，二者经常重叠或接踵而来，也有无低血压休克，由发热期直接进入少尿期者。主要临床表现为氮质血症，水电解质平衡失调。也可因蓄积于组织间隙的液体大量回入血循环，以致发生高血容量综合征。本期多始于 6~8 病日，血压上升，尿量锐减甚至发生尿闭。重者尿内出现膜状物或血尿，常有不同程度的尿毒症、酸中毒及电解质紊乱（高钾、低钠及低钙血症等）的表现。伴有高血容量综合征者，脉搏充实有力，静脉怒张，有进行性高血压及血液稀释等。重者可伴发心衰、肺水肿及脑水肿。同时出血倾向加重，常见皮肤大片瘀斑及腔道出血等。一般持续 2~5 日，轻重与少尿和氮质血症相平行。

4. 多尿期　肾脏组织损害逐渐修复，但由于肾小管回吸收功能尚未完全恢复，以致尿量显著增多，24 小时尿量多达 4000~10000mL。多尿初期，氮质血症、高血压和高血容量仍可继续存在，甚至加重。至尿量大量增加后，症状逐渐消失，血压逐渐回降。若尿量多而未及时补充水和电解质，亦可发生电解质平衡失调（低钾、低钠等）及第二次休克。本期易发生各种继发感染，大多持续 1~2 周，少数长达数月。

5. 恢复期　随着肾功能的逐渐恢复，尿量减至 3000mL 以下时，即进入恢复期。尿液稀释与浓缩功能逐渐恢复，精神及食欲逐渐好转，体力逐渐恢复。一般需经 1~3 个月恢复正常。

（三）并发症

1. 腔道大出血及颅内出血 大量胃肠道出血可导致休克，预后严重；大咯血可导致窒息；颅内出血可导致突然抽搐、昏迷。

2. 心功能不全、肺水肿 多见于低血压期及少尿期，多在短期内突然发作，病情严重，有明显高血容量征象。

3. 成人急性呼吸窘迫综合征（ARDS） 多见于低血压期及少尿期，由于休克被纠正后肺循环高压，出现肺毛细血管通透性改变，或由于补液过量，肺间质水肿所致。病人胸闷、呼吸极度窘迫，两肺有干湿性啰音，血气分析可有动脉血氧分压显著降低，预后严重，病死率高。

4. 继发感染 少尿期至多尿期易并发肺炎、尿路感染、败血症及真菌感染等。

【医疗救护措施】

（一）治疗方案

本病目前尚无特殊治疗方法，治疗以"三早""一就"为原则，即早发现、早诊断、早休息、就近治疗。预防性治疗和液体疗法为主的综合措施是本病的治疗基础，把好休克、肾衰、出血、感染四关是关键。一旦确诊，尽早进行血液透析可减少病死率。实践证明，实施预见性治疗，病死率已由过去的20%～30%下降到3%～10%。有学者指出：出血量多、尿量少、昏迷、凝血酶原时间延长，并发肺水肿、心衰、颅内出血、继发感染，出现二期或三期重叠及多脏器功能衰竭者预后差，应及时到有条件的医院进行治疗，可提高疗效。

（二）预防措施

本病的预防主要采取以疫苗接种和灭鼠防螨为主的综合措施。

1. 疫苗接种 目前我国使用3种灭活疫苗，在出血热疫情高发区进行大面积接种，经现场观察和流行病学调查，近期和中期保护率达到95%以上，接种后可产生稳定持久的抗病能力。疫苗接种的重点对象为流行区内10～65岁人群。

2. 灭鼠防螨 在秋季灭鼠可同时用杀虫剂进行灭螨，主要杀灭活动地区的游离螨与鼠洞内螨。

3. 个人防护 要讲究个人卫生，加强个人防护，以减少感染机会。注意不要直接接触鼠类及其排泄物，在流行区野外作业时要穿戴防护衣，扎紧裤腿、袖口，皮肤破伤时要及时用碘酒消毒并包扎，以防感染。

四、手足口病

【概述】

手足口病是由肠道病毒（以柯萨奇A组病毒16型、肠道病毒71型多见）引起的急性传染病，多发生于学龄前儿童，尤以 3 岁以下年龄组发病率最高。病人和隐性感染者均为传染源，主要通过消化道、呼吸道和密切接触等途径传播。本病致死原因主要为脑干脑炎及神经源性肺水肿。

（一）临床表现

本病潜伏期多为 2～10 日，平均 3～5 日。

1. 普通病例表现 急性起病，发热，口腔黏膜出现散在疱疹，手、足和臀部出现斑丘疹、疱疹，疱疹周围可有炎性红晕，疱内液体较少。可伴有咳嗽、流涕、食欲不振等症状。部分病例仅表现为皮疹或疱疹性咽峡炎。多在 1 周内痊愈，预后良好。部分病例皮疹表现不典型，如单一部位或仅表现为斑丘疹。

2. 重症病例表现 少数病例（尤其是小于 3 岁者）病情进展迅速，在发病 1～5 日出现脑膜炎、脑炎（以脑干脑炎最为凶险）、脑脊髓炎、肺水肿、循环障碍等，极少数病例病情危重，可致死亡，存活病例可留有后遗症。

（1）神经系统表现 精神差、嗜睡、易惊、头痛、呕吐、谵妄甚至昏迷；肢体抖动，肌阵挛、眼球震颤、共济失调、眼球运动障碍；无力或急性弛缓性麻痹；惊厥。查体可见脑膜刺激征，腱反射减弱或消失，巴氏征等病理征阳性。

（2）呼吸系统表现 呼吸浅促、呼吸困难或节律改变，口唇紫绀，咳嗽，咳白色、粉红色或血性泡沫样痰液；肺部可闻及湿啰音或痰鸣音。

（3）循环系统表现 面色苍灰、皮肤花纹、四肢发凉、指（趾）发绀；出冷汗；毛细血管再充盈时间延长；心率增快或减慢，脉搏浅速或减弱甚至消失；血压升高或下降。

（二）辅助检查

1. 实验室检查

（1）血常规 白细胞计数正常或降低，病情危重者白细胞计数可明显升高。

（2）血生化检查 部分病例可有轻度谷丙转氨酶（ALT）、谷草转氨酶（AST）、肌酸激酶同工酶（CK-MB）升高，病情危重者可有肌钙蛋白（cTnI）、血糖升高。C 反应蛋白（CRP）一般不升高。乳酸水平升高。

（3）血气分析 呼吸系统受累时可有动脉血氧分压降低，血氧饱和度下降，二氧化碳分压升高，酸中毒。

（4）脑脊液检查 神经系统受累时可表现为外观清亮，压力增高，白细胞计数增多，多以单核细胞为主，蛋白正常或轻度增多，糖和氯化物正常。

（5）病原学检查 柯萨奇 A 组病毒 16 型（CoxA16）、肠道病毒 71 型（EV71）等肠道病毒特异性核酸阳性或分离到肠道病毒。咽、气道分泌物、疱疹液、粪便阳性率较高。

（6）血清学检查 急性期与恢复期血清 CoxA16、EV71 等肠道病毒中和抗体有 4 倍以上的升高。

2. 物理学检查

（1）胸部 X 线检查　可表现为双肺纹理增多，网格状、斑片状阴影，部分病例以单侧为著。

（2）磁共振检查　神经系统受累者可有异常改变，以脑干、脊髓灰质损害为主。

（3）脑电图检查　可表现为弥漫性慢波，少数可出现棘（尖）慢波。

（4）心电图检查　无特异性改变。少数病例可见窦性心动过速或过缓，Q-T 间期延长，ST-T 改变。

（三）诊断

1. 临床诊断病例

（1）在流行季节发病，常见于学龄前儿童，婴幼儿多见。

（2）发热伴手、足、口、臀部皮疹，部分病例可无发热。

2. 确诊病例　临床诊断病例具有下列之一者即可确诊。

（1）肠道病毒（CoxA16、EV71 等）特异性核酸检测阳性。

（2）分离出肠道病毒，并鉴定为 CoxA16、EV71 或其他可引起手足口病的肠道病毒。

（3）急性期与恢复期血清 CoxA16、EV716 或其他可引起手足口病的肠道病毒中和抗体有 4 倍以上的升高。

（四）鉴别诊断

1. 其他儿童发疹性疾病　手足口病普通病例需要与丘疹性荨麻疹、水痘、不典型麻疹、幼儿急疹、带状疱疹及风疹等鉴别。可根据流行病学特点、皮疹形态、部位、出疹时间、有无淋巴结肿大及伴随症状等进行鉴别，以皮疹形态及部位最为重要。最终可依据病原学和血清学检测进行鉴别。

2. 其他病毒所致脑炎或脑膜炎　由其他病毒引起的脑炎或脑膜炎，如单纯疱疹病毒、巨细胞病毒（CMV）、EB 病毒、呼吸道病毒等，临床表现与手足口病合并中枢神经系统损害的重症病例表现相似，对皮疹不典型者，应根据流行病学史尽快留取标本进行肠道病毒，尤其是 EV71 的病毒学检查，结合病原学或血清学检查做出诊断。

3. 脊髓灰质炎　重症手足口病合并急性弛缓性瘫痪（AFP）时需与脊髓灰质炎鉴别。后者主要表现为双峰热，病程第 2 周退热前或退热过程中出现弛缓性瘫痪，病情多在热退后到达顶点，无皮疹。

4. 肺炎　重症手足口病可发生神经源性肺水肿，应与肺炎鉴别。肺炎主要表现为发热、咳嗽、呼吸急促等呼吸道症状，一般无皮疹，无粉红色或血性泡沫痰；胸片加重或减轻均呈逐渐演变，可见肺实变病灶、肺不张及胸腔积液等。

5. 暴发性心肌炎　以循环障碍为主要表现的重症手足口病病例需与暴发性心肌炎鉴别。暴发性心肌炎无皮疹，有严重心律失常、心源性休克、阿-斯综合征发作表现；心肌酶谱多有明显升高；胸片或心脏彩超提示心脏扩大，心功能异常恢复较慢。最终可依据病原学和血清学检测进行鉴别。

【医疗救护措施】

（一） 重症病例早期识别

具有以下特征，尤其 3 岁以下的病人，有可能在短期内发展为危重病例，应密切观察病情变化，进行必要的辅助检查，有针对性地做好救治工作：①持续高热不退。②精神差、呕吐、易惊、肢体抖动、无力。③呼吸、心率增快。④出冷汗、末梢循环不良。⑤高血压。⑥外周血白细胞计数明显增高。⑦高血糖。

（二） 处置流程

医师在接诊中要仔细询问病史，着重询问周边有无类似病例，以及接触史、治疗经过；体检时注意皮疹、生命体征、神经系统及肺部体征。

1. 临床诊断病例和确诊病例按照《传染病防治法》中丙类传染病要求进行报告。

2. 普通病例可门诊治疗，并告知病人及家属在病情变化时随诊。

3. 3 岁以下患儿，持续发热、精神差、呕吐，病程在 5 天以内应密切观察病情变化，尤其是心、肺、脑等重要脏器功能，根据病情给予针对性治疗。

4. 重症病例应住院治疗。危重病例及时收入重症医学科（ICU）救治。

（三） 治疗方案

1. 普通病例

（1）一般治疗　注意隔离，避免交叉感染。适当休息，清淡饮食，做好口腔和皮肤护理。

（2）对症治疗　发热等症状采用中西医结合治疗。

2. 重症病例

（1）神经系统受累治疗　①控制颅内高压：限制入量，给予甘露醇降颅压治疗。根据病情调整给药间隔时间及剂量，必要时加用呋塞米。②糖皮质激素治疗。③静脉注射免疫球蛋白。④其他对症治疗：降温、镇静、止惊。⑤严密观察病情变化，密切监护。

（2）呼吸、循环衰竭治疗　①保持呼吸道通畅，吸氧。②确保两条静脉通道通畅，监测呼吸、心率、血压和血氧饱和度。③呼吸功能障碍时，及时气管插管，使用正压机械通气。根据血气、X 线胸片结果随时调整呼吸机参数。适当给予镇静、镇痛。如有肺水肿、肺出血表现，应增加 PEEP（呼气末正压通气），不宜进行频繁吸痰等降低呼吸道压力的操作。④在维持血压稳定的情况下，限制液体入量。⑤头肩抬高 15°~30°；保持中立位；留置胃管、导尿管。⑥药物应用：根据血压、循环的变化可选用米力农、多巴胺、多巴酚丁胺等药物；酌情应用利尿药治疗。⑦保护重要脏器功能，维持内环境的稳定。⑧监测血糖变化，严重高血糖时可应用胰岛素。⑨抑制胃酸分泌：可应用胃黏膜保护剂及抑酸剂等。⑩继发感染时给予抗生素治疗。

（3）恢复期治疗 ①促进各脏器功能恢复。②功能康复治疗。③中西医结合治疗。

3. 中医药治疗

（1）普通病例 肺脾湿热证。

主症：发热，手、足和臀部出现斑丘疹、疱疹，口腔黏膜出现散在疱疹，咽红，流涎，神情倦怠，舌淡红或红，苔腻，脉数，指纹红紫。

治法：清热解毒，化湿透邪。

基本方：甘露消毒丹加减。

加减：便秘加大黄；咽喉肿痛加元参、板蓝根。

中成药：蓝芩口服液、小儿豉翘清热颗粒、金莲清热泡腾片、抗病毒口服液等。

（2）普通病例 湿热郁蒸证。

主症：高热，疹色不泽，口腔溃疡，精神委顿，舌红或绛、少津，苔黄腻，脉细数，指纹紫暗。

治法：清气凉营，解毒化湿。

基本方：清瘟败毒饮加减。

中成药：紫雪丹或新雪丹等，热毒宁注射液、喜炎平注射液、丹参注射液等。

（3）重型病例 毒热动风证。

主症：高热不退，易惊，呕吐，肌肉瞤动，或见肢体痿软，甚则昏蒙，舌暗红或红绛，苔黄腻或黄燥，脉弦细数，指纹紫滞。

治法：解毒清热，息风定惊。

基本方：羚角钩藤汤加减。

中成药：安宫牛黄丸、紫雪丹或新雪丹等，热毒宁注射液、痰热清注射液、喜炎平注射液等。

（4）危重型病例 心阳式微，肺气欲脱证。

主症：壮热不退，神昏喘促，手足厥冷，面色苍白晦暗，口唇紫绀，可见粉红色或血性泡沫液（痰），舌质紫暗，脉细数或沉迟，或脉微欲绝，指纹紫暗。

治法：回阳救逆。

基本方：参附汤加味。

中成药：参麦注射液、参附注射液等。

（5）恢复期 气阴不足，余邪未尽。

主症：低热，乏力，或伴肢体痿软，纳差，舌淡红，苔薄腻，脉细。

治法：益气养阴，化湿通络。

基本方：生脉散加味。

手足口病合并弛缓型瘫痪者，进入恢复期应尽早开始针灸、按摩等康复治疗。

口咽部疱疹可选用青黛散、双料喉风散、冰硼散等，每日 2~3 次。

（四）消毒防护要点

1. 环境消毒要点 不需大规模喷洒消毒；只需对经常接触的物体表面做重点消毒，

如门把手、玩具等；清洁完毕物体移至户外紫外线消毒。

2. 生活消毒要点　500mg/L 有效氯含氯消毒剂浸泡饮食具、生活用具、病人衣被（30 分钟）、盛放排泄物容器、饮用水、生活污水、垃圾；病人粪便用生石灰 1∶1 搅拌。